DIE
AVERTINNARKOSE
IN DER CHIRURGIE

VON

Professor Dr. W. ANSCHÜTZ
DIREKTOR DER CHIRURG. KLINIK · KIEL

Dr. K. SPECHT · Priv.-Doz. Dr. FR. TIEMANN
ASSISTENT DER   ASSISTENT DER
CHIRURG. KLINIK KIEL   MEDIZ. KLINIK KIEL

MIT 9 ABBILDUNGEN

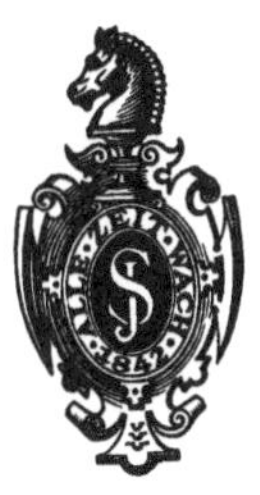

SPRINGER-VERLAG BERLIN HEIDELBERG GMBH 1930

SONDERABDRUCK AUS
„ERGEBNISSE DER CHIRURGIE
UND ORTHOPÄDIE" · BAND 23.

ISBN 978-3-662-42279-3   ISBN 978-3-662-42548-0 (eBook)

DOI 10.1007/978-3-662-42548-0

Vorwort.

Unsere kleine Schrift ist eine Zusammenstellung alles Wichtigen, was bis Anfang 1930 über Avertinnarkose mitgeteilt worden ist. Es schien uns wünschenswert, die vielen Einzelmitteilungen und Diskussionen über das neue Narkoseverfahren an sich, wie über Teilfragen desselben festzuhalten, damit die alten Fehler in Ausübung und Urteil nicht immer neu wiederholt werden. Der Zeitpunkt für das Erscheinen einer solchen Schrift schien andererseits insofern geeignet, als die Avertinnarkose nunmehr die ersten Kinderkrankheiten hinter sich und ein ruhigeres Stadium erreicht zu haben scheint. Das reiche Material wurde unter Nutzanwendung unserer Eigenerfahrungen und, wo diese fehlten, im Vergleich mit denen Anderer kritisch zusammengestellt. Unser Streben nach Objektivität wird dabei wohl nicht verkannt werden, aber ebensowenig die Tatsache, daß wir das Prinzip der Avertinnarkose für wert- und hoffnungsvoll halten. Aber ihr endgültiges Schicksal wird und muß sich doch noch erst entscheiden nach ihrer Gefährlichkeit in der Praxis, nach dem Satz: psychische Schonung ist gut — somatische Schonung ist besser!

Kiel, im August 1930.

W. Anschütz.

Inhaltsverzeichnis.

Literatur.

Achelis: Säurebasenhaushalt und Operationsgefährdung. Narkose u. Anästh. **1928**, Nr 11,
541.
— Leberschädigung und Narkosegefährdung. Zbl. Chir. **1929**, Nr 39, 2454.
Amersbach: Die Rectalnarkose und ihre Anwendung in der Oto-Rhino-Laryngologie.
Schmerz **1928**, Nr 3, 212.
— Umfrage Nordmann über die Avertinnarkose. Med. Klin. **1928**, Nr 14, 531.
Annotations: Non-recovery after avertin anesthesia. Lancet **1919** I, 1365.
Anschütz: Zur Eröffnung einer allgemeinen Aussprache über die Avertinnarkose im
Zentralblatt für Chirurgie. Zbl. Chir. **1928**, Nr 38, 2371.
— Zur Aussprache über die Avertinnarkose. Zbl. Chir. **1929**, Nr 12, 734. (Knopp, Wolf,
Winkler, Hillebrand, Steden, Madlener, Vorschütz, Holle, Wagner, Erkes.)
— 37. Tagung der Vereinigung nordwestdeutscher Chirurgen. Aussprache. Zbl. Chir. **1929**,
Nr 16, 1001.
— Beiträge zur Avertinnarkose. Ther. Gegenw. **1930**, H. 1/2.
— Die Atemstörungen bei Avertinnarkose, ihre Vermeidung und ihre Bekämpfung. Zbl.
Chir. **1930**, Nr 17.
Atanasof: Über die Anwendung des Ephetonin-Merck bei der rectalen Avertinnarkose.
Med. Klin. **1929**, Nr 21, 827.
Bamberini: Sulle narcosi rettali coll'avertina. Riforma med. **45**, 86 (1929).
Bange: Zur Avertinnarkose. Z. ärztl. Fortbildg **1929**, Nr 19, 625.
Baum: Avertinnarkose. Zbl. Chir. **1930**, Nr 8, 450.
Beck: Erfahrungen mit Avertin. Mschr. Geburtsh. **80**, H. 4/5, 272 (1928).
Behrend: Über rectale Avertinnarkosen. Med. Klin. **1928**, Nr 19, 736.
Behrendt: Bemerkungen zum Aufsatz von Prof. Dr. O. Nordmann: „Die bisher ver-
öffentlichten Todesfälle nach Avertinnarkose". Chir. **1930**, H. 2, 72.
Bender: Zur Avertinbetäubung. Med.-naturwiss. Ver. Tübingen. Münch. med. Wschr.
1928, Nr 26, 1146.
— Klinische und tierexperimentelle Studien über die Avertinnarkose. Bruns' Beitr. **143**,
H. 4, 599 (1928).
— Zur Avertinbetäubung. Med.-naturwiss. Ver. Tübingen. Klin. Wschr. **1928**, Nr 30,
1446.
— Ist die Avertinnarkose verbesserungsfähig? Mittelrhein. Chir.ver.igg Heidelberg. Zbl.
Chir. **1928**, Nr 15, 942. Münch. med. Wschr. **1928**, Nr 9, 418.
Benthin: Die neue Rectalnarkose mit Avertin (E 107) in der Gynäkologie und Geburts-
hilfe. Dtsch. med. Wschr. **1927**, Nr 23, 955.
— Umfrage Nordmann über die Avertinnarkose. Med. Klin. Nr 16, 615.
Bier: 1. Umfrage Schwalbe: Der gegenwärtige Stand der Avertinnarkose. Dtsch. med.
Wschr. **1927**, Nr 49, 2066.
Blomfield u. Shipway: The use of avertin for anesthesia. Lancet **216**, Nr 5507, 546
(1929).
Blume: Über Avertin in der Psychiatrie. Dtsch. med. Wschr. **1927**, Nr 31, 1307.
— Zur Frage der Avertinnarkose in der Psychiatrie. Dtsch. med. Wschr. **1929**, H. 2, 61.
Boeters: Avertinnarkose. Schles.-sächs. wiss. Ver.igg Görlitz. Klin. Wschr. **1928**, Nr 27,
1302.

Borchardt: Berliner medizinische Gesellschaft. Aussprache. Med. Klin. **1927**, Nr 14, 530.
— Zur Rectalnarkose mit Avertin E 107. Dtsch. med. Wschr. **1927**, Nr 22, 909.
— 2. Umfrage Schwalbe: Über die Avertinnarkose. Dtsch. med. Wschr. **1928**, Nr 27, 1302.
Borchers: Umfrage Schwalbe: Der gegenwärtige Stand der Avertinnarkose. Dtsch. med. Wschr. **1927**, Nr 49, 2068.
v. Brandis u. Killian: Pantopon-Magnesiumsulfat, Skopolamin, Avertin. Zbl. Chir. **1929**, Nr 22, 1350.
Brieg: Erfahrungen mit der Rectalnarkose. Med. Korresp.bl. Württemberg **1928**, Nr 98, 379.
Bringmann: 51. Tagung der deutschen Gesellschaft für Chirurgie. Aussprache. Arch. klin. Chir. **148**, 110 (1927).
Burk: Zwei Todesfälle nach Avertinbasisnarkose. Zbl. Chir. **1929**, Nr 35, 2204.
Burmeister: Ein Darmrohr zur Avertinnarkose. Zbl. Chir. **1928**, Nr 43, 2692.
— Bol. Soc. Cir. Chile **1929**, H. 1, 7.
Butzengeiger: Umfrage Nordmann über die Avertinnarkose. Med. Klin. **1928**, Nr 16, 616.
— Klinische Erfahrungen mit Avertin (E. 107). Dtsch. med. Wschr. **1927**, Nr 17, 712.
— Zur Avertinaussprache. Zbl. Chir. **1929**, H. 4, 204.
— 51. Tagung der deutschen Gesellschaft für Chirurgie. Aussprache. Arch. klin. Chir. **148**, 94 (1927).
— 52. Tagung der deutschen Gesellschaft für Chirurgie. Arch. klin. Chir. **152**, 42 (1928).
Buzello: Der Wundstarrkrampf beim Menschen. Neue dtsch. Chir. **45**, 204 (1929).
Chirurgen-Kongreß **1927**. Arch. klin. Chir. **148**, 94 (1927). (Eichholtz, Butzengeiger, Nordmann, Sauerbruch, Reischauer, Unger, Melzner, Drügg, Kreuter, Pribram, Kirschner, Bringmann, Killian, Roedelius).
Chirurgen-Kongreß **1928**. Arch. klin. Chir. **152**, 28 (1928). (Martin, Mühsam, Sievers, Grosse, Keysser, Seefisch, Sebening, Butzengeiger, Coenen).
Christ: Über Rectalnarkose mit Avertin. Schweiz. med. Wschr. **1929**, Nr 28, 723.
Coenen: 1. Umfrage Schwalbe: Der gegenwärtige Stand der Avertinnarkose. Dtsch. med. Wschr. **1927**, Nr 49, 2068.
— 52. Tagung der deutschen Gesellschaft für Chirurgie. Aussprache. Arch. klin. Chir. **152**, 42 (1928).
Conrad: Klinische Erfahrungen über die Rectalnarkose mit Avertin (E 107) bei gynäkologischen und geburtshilflichen Operationen. Zbl. Gynäk. **1927**, Nr 35, 2222.
Crone-Münzebrock: „Die Avertinnarkose". Ärztever. Herzogtum Oldenburg, 21. April 1929. Oldenburg. Ärztebl. **1929**, Nr 9, 115.
van Damme: Avertin und Pernokton. Vlaamsch geneesk. Tijdschr. **1929**, 1, 221.
Dialoczynski: Erfahrungen mit der Äthernarkose nach Ombrédanne. Zbl. Chir. **1929**, Nr 28, 1764.
Dixon: New developments in pharmacology. Brit. med. J. **1928**, 1, 896.
Döderlein: 1. Umfrage Schwalbe: Der gegenwärtige Stand der Avertinnarkose. Dtsch. med. Wschr. **1927**, Nr 49, 2066.
Domanig: Vorschlag einer individuellen Dosierung der Avertinbasisnarkose. Zbl. Chir. **1929**, Nr 35, 2191.
Domrich: Zur Wirkung des Avertins auf den Kreislauf. Zbl. Chir. **1928**, Nr 42, 2632.
Doppler: Die Anwendung der Kohlensäureinhalation im chirurgischen Betrieb, speziell bei Schädigungen des Atemzentrums und beim operativen Shock. Dtsch. Z. Chir. **219**, 308 (1929).
Dreesmann: 2. Umfrage Schwalbe: Über die Avertinnarkose. Dtsch. med. Wschr. **1928**, Nr 14, 561.
— Zur Frage der Avertinnarkose. Allg. ärztl. Ver. Köln. Münch. med. Wschr. **1929**, Nr 21, 902.
Dreeßen: Zur Avertinanwendung bei chronischen Nierenkranken. Zbl. Chir. **1929**, Nr 35, 2202.
— Zur Aussprache über die Avertinnarkose. Zbl. Chir. **1928**, Nr 51, 3204.
Drügg: 1. Umfrage Schwalbe: Der gegenwärtige Stand der Avertinnarkose. Dtsch. med. Wschr. **1927**, Nr 49, 2068.
— 51. Tagung der deutschen Gesellschaft für Chirurgie. Aussprache. Arch. klin. Chir. **148**, 102 (1927).

E b h a r d t: Avertinbasisnarkose. Zbl. Chir. **1930**, Nr 8, 452.
Editorial: Avertin anesthesia. Canad. med. Sci. **1928**, H. 19, 684.
Eichholtz: 51. Tagung der deutschen Gesellschaft für Chirurgie. Die Rectalnarkose
    mit E 107. Arch. klin. Chir. **148**, 94 (1927).
— Über rectale Narkose mit Avertin (E 107). Dtsch. med. Wschr. **1927**, Nr 17, 710.
— Zur Theorie der Avertinnarkose. Dtsch. med. Wschr. **1929**, Nr 37, 1537.
v. E i c k e n: Zur Rectalnarkose mit E 107. Z. Hals- usw. Heilk. **18**, 283 (1927).
Eldering u. Samuel: Über Avertinnarkose in Klinik und Praxis. Münch. med. Wschr.
    1928, Nr 33, 1414.
Els: Zur Aussprache über die Avertinnarkose. Zbl. Chir. **1929**, Nr 12, 713.
Elsbach: Rectalnarkose mit Avertin-Amylenhydratlösung. Z. Hals- usw. Heilk. **23**, 290
    (1929).
Enderlen: 1. Umfrage Schwalbe: Der gegenwärtige Stand der Avertinnarkose. Dtsch.
    med. Wschr. **1927**, Nr 49, 206.
Endoh: Über das Verhalten des Tribromäthylalkohols im Tierkörper. Biochem. Z. **152**,
    726 (1924).
Enke u. Westphal: Avertin als Hypnoticum und Dauerschlafmittel in der Psychiatrie.
    Z. Neur. **114**, 616 (1928).
Erkes: Umfrage Anschütz: Zur Aussprache über die Avertinnarkose. Zbl. Chir. **1929**,
    Nr 12, 742.
Esch: Umfrage Schwalbe: Der gegenwärtige Stand der Avertinnarkose. Dtsch. med.
    Wschr. **1927**, Nr 49, 206.
Eufinger: Rectalnarkose mit Avertin. Schmerz **1**, H. 4, 294 (1928).
— Über Somnifennarkose und Avertinrectalnarkose. Klin. Wschr. **1928**, Nr 19, 913.
Flessa: Vereinigung Münchener Chirurgen. Aussprache. Zbl. Chir. **1928**, Nr 8, 489.
— Über Erfahrungen mit der Avertinnarkose. Münch. med. Wschr. **1929**, Nr 23, 955.
Flörcken: Beeinflussung des Avertinschlafs durch Kohlensäureinhalation. Zbl. Chir.
    1928, Nr 31, 1925.
— Ärztlicher Verein Frankfurt a. M. Aussprache. Klin. Wschr. **1928**, Nr 19, 914.
— u. Mues: Erfahrungen mit der Avertinrectalnarkose in der Chirurgie. Münch. med.
    Wschr. **1928**, Nr 14, 596.
Fränkel: Die Arzneimittelsynthese. 906. Berlin: Julius Springer 1927.
Franken u. Schürmayer: Kollaps und Narkose. Narkose u. Anästh. **1928**, Nr 9, 437.
Freese: Avertinnarkose beim Hund. Dtsch. tierärztl. Wschr. **36**, 82 (1928).
Fricke: Über Rectalnarkose. Diss. München 1928 u. Ärztl. Rdsch. **1928**, Nr 13/14, 200.
Friedemann: Medizinische Gesellschaft Freiburg i. Br. Aussprache. Klin. Wschr. **1928**,
    Nr 20, 961.
— Medizinische Gesellschaft Bochum: Aussprache über Avertinnarkose. Klin. Wschr. **1929**,
    Nr 20, 958.
Fründ: Kombinationsnarkose mit Avertin. Zbl. Chir. **1929**, Nr 38, 2411.
Füth: 1. Umfrage Schwalbe: Der gegenwärtige Stand der Avertinnarkose. Dtsch. med.
    Wschr. **27**, Nr 49, 2068.
Galindez u. Goñi Moreno: Rectale Injektionen. Bol. Trab. Soc. Cir. Buenos Aires **13**,
    Nr 2, 59 (1929).
— — Avertinnarkose. Semana méd. **1929**, Nr 25, 1637.
Gallinek: Die Avertinnarkose in der Neurologie und Psychiatrie. Mschr. Psychiatr. **73**,
    109 (1929).
Gamberini: Rectalnarkose mit Avertin. Riforma med. **1929**, No 3.
Gauß: Ärztliche Verein Frankfurt a. M.: Über die Narcylenbetäubung im Rahmen der
    übrigen Methoden der Narkose und Anästhesie. Klin. Wschr. **1928**, Nr 19, 914.
Geipel: Nekrosen der Dickdarmschleimhaut bei Avertinnarkose. Ges. Natur- u. Heilk.
    Dresden. Klin. Wschr. **1928**, Nr 18, 866.
Geißendörfer: Medizinische Gesellschaft Freiburg i. Br. Aussprache. Klin. Wschr. **1928**,
    Nr 20, 961.
Glaesmer: Analyse der Avertinmortalität. Münch. med. Wschr. **1929**, 2089.
— u. Amersbach: Zur Kritik der Avertinnarkose. Münch. med. Wschr. **1927**, Nr 43,
    1853.
Goebel: Tetanusbehandlung mit Avertin. Bresl. Chir. Ges. Tetanusbehandlung mit
    Avertin. Zbl. Chir. **1928**, Nr 40, 2524.

Goecke: Die Avertinrectaltropfnarkose. Zbl. Chir. **1928**, Nr 1, 5.
Götze: Mittelrheinische Chirurgenvereinigung. Aussprache. Zbl. Chir. **1929**, Nr 30, 1895.
Goldschmidt: Über die Bekämpfung der Vasomotorenschwäche mit Avertinnarkose. Zbl. Chir. **34**, 2149 (1929).
Goßmann: Über den derzeitigen Stand der Avertinnarkosefragen. Vereigg Münch. Chir. Zbl. Chir. **1928**, Nr 8, 489 u. Münch. med. Wschr. **1928**, Nr 5, 243.
— Beitrag zur Avertinnarkosenfrage. Zbl. Chir. **1928**, Nr 7, 395.
Graser: 1. Umfrage Schwalbe: Der gegenwärtige Stand der Avertinnarkose. Dtsch. med. Wschr. **1927**, Nr 49, 2067.
Greinemann: Avertinnarkose beim Tier und Patienten. Med. Ges. Bochum. Klin. Wschr. 1929, Nr 12, 570.
Grewing: Zur Rectalnarkose mit Avertin (E 107). Münch. med. Wschr. **1928**, Nr 27, 1166.
Gros: Narkosen durch Kombination steuerbarer und nichtsteuerbarer Anästhetica. Dtsch. med. Wschr. **1929**, H. 4, 130.
Grosse: Chirurgen-Kongreß 1928. Aussprache. Arch. klin. Chir. **152**, 33 (1928).
Großmann: Avertinlösung in Amylenhydrat. Zbl. Gynäkol. **1929**, Nr 13, 780.
Guleke: Avertinnarkose bei Phrenikusexairese. Zbl. Chir. **1929**, Nr 1, 2.
Guttmann: Rectal anesthesia with tribromethylalcohol. Ann. Surg. **1929**, Nr 90, 407.
Haack: Zur Avertinrectaltropfnarkose. Zbl. Gynäkol. **1928**, Nr 14, 881.
Haas: Die Rectalnarkose mit E 107. Dtsch. med. Wschr. **1927**, Nr 1375.
— Die Rectalnarkose mit E 107. XII. Tagung der bayerischen Chirurgen. Zbl. Chir. **1927**, Nr 39, 2458.
Haberland: Vereinigung niederrheinisch-westfälischer Chirurgen. Aussprache. Zbl. Chir. 1929, Nr 38, 2411.
Halban: Schmerzstillung in der Geburtshilfe und Gynäkologie. Wien. klin. Wschr. **1929**, Nr 20, 682.
Haffner: Pharmakologische Bemerkungen zur Infusionsnarkose mit Avertin. Chir. **1929**, Nr 23, 1041.
Hahn: Avertinnarkose. Dtsch. Z. prakt. klin. Chir. **213**, H. 3/4. (1929).
Hammerschlag: 2. Umfrage Schwalbe: Über die Avertinnarkose. Dtsch. med. Wschr. **1928**, Nr 14, 562.
Hauberisser: Avertin und Pernocton-Narkoseschlaf. Fortschr. d. Zahnheilk. **1929**, Nr 1, 70.
Hayward: Avertinnarkose. Z. ärztl. Fortbildg **1929**, Nr 5, 152.
Heck: Zwei seltene Fälle von Narkosetod. Freie Ver.igg Franfurt. Chir. Zbl. Chir. **1929**, Nr 23, 1444.
Heilbronn: Ein Beitrag zur Frage der Avertinnarkose. Münch. med. Wschr. **1929**, Nr 10, 414.
Heinicke: Avertin und Leberschädigung. Zbl. Chir. **1929**, Nr 50, 3147.
Hellmuth: 1. Umfrage Schwalbe: Der gegenwärtige Stand der Avertinnarkose. Dtsch. med. Wschr. **1927**, Nr 49, 2066.
Herzberg: Pharmakologische Versuche mit Avertin. Dtsch. med. Wschr. **1928**, Nr 25, 1044.
Heufelder: Umfrage Nordmann. Über die Avertinnarkose. Med. Klin. **1928**, Nr 18, 692.
Heuß: Rectalnarkose mit Avertin. Z. ärztl. Fortbildg **1928**, Nr 12, 422.
Heynemann: Umfrage Schwalbe: Der gegenwärtige Stand der Avertinnarkose. Dtsch. med. Wschr. **1927**, Nr 49, 2066.
Hilarowicz u. Szajna: Über die Somnifen-Urethan-Magnesiumbasisnarkose bei chirurgischen Operationen. Zbl. Chir. **1929**, Nr 29, 1814.
Hillebrand: Erfahrungen bei intravenösen Narkosen mit Pernocton. Münch. med. Wschr. **1928**, Nr 25, 1078.
— Unsere Erfahrungen mit der Avertinnarkose. Z. ärztl. Fortbildg **1928**, Nr 19, 652.
— Schwere Nierenschädigung durch Avertin. Dtsch. Z. Chir. **215**, H. 1/2 (1929).
— Umfrage Anschütz: Zur Aussprache über die Avertinnarkose. Zbl. Chir. **1929**, Nr 12, 378.
Hinz: Berliner Gesellschaft für Chirurgie. Aussprache. Zbl. Chir. **1929**, Nr 28, 1768.
Hirsch: Die rectale Narkose mit E 107 in der Hals-, Nasen-, Ohrenheilkunde. Z. Hals- usw. Heilk. **18 II**, 277 (1928).
— Tonsillektomie und Allgemeinnarkose. Dtsch. med. Wschr. **1929**, Nr 9, 353.

Holle: Umfrage Anschütz: Zur Aussprache über die Avertinnarkose. Zbl. Chir. **1929**, Nr 12, 742.

Honan u. Spiegel: Colonic anesthesia with avertin; preliminary report. J. amer. Inst. Homeopathy **22**, 7 (1929).

Hornung: Rectale Anwendung von Avertin zur Betäubung des Geburtsschmerzes. Münch. med. Wschr. **1928**, Nr 14, 595.

— Schmerzverhütung bei der Geburt. Berl. Klin. **1929**, H. 412, 18.

Hughes: Fortschritte der Anästhesie vom Standpunkt des Chirurgen. Brit. med. J. **1929**, Nr 3567, 897.

Husten: Medizinische Gesellschaft Bochum. Aussprache. Klin. Wschr. **1929**, Nr 20, 958.

Jäger: Erfahrungen mit der Avertinnarkose. Dtsch. med. Wschr. **1929**, Nr 30, 1261.

Jordan: Über Avertinnarkose (1000 Fälle). Diss. Erlangen 1929.

Junker: Unsere Erfahrungen mit der Avertinnarkose. Med. Ges. Kiel. Dtsch. med. Wschr. **1928**, Nr 41, 1743 u. Klin. Wschr. **1929**, Nr 12, 572.

Kärber u. Lendle: Untersuchungen über kombinierte Narkosen. IV. Die Narkosebreite der kombinierten Avertin-Äthernarkosen im Tierversuch. Arch. f. exp. Path. **142**, H. 1/2, 1 (1929).

— — Untersuchungen über kombinierte Narkosen. Arch. exper. Path. **143**, H. 1/2, 88 (1929).

Kallmann: Ein Fall von Avertintod. Dtsch. med. Wschr. **1929**, Nr 29, 1221.

— Nachtrag zu meiner Arbeit: Ein Fall von Avertintod. Dtsch. med. Wschr. **1929**, Nr 33, 1392.

Kaspar: Tierversuche zur Behandlung des Tetanus mit Avertin. Bruns' Beitr. **145**, 313 (1928).

Kazansky: Rectale Avertinnarkose. Nov. clir. Arch. **1929**, 17, 167.

Keeser: Berichtigung. Klin. Wschr. **1928**, Nr 22, 1064.

Kehrer: Narkotische Mittel in der Geburt, ihre Wirkungen und Indikationen. 21. Tagg dtsch. Ges. Gynäk. Leipzig. Zbl. Gynäkol. **1929**, Nr 29, 1855.

Kersting: Avertinnarkose in der Mundchirurgie. Zahnärztl. Rdsch. **1928**, Nr 52, 2189.

Keysser: Chir.-Kongr. 1928. Aussprache. Arch. klin. Chir. **152**, 34 (1928).

Kienling: Bestrebungen zum Ausbau des geburtshilflichen Dämmerschlafes. Zbl. Gynäk. **1928**, Nr 31, 1946.

Killian: Chirurgen-Kongreß 1927. Aussprache. Arch. klin. Chir. **148**, 110 (1927).

— Zur pharmakologischen Wirkung von E 107. Zbl. Chir. **1927**, Nr 32, 1997.

— Die bisherigen Ergebnisse mit der Avertinrectalnarkose. Narkose u. Anästh. **1928**, Nr 1, 16.

— Avertin und Phrenikotomie. Zbl. Chir. **1928**, Nr 42, 2626.

— Weitere experimentelle Erfahrungen mit Avertin. Narkose u. Anästh. **1928**, Nr 3, 119.

— Mittelrheinische Chirurgenvereinigung. Aussprache. Zbl. Chir. **1929**, Nr 30, 1895.

— Über die Analyse der Avertintodesfälle. Münch. med. Wschr. **1930**, Nr 6, 227.

Kirschner: Chirurgen-Kongreß **1927**. Aussprache. Arch. klin. Chir. **148**, 108 (1927).

— Zur Theorie und Praxis der Mastdarmbetäubung mit E 107. Münch. med. Wschr. **1927**, Nr 22, 917.

— Umfrage Schwalbe: Der gegenwärtige Stand der Avertinnarkose. Dtsch. med. Wschr. **1927**, Nr 49, 20.

— Chirurgen-Kongreß 1928. Aussprache. Arch. klin. Chir. **152**, 41 (1928).

— Eine psycheschonende und steuerbare Form der Allgemeinbetäubung. Chirurg **1929**, Nr 15, 673.

— Ein neues Verfahren der Allgemeinbetäubung. Zbl. Chir. **1929**, Nr 30, 1894.

— 14. Tagung der Vereinigung der bayerischen Chirurgen. Aussprache. Zbl. Chirurg. **1929**, Nr 43, 2751.

Klimko: Technik und Erfolge der Avertinnarkose. Orv. Hetil. (ung.) **1929**, 27.

— Verhandlungen der ungarischen ärztlichen Gesellschaften 1, Nr 3, 46 (1929).

Knopp: Umfrage Anschütz: Zur Aussprache über die Avertinnarkose. Zbl. Chir. **1929**, Nr 12, 734.

Köhler: Über Avertinnarkosen bei gynäkologischen Operationen. Zbl. Gynäkol. **1929**, Nr 35, 2209.

— Nordwestdtsch. Gynäk.-Ver.igg Hannover. Sept. **1929**.

Köller: Avertinnarkose bei Phrenicusexairese. Zbl. Chir. **1928**, Nr 40, 2498.

König: Tod nach Avertinnarkose. Mittelrhein. Chir.ver.igg **1929**. Zbl. Chir. **1929**, Nr 30, 1894.

Kohler: 12. Tagung der Vereinigung der bayerischen Chirurgen 1927. Aussprache. Zbl. Chir. **1927**, Nr 39, 2460.

— Über die rectale Avertinnarkose E 107. Dtsch. med. Wschr. **1928**, Nr 5, 178.

— Erwiderung zu „Über einen Todesfall in Avertinnarkose" von Dr. Paul Schrödl, Bamberg. Zbl. Chir. **1928**, Nr 29, 1806.

— Zur Aussprache über die Avertinnarkose. Zbl. Chir. **1928**, Nr 48, 3011.

Konjetzny: Zur Behandlung des Coma hepaticum bzw. überhaupt der Leberparenchymschädigungen im Verlauf des Gallensteinleidens. Zbl. Chir. **1929**, Nr 13, 770.

Kotzoglu: Warum wird $2^1/_2^0/_0$ige Avertinlösung besser vertragen als die $3^0/_0$ige? Zbl. Chir. **1929**, Nr 12, 717.

— Über die Todesfälle in Avertinnarkose. Zbl. Chir. **1929**, Nr 35, 2206.

Kraus u. Krogner: Über Avertinnarkosen in der Oto-Rhino-Laryngologie. Ver. dtsch. Ärzte Prag. Wien. klin. Wschr. **1928**, Nr 14, 505.

Krecke: Diskussion zu Dax. Erfahrungen mit Dämmerschlafnarkose. 13. Tag Ver.gg bayer. Chir. in München. Beitr. prakt. Chir. **1929**, Nr 40.

Kreuter: Chirurgen-Kongreß 1927. Aussprache. Arch. klin. Chir. **148**, 107 (1927).

— 650 Rectalnarkosen mit Avertin (E′ 107). Zbl. Chir. **1927**, Nr 49, 3074.

— 2. Umfrage Schwalbe: Über die Avertinnarkose. Dtsch. med. Wschr. **1928**, Nr 14, 562.

Krückels: Diss. Köln 1928.

Kudlek: Westdeutscher Chirurgen-Kongreß 1928. Aussprache. Narkose und Anästh. **1928**, H. 6, 313.

Kümmel sen.: 1. Umfrage Schwalbe: Der gegenwärtige Stand der Avertinnarkose. Dtsch. med. Wschr. **1927**, Nr 49, 2067.

Küttner: 1. Umfrage Schwalbe: Der gegenwärtige Stand der Avertinnarkose. Dtsch. med. Wschr. **1927**, Nr 49, 2065.

Kuthe: 1. Umfrage Schwalbe: Der gegenwärtige Stand der Avertinnarkose. Dtsch. med. Wschr. **1927**, Nr 49, 2067.

— Erfahrungen mit der Avertinrectalnarkose. Med. Ver. Greifswald. Klin. Wschr. **1928**, Nr 3, 137.

Laewen: Avertin zur Behandlung des Tetanus. Zbl. Chir. **1927**, Nr 38, 2370.

— Weitere Erfahrungen über die symptomatische Behandlung des Tetanus mit Avertin. Zbl. Chir. **1928**, Nr 4, 194.

Lehrnbecher: Intrazisternale Serumbehandlung bei Tetanus. Zbl. Chir. **1929**, Nr 15, 905.

Lendle: Beitrag zur allgemeinen Pharmakologie der Narkose „Über die narkotische Breite". Arch. exper. Path. **132**, 214 (1928).

— Experimentelle Untersuchungen über die Dosierung und die Elimination des Avertins. Narkose u. Anästh. **1928**, Nr 5, 239.

— Untersuchungen über verschiedenen Angriffspunkt einiger Narkotica im Zentralnervensystem. Arch. f. exper. Path. **143**, H. 1/2, 108 (1929).

— Verhältnis von Dosis zur Wirkung bei narkotischen Substanzen aus verschiedenen Gruppen (nach Untersuchungen am Atemzentrum des Kaninchens). Arch. f. exper. Path. **144**, H. 1/2, 76 (1929).

Lenel: Berliner medizinische Gesellschaft. Aussprache. Med. Klin. **1927**, Nr 14, 532.

Levit, J.: Erfahrungen mit Avertinnarkose. Rozhl. Chir. a Gynaek. (tschech.) **1928**, Nr 7, 161.

Levy-Dorn: Vergleich zwischen Äther- und Rectalnarkose E 107 (Avertin). Med. Klin. 1927, Nr 23, 871.

Lichtenauer: Meine Erfahrungen mit der Rectalnarkose mit Avertin (E. 107). Wiss. Ver. Ärzte Stettin. Münch. med. Wschr. **1927**, Nr 48, 2080.

Lindemann: Zur Anwendung des Avertin beim Wundstarrkrampf. Zbl. Chir. **1929**, Nr 21, 1282.

Littenauer: Meine Erfahrungen mit der Rectalnarkose mit Avertin. Münch. med. Wschr. **1927**, 2080.

Lobenhoffer: Über Narkose mit E 107. Münch. med. Wschr. **1927**, Nr 20, 849.

— 2. Umfrage Schwalbe: Über die Avertinnarkose. Dtsch. med. Wschr. **28**, Nr 14, 561.

Löhr: Atemzentrumslähmung bei Avertinnarkose. Zbl. Chir. **1930**, Nr 8, 463.

Löser: Berliner medizinische Gesellschaft. Aussprache. Med. Klin. **1927**, Nr 14, 531.

Löwe: Exhalationsnarkotica oder Operationsschlafmittel. Klin. Wschr. **1927**, Nr 39, 1848.
Lucas: A study of the fate and toxity of bromice and chlorine containing anesthetica. J. of Pharmacol. **34**, 223 (1928).
Lundy: The General Aesthetic Tribromethylalcohol (Avertin E 107). Review of the literature on its rectal and intravenous use. Prof. of the Staff, Meetings of the Mayo Clinic **1929**, Nr 51, 370.
— a. Osterberg: The chemistry of analgesics and general anesthetics. Current Res. Anest. a. Anal. **7**, 227 (1928).
Madlener: Umfrage Anschütz: Zur Aussprache über die Avertinnarkose. Zbl. Chir. **1929**, Nr 12, 741.
Mandl: Zur Behandlung des allgemeinen Tetanus mit örtlichen Betäubungsmitteln. Bruns' Beitr. klin. Chir. **138**, H. 4, 663 (1927).
Martin, B.: Das Avertin als Vollnarkoticum. Dtsch. med. Wschr. **1928**, Nr 28, 1154.
— Unsere heutige Kenntnis des Avertins und seine praktische Verwendung.
— Vollnarkosen mit Avertin. Arch. klin. Chir. **152**, 670 (1928).
— Weiterer Ausbau der Avertinnarkose. Zbl. Chir. **1929**, Nr 2, 72.
— Druckfehlerberichtigung zu der Mitteilung „Weiterer Ausbau der Avertinnarkose". Zbl. Chir. **1929**, Nr 7, 399.
— Estado actual de la narcosis por la Avertina. Riv. med. germ.-ibera amer. **1929**, Nr 2, 128.
— Fortschritte auf dem Gebiete der Allgemeinnarkose. Berl. Klin. **1929**, 397/398, 19.
— Berliner Gesellschaft für Chirurgie. Aussprache. Zbl. Chir. **1929**, Nr 44, 2803.
— Grundsätzliches zur Avertinnarkose. Schmerz, Narkose u. Anästh. **1929**, H. 8, 283.
Martin, E.: Avertin (E 107) in der Geburtshilfe. Mschr. Geburtsh. **176**, H. 4/5, 241 (1927).
— Weitere Erfahrungen mit dem Avertindämmerschlaf während der Geburt. Dtsch. med. Wschr. **1928**, Nr 5, 180.
— Avertindämmerschlaf, Wirkungszeit und Einfluß auf Geburtsdauer wie Nachgeburtszeit. Med. Welt **1928**, Nr 14, 518.
— Darf der Praktiker Avertin in der Geburtshilfe verwenden? Z ärztl. Fortbildg **1929**, Nr 17, 559.
Martius: 1. Umfrage Schwalbe: Der gegenwärtige Stand der Avertinnarkose. Dtsch. med. Wschr. **1927**, Nr 49, 2066.
Melzner: Zur Beurteilung der Rectalnarkose mit E 107 (Avertin). Chir.-Kongr. 1927. Arch. klin. Chir. **148**, 698 (1927).
— Experimentelle Untersuchungen über die Behandlung des Wundstarrkrampfes in einer Kombination von Curarin und Avertin. Dtsch. Z. Chir. **212**, H. 5/6 (1929).
— Über Narkosen mit Avertin und Pernokton. Zbl. Chir. **1930**, Nr 4, 237.
Mey: Avertindämmerschlaf. Zbl. Gynäkol. **1928**, Nr 18, 1127.
Meyer: Chirurgische Behandlung der Basedowschen Krankheit. Med. Klin. **1929**, Nr 14, 543.
Mintz: Über Avertin-Rectalnarkose. Latvijas artsu J. **1929**, 5/6, 56.
— 100 Avertinbasisnarkosen (0,1 pro 1 kg). Zbl. Chir. **1929**, Nr 35, 2199.
Momburg u. Rotthaus: Avertindosierung, Avertin bei Tetanus. Dtsch. med. Wschr. **1929**, Nr 28, 1164.
Monin: Rectal narcosis with avertin. Ir. J. med. Sci. **1929**, H. 6, 256.
— Rectal narcosis with avertin. Brit. med. J. **1929**, Nr 35/56, 4027.
Mouzon: Rectal anaesthesia. Brit. med. J. **1928**, Nr 3496, 38 C.
Muchadze: 21. allrussische Chirurgentagung. Aussprache. Zbl. Chir. **1929**, Nr 33, 2080.
Mühsam: Berliner medizinische Gesellschaft. Aussprache. Med. Klin. **1927**, Nr 14, 531.
— Chirurgen-Kongreß 1928. Aussprache. Arch. klin. Chir. **152**, 29 (1928).
— Rectalnarkose mit Avertin. Schmerz **2**, H. 2, 106 (1928).
— 2. Umfrage Schwalbe: Über die Avertinnarkose. Dtsch. med. Wschr. **1928**, Nr 14, 559.
Münnckehof: Medizinische Gesellschaft Bochum. Klin. Wschr. **1929**, Nr 20, 958.
Mues: Bericht über 630 Avertinnarkosen. Zbl. Chir. **1929**, Nr 35, 2198.
Naujoks: Avertin bei Eklampsie. Mschr. Geburtsh. **84**, 1930.
Nehrkorn: Avertin zur Einleitung der Narkose. Zbl. Chir. **1928**, Nr 1, 2.
Nestmann: Notiz zu P. Schrödl: Über einen Todesfall in Avertinnarkose. Zbl. Chir. **1928**, Nr 29, 1805.
— Klinisches und Pharmakologisches zur Avertinnarkose. Klin. Wschr. **1928**, Nr 40, 1901.

Nestmann: Erwiderung. Klin. Wschr. **1928**, Nr 49, 2346.

Nigst: Bisherige Ergebnisse der Avertinnarkose. Schweiz. med. Wschr. **1929**, Nr 10.

— Experimentelle und klinische Studien bei Rectalnarkosen unter besonderer Berücksichtigung der Ätheröl-Tropfnarkose. Beitr. klin. Chir. **145**, 75.

Niklas: Medizinische Gesellschaft Bochum. Aussprache. Klin. Wschr. **1929**, Nr 20, 958.

Nordmann: Berliner medizinische Gesellschaft. Med. Klin. **1927**, Nr 14. 530.

— Chirurgen-Kongreß **1927**. Aussprache. Arch. klin. Chir. **148**, 97 (1927).

— Die Rectalnarkose mit E 107. Zbl. Chir. **1927**, Nr 17, 1055.

— Umfrage über die Avertinnarkose. Med. Klin. **1928**, Nr 14, 529; Nr 16, 615; Nr 18, 692 (Amersbach, Polano, Vorschütz, Roith, Benthin, Butzengeiger, Ruge, Heufelder, Sievers).

— Die Vorteile und Vorsichtsmaßregeln der Avertinnarkose. Ther. Gegenw. **1929**, Nr 10, 442.

— Berliner Gesellschaft für Chirurgie 1929. Aussprache. Zbl. Chir. **1929**, Nr 40, 1698.

— Die bisher bekannten angeblichen Unglücksfälle nach Avertinnarkosen. Berl. Ges. Chir. Dtsch. med. Wschr. **1929**, Nr 40, 1698. Zbl. Chir. **1929**, Nr 44, 2798.

— Die bisher veröffentlichten Todesfälle nach Avertinnarkose. Chirurg. **1929** I, Nr 25, 1142.

Oberst: Medizinische Gesellschaft Freiburg i. Br. Aussprache. Klin. Wschr. **1928**, Nr 20, 961.

Pankow: 1. Umfrage Schwalbe: Der gegenwärtige Stand der Avertinnarkose. Dtsch. med. Wschr. **1928**, Nr 14, 561.

Parsons: Some pharmacological aspects of avertin. Brit. med. J. **1929**, Nr 3589, 709.

Pfitzner: Tod nach Avertinnarkose. Klin. Wschr. **1929**, Nr 9, 409.

Poduwal: Avertin rectal narcosis. Madras med. Coll. Mag. 8, Nr 2/3 (1928/29).

— Avertin rectal narcosis. Indian med. Gaz. **1929**, Nr 8, 432.

Polano: Die Rectalnarkose mit E 107 bei gynäkologischen Untersuchungen und Operationen. Münch. med. Wschr. **1927**, Nr 15, 630.

— Umfrage Nordmann über die Avertinnarkose. Med. Klin. **1928**, Nr 14, 531.

Pribram: Chirurgen-Kongreß 1927. Aussprache. Arch. klin. Chir. **148**, 107 (1927).

— 2. Umfrage Schwalbe: Über die Avertinnarkose. Dtsch. med. Wschr. **1928**, Nr 14, 560.

— Zur Avertinnarkose. Zbl. Chir. **1929**, Nr 19, 1164.

— Die Steuerungsmöglichkeit der Avertinnarkose durch Thyroxin. Zbl. Chir. **1929**, Nr 50, 3138.

— Die Steuerungsmöglichkeit der Avertinnarkose durch Thyroxin. Dtsch. med. Wschr. **1929**, Nr 35, 1457.

Queries and Minor Notes: Avertin as an anestetic. J. amer. med. Assoc. **11**, 745 (1928).

v. Redwitz: Vereinigung Münchener Chirurgen. Aussprache. Zbl. Chir. **1928**, Nr 8, 489.

Reich: Vereinigung niederrheinisch-westfälischer Chirurgen. Aussprache. Zbl. Chir. **1929**, Nr 38, 2414.

Reimer: Rectalnarkose mit Avertin. Z. Krk.hauswes. **25**, H. 1, 13 (1929).

Reinert: Über Avertinnarkose. 37. Tagg Ver.igg. nordwestdtsch. Chir. Zbl. Chir. **1929**, Nr 16, 995.

Reischauer: Chirurgen-Kongreß 1927. Aussprache. Arch. klin. Chir. **148**, 100 (1927).

Riediger: 2. Umfrage Schwalbe: Über die Avertinnarkose. Dtsch. med. Wschr. **1928**, Nr 14, 562.

— Über Rectalnarkose mit Avertin. Ver. wiss. Heilk. Königsberg i. Pr. Dtsch. med. Wschr. **1928**, Nr 16, 680.

Ritter: Vereinigung niederrheinisch-westfälischer Chirurgen. Aussprache. Zbl. Chir. **1929**, Nr 38, 2413.

Rodecurt: Über Avertinnarkose bei gynäkologischen Operationen. Narkose u. Anästh. **1929**, H. 2, 39.

Roedelius: Chirurgen-Kongreß 1927. Aussprache. Arch. klin. Chir. **148**, 111 (1927).

— 1. Umfrage Schwalbe: Der gegenwärtige Stand der Avertinnarkose. Dtsch. med. Wschr. **1927**, Nr 49, 2067.

— 37. Tagung der Vereinigung nordwestdeutscher Chirurgen. Aussprache. Zbl. Chir. **1929**, Nr 16, 999.

Röthig: Berliner Gesellschaft für Chirurgie. Aussprache. Zbl. Chir. **1929**, Nr 44, 2805.

Roith: Zur Avertinnarkose. Münch. med. Wschr. **1928**, Nr 14, 598.
— Umfrage Nordmann über die Avertinnarkose. Med. Klin. **1928**, Nr 16, 615.
Rominger: Zur Beurteilung der Brauchbarkeit narkotischer Substanzen im Kindesalter. Schmerz 1, H. 4, 272 (1928).
Roth: 37. Tagung der Vereinigung nordwestdeutscher Chirurgen. Zbl. Chir. **1929**, Nr 16, 1003.
Ruge: Avertinbetäubung. Med. Welt **1928**, Nr 23, 873.
— Umfrage Nordmann: Über die Avertinnarkose. Med. Klin. **1928**, Nr 16, 617.
Rumpf: Erfahrungen mit Avertin. Zbl. Gynäk. **1929**, Nr 12, 751.
Sauerbruch: 12. Tagung der Vereinigung der bayerischen Chirurgen. Aussprache. Zbl. Chir. **1927**, Nr 39, 2460.
— Chirurgen-Kongreß 1927. Aussprache. Arch. klin. Chir. **148**, 99 (1927).
— Berliner Gesellschaft für Chirurgie. Aussprache. Zbl. Chir. **1929**, Nr 28, 1767.
Schäfer: Berliner medizinische Gesellschaft. Aussprache. Med. Klin. **1927**, Nr 14, 532.
— 2. Umfrage Schwalbe: Über die Avertinnarkose. Dtsch. med. Wschr. **1928**, Nr 14, 562.
Schelenz: Rectalnarkose mit Avertin (E 107). Pharmaz. Zbl. **68**, 671 (1927).
Schildbach: Avertinnarkose. Zbl. Chir. **1930**, Nr 8, 456.
Schlagintweit: Vereinigung Münchener Chirurgen. Aussprache. Zbl. Chir. **1928**, Nr 8, 489.
Schmidt, Helmut: Das Ephedrin in der operativen Praxis. Zbl. Chir. **1928**, Nr 51, 3207.
— 37. Tagung der Vereinigung nordwestdeutscher Chirurgen. Zbl. Chir. **1929**, Nr 16, 1004.
Schmieden u. Sebening: Über die Wahl des Betäubungsverfahrens in der praktischen Chirurgie. Dtsch. med. Wschr. **1927**, Nr 49, 2062.
Schönmann: Avertinnarkose. Klin. Wschr. **192**, 920.
Schorov: 21. allrussische Chirurgentagung. Aussprache. Zbl. Chir. **1929**, Nr 33, 2080.
Schrank: Avertin und Kreislauf. Zbl. Chir. **1928**, Nr 51, 3205.
Schrödl: 12. Tagung der Vereinigung der bayerischen Chirurgen. Aussprache. Zbl. Chir. **1927**, Nr 39, 2460.
— Über einen Todesfall in Avertinnarkose. Zbl. Chir. **1928**, Nr 20, 1231.
v. Schubert: 1. Umfrage Schwalbe: Der gegenwärtige Stand der Avertinnarkose. Dtsch. med. Wschr. **1927**, Nr 49, 2068.
Schütz: Bericht über 40 Fälle von Entbindung mit Avertindämmerschlaf aus der Städtischen Entbindungsanstalt in Altona. Altona. ärztl. Ver. Münch. med. Wschr. **1928**, Nr 38, 1656.
Schulze: Über Rectalnarkosen mit Avertin-Amylenhydratlösung. Dtsch. med. Wschr. **1928**, Nr 46, 1928.
— Über Mastdarmbetäubung. Dtsch. Z. Chir. **220**, H. 1/2, 121 (1929).
— Über Mastdarmbetäubung. 14. Tagg Ver.igg bayer. Chir. Zbl. Chir. **1929**, Nr 44, 2752.
Schwalbe: 1. Umfrage: Der gegenwärtige Stand der Avertinnarkose. Dtsch. med. Wschr. **1927**, Nr 49, 2064. (Küttner, Sudeck, Enderlen, Kirschner, Pankow, Heynemann, Sellheim, Döderlein, Mayer, Hellmuth, Bier, Graser, Kuthe, Roedelius, Kümmel sen., Drügg, Borchers, v. Schubert, Seitz, Martius, Füth, Esch.)
— 2. Umfrage: Über die Avertinnarkose. Dtsch. med. Wschr. **1928**, Nr 14, 558. (Borchardt, Mühsam, Petermann, Pribram, Plenz, Dreesmann, Lobenhoffer, Schäfer, Hammerschlag, Riediger.)
Sebening: Ärztlicher Verein Frankfurt a. M. Aussprache. Klin. Wschr. **1928**, Nr 19, 914.
— Chirurgen-Kongreß 1928. Aussprache. Arch. klin. Chir. **152**, 37 (1928). Zbl. Gynäk. **1928**, Nr 25, 1609.
— Narkose und Anästhesie. Die Avertinnarkose. Zbl. Chir. **1929**, Nr 33, 2074.
— Physiologische Grundlagen der Avertinnarkose. Schmerz, Narkose u. Anästh. **1930**, Nr 11, 403.
Seefisch: Chirurgen-Kongreß 1928. Aussprache. Arch. klin. Chir. **152**, 35 (1928).
Sellheim: 1. Umfrage Schwalbe: Der gegenwärtige Stand der Avertinnarkose. Dtsch. med. Wschr. **1927**, Nr 49, 2066.
Seiffert: 1000 Avertinnarkosen. Zbl. Chir. **1929**, Nr 35, 2183.
Seitz: 1. Umfrage Schwalbe: Der gegenwärtige Stand der Avertinnarkose. Dtsch. med. Wschr. **1927**, Nr 49, 2068.
Sennewald: Avertin (E 107) zur Betäubung des Geburtsschmerzes in der Eröffnungs- und Austreibungsperiode. Zbl. Gynäk. **1928**, Nr 3, 155.

Sennewald: 90. Versammlung der Gesellschaft deutscher Naturforscher und Ärzte. Aussprache. Zbl. Gynäk. **1928**, Nr 43, 2775.

Sievers: Über die Avertin- (E 107) Narkose im Kindesalter. Dtsch. med. Wschr. **1927**, Nr 30, 1253.

— Umfrage Nordmann über die Avertinnarkose. Med. Klin. **1928**, Nr 18, 693.

— Chirurgen-Kongreß **1928**. Aussprache. Arch. klin. Chir. **152**, 31 (1928).

— Die Avertinvollnarkose im Kindesalter. Zbl. Chir. **1929**, H. 4, 194.

Silberberg: Avertin als Rectalnarkoticum. Vestn. Chir. (russ.) **13**, 21 (1928).

Sioli u. Neustadt: Avertin in der Psychiatrie. Klin. Wschr. **1927**, Nr 39, 1851.

Specht: Über Avertinnarkose bei Leber- und Nierenschädigungen. Zbl. Chir. **1929**, Nr 35, 2213.

— Beiträge zur Avertinnarkose. Ther. Gegenw. **1930**, H. 1/2.

— Zur Beurteilung der Wirkungsweise des Avertin. Zbl. Chir. **1930**, Nr 8, 459.

Steden: Umfrage Anschütz: Zur Aussprache über die Avertinnarkose. Zbl. Chir. **1929**, Nr 12, 739.

— Medizinische Gesellschaft Bochum. Aussprache. Klin. Wschr. **1929**, Nr 20, 958.

Stegemann: Avertinnarkose bei chirurgischen Eingriffen. Med. Welt **1928**, Nr 49, 1820.

— Zur Schmerzbekämpfung bei der Operation Basedowkranker. Chirurg **1929**, Nr 1.

Straßmann: Unsere Erfahrungen mit Lachgasnarkosen. Zbl. Gynäk. **1929**, H. 1, 39.

Straub: Rectalnarkose mit Avertin (Resorption und Dosierung). Münch. med. Wschr. **1928**, Nr 14, 593.

— Rectalnarkose mit Avertin (Ausscheidung und Nebenwirkungen). Münch. med. Wschr. **1928**, Nr 30, 1279.

— Klinisches und Pharmakologisches zur Avertinnarkose. Klin. Wschr. **1928**, Nr 49, 2346.

Sudeck: 1. Umfrage Schwalbe: Der gegenwärtige Stand der Avertinnarkose. Dtsch. med. Wschr. **1927**, Nr 49, 2065.

Sultan: Berliner Gesellschaft für Chirurgie. Aussprache. Zbl. Chir. **1929**, Nr 28, 1768.

Tiemann: Über das Atemzentrum lähmende und erregende Substanzen. Arch. exper. Pathol. **135**, 213 (1928).

Tinozzi: Rectale Avertinnarkose. Ann. ital. Chir. **6**, 1257 (1927).

Toller: Beiträge zur Avertinnarkose. Z. Hals- usw. Heilk. **18**, 283 (1927).

— Beiträge zur Avertinnarkose. Klin. Wschr. **1928**, Nr 20, 961.

Topics of current interest: Avertin. Canad. med. Assoc. J. **19**, 251 (1928).

Trendtel: Klinisch-experimentelle Untersuchungen über einige neuere Narkotica, insbesondere E 107 (Avertin) in der Kinderheilkunde. Med. Ges. Kiel. Münch. med. Wschr. **1927**, Nr 29, 1253 u. Klin. Wsch. **1927**, Nr 50, 2405.

Treplin: 37. Tagung der Vereinigung nordwestdeutscher Chirurgen. Aussprache. Zbl. Chir. **1929**, Nr 16, 998.

Ujma: Die Rectalnarkose bei gynäkologischen Operationen. Narkose u. Anästh. **1928**, H. 7, 329.

Unger: Chirurgenkongreß **1927**. Aussprache. Arch. klin. Chir. **148**, 102 (1927).

— u. Heuß: Rectalnarkose mit E 107. Berl. med. Ges. Med. Klin. **1927**, H. 14, Nr 530.

— u. May: Elektrokardiographische Untersuchungen während der Narkose (insbesondere Avertinnarkose). Zbl. Chir. **1927**, Nr 51, 3272.

Vivaldi: Las possibilitades de una anestesia rectal. Siglo méd. **84**, Nr 3954, 301 (1929).

Vorschütz: Umfrage Nordmann über die Avertinnarkose. Med. Klin. **1928**, Nr 14, 532.

— Umfrage Anschütz: Zur Aussprache über die Avertinnarkose. Zbl. Chir. **1929**, Nr 12, 741.

Wagner: Umfrage Anschütz: Zur Aussprache über die Avertinnarkose. Zbl. Chir. **1929**, Nr 12, 742.

Welsch: Chemische Untersuchungen zur Avertinfrage. Arch. f. exper. Path. **139**, H. 5/6, 302 (1929).

Wessely: Über unsere bisherigen Erfahrungen mit der rectalen Avertinnarkose bei Augenoperationen. Klin. Mbl. Augenheilk. **81**, 862 (1928).

— Die Bedeutung der Avertinnarkose für die Augenheilkunde. Z. Augenheilk. **100/101**, 556 (1929).

Wette: Zur Technik der Avertinnarkose. Zbl. Chir. **1928**, Nr 29, 1800.

Wideroe: Über die Avertinnarkose. Tidskr. Norske Laegefor. **1928**, Nr 13.

Wilhelm: Über Erfahrungen mit Avertin in der Praxis des Allgemeinen Krankenhauses. Zbl. Chir. **1929**, Nr 50, 3145.

William u. Wilson: Death after avertin anesthesia. Brit. med. J. **1929 II**, Nr 3572, 1141.

Willstätter u. Duisberg: Zur Kenntnis des Trichlor- und Tribromäthylalkohols. Ber. dtsch. chem. Ges. **56**, 2283 (1923).

Winkler: Umfrage Anschütz: Zur Aussprache über die Avertinnarkose. Zbl. Chir. **1929**, Nr 12, 736.

Wolf: Über 100 Avertin-Rectal-Narkosen. Ärztliche Mitteilungen aus und für Baden **1928**, Nr 13, 217.

— Avertin bei Wundstarrkrampf. Zbl. Chir. **1929**, Nr 35, 2200.

— Umfrage Anschütz: Zur Aussprache über die Avertinnarkose. Zbl. Chir. **1929**, Nr 12, 735.

— Zur Technik der rectalen Avertinnarkose bei Mastdarm- und Dickdarmoperationen. Zbl. Chir. **1929**, Nr 50, 3142.

Wymer: 12. Tagung der Vereinigung der bayerischen Chirurgen. Die Säure-Basenverhältnisse bei der Rectalnarkose mit E 107. Zbl. Chir. **1927**, Nr 39, 2459.

— u. Fuß: Eine vergleichende Studie über die Säurebasenverhältnisse bei der Äther-Chloroform- und Avertinnarkose. Narkose u. Anästh. **1928**, Nr 6, 283.

Zahn: Das neue Narkosemittel E 107. Zahntechnische Reform **17**, 230 (1927).

I. Einleitung.

Die Anästhesierungsmethoden treten in die Geschichte der Chirurgie ein mit der Entdeckung der Äther- und Chloroformnarkose: ein Göttergeschenk zugleich für den Kranken wie für den Arzt, ein Geschenk aber auch für die chirurgische Wissenschaft, die mit Hilfe der neuen Mittel einen gewaltigen Aufschwung nahm. Aber bei allem offensichtlichen Gewinn wirkten die seelischen und körperlichen Unannehmlichkeiten, Nachteile und Gefahren der Inhalationsnarkosen immerhin noch als Hemmschuh für die freie Entwicklung der Chirurgie. Die Erfindung der Lokalanästhesie gab die Schmerzlosigkeit ohne die subjektiven und objektiven Nachteile der allgemeinen Narkose: es gelang mit dem neuen Anästhesierungsverfahren nicht nur die Gefahrlosigkeit, sondern zugleich auch die Ausdehnung des chirurgischen Eingriffs zu vermehren. Dabei trat aber naturgemäß die Rücksicht auf die nervöse und seelische Widerstandsfähigkeit des Kranken mehr zurück und wir sehen nun die Chirurgie am Scheidewege: Zu den brutalen, anästhesielosen Operationen verflossener Zeiten kehrt sie bestimmt niemals wieder zurück! Soll sie nun bei den Operationen in strenger Objektivität allein die Gefahrlosigkeit ins Auge fassen oder soll sie in humaner Rücksicht dem subjektiven Empfinden des Kranken Konzessionen machen? Die Wege der einzelnen Chirurgen scheiden sich.

Dabei bleiben aber beide Methoden der Schmerzbetäubung bestehen, sie werden weiter ausgebaut, sie vervollkommnen sich. Aber die Inhalationsnarkose kann nicht alle Unannehmlichkeiten bei Beginn und nach Beendigung und auch sonst nicht aller Gefahr ledig und die Lokalanästhesie kann nicht unter voller Schonung der Psyche durchgeführt werden. Da taucht die rectale Avertinnarkose als neues Anästhesierungsverfahren auf.

Die Methodik ist nicht neu! Mit ihr verwirklichen sich sehr alte Pläne und Hoffnungen der Chirurgie und Versuche, die man, seit Pirogoff sie mit Äther begonnen, mit den verschiedensten Mitteln, Hedonal, Isopral usw. immer wieder aufnahm, die sich aber alle miteinander in der Praxis nicht durchzusetzen vermochten. Auch die ungefährlichere und erfolgreichere Rectalnarkose von Gwathmey mit Ätheröl (1913) konnte das bisher nicht, jedenfalls nicht

in Deutschland. Erst die Rectalnarkose mit Avertin dringt bei uns in breiter
Front gegen die anderen Anästhesierungsverfahren vor, alles: volle Schmerzlosigkeit, mit voller Schonung des Empfindens der Kranken, ohne jede Störung
bei der Einleitung und nach Beendigung der Betäubung verheißend, und das
alles angeblich ohne Vermehrung der Gefahr!

Humanität bis zum äußersten ist leitendes Prinzip der neuen Methode und
verschafft ihr trotz mannigfachen Widerstandes schnelle Ausbreitung, ver-
lockend für den Arzt wie für den Kranken! Sollte der leidenden Menschheit
ein solches Glück wirklich beschieden sein, ein Glück ohne Reu? Die erfolg-
reiche Avertinnarkose ist in der Tat zauberhaft, aber die Chirurgie muß sich
hüten, von solchem Zauber sich umgarnen zu lassen. Denn ohne Gefahren,
ohne Einschränkungen haben sich diese Hoffnungen bisher nicht erfüllt, konnten
sich auch nicht erfüllen, denn noch nie ist eine große neue Methode der Praxis
reif in den Schoß gefallen!

Die Chirurgen gehen zur Zeit größtenteils noch die alten bewährten Wege
der Anästhesie weiter, manche unter ihnen lehnen die neue Methode völlig ab,
manche verhalten sich abwartend. Nicht wenige aber, und ihre Zahl wird
immer größer, haben den neuen Weg beschritten, voller Hoffnung, dem Ideal
näherzukommen. Daß aber die Avertinnarkose ernstlichste Beachtung verdient,
dafür sprechen unserer Überzeugung nach zuförderst theoretische Gründe, vor
allem aber auch der Umstand, daß sie bereits in weit über 300000 Fällen
praktisch am Menschen durchgeführt worden ist. Diese Zahl spricht ein gewich-
tiges Wort.

Ein weiteres sei auch noch vorausgeschickt. Die Avertinnarkose scheint
bei dem heutigen Stande der pharmakologischen Kenntnisse beim gesunden
und noch weniger derjenigen beim kranken Menschen nicht imstande zu sein,
die Inhalationsnarkose völlig zu verdrängen. Die Dosierungskunst des Avertin
ist zwar fortgeschritten in den 3 Jahren ihrer Übung, aber sie ist noch keineswegs auf der für ihre Allgemeingeltung notwendigen Höhe. Zur Zeit gibt es
nur wenige Narkotiseure, die durch gesteigerte Avertindosen Vollnarkosen zu
erstreben wagen. Die meisten begnügen sich mit den Avertinvollnarkosen,
die ihnen gefahrlos durch Zufall oder nach möglichst eingehender individueller
Berechnung in mehr oder weniger großer Zahl glücken. Für den Rest greifen
sie zur Zusatznarkose mit einem Inhalationsnarkoticum. Andere verzichten
von vornherein bewußt auf die Avertinvollnarkose, ja, sie vermeiden sie nach
Möglichkeit, sie wollen das Avertin nur zur Basis für die Inhalationsnarkose
haben! Wir sehen also, das Avertin hat auch bei seinen Anhängern die Inhalationsnarkose bisher nur an wenigen Stellen zurückgedrängt, vollkommen ausgeschaltet (Versager, Kontraindikationen) hat es diese und noch weniger die
Lokalanästhesie für gewisse Fälle nirgends.

Ist damit etwa prinzipiell der Stab über die Avertinnarkose gebrochen?
Keineswegs! Deshalb, weil das Avertin beim heutigen Stand unserer Kenntnisse zur Vollnarkose vielleicht noch zu gefährlich, vielleicht nicht in jedem
Fall geeignet ist, ist nicht zu sagen, ob uns nicht weitere Erfahrungen doch
noch zu diesem Ziele bringen werden. Und wenn das nicht der Fall sein sollte,
bietet die Kombination des Avertin (oder irgendeines anderen rectal ähnlich

wirkenden Mittels) mit der Inhalationsnarkose doch noch einen wirklichen Fortschritt in der Anästhesie dar.

Hüten wir uns vor Dogmatismus in der medizinischen Wissenschaft! Deshalb, weil ein Mittel nicht voll ideale Wirkungen hat, kann es doch noch gute oder teilweise gute haben, deren praktische Ausnutzung immerhin lohnen kann.

Das ist wirklich das Mindestmaß von Anerkennung, das man dem Avertin zu Narkosezwecken bei dem heutigen Stand der Erfahrungen zubilligen muß. Daß man in der Anerkennung aber auch weitergehen kann und viele, unter denen auch wir uns befinden, darin weiter und viel weiter gehen — wird aus den nachfolgenden Erörterungen fremder und eigener Erfahrungen mit der Avertinnarkose hervorgehen.

Allgemeine Erörterungen.

Wenn wir das Pro und Kontra der Avertinnarkose nach den Literaturberichten in großen Zügen zusammenstellen, ergibt sich etwa folgendes:

Für die Avertinnarkose wird immer wieder betont und auch von niemand bestritten, daß sie die humanste aller bisher gebräuchlichen Narkosearten ist, einschließlich der neuen Gasnarkosen. Es ist keine leere Redensart, wenn immer wieder gesagt wird, daß bei vielen Menschen heutzutage die Angst vor der Narkose größer ist als die vor der Operation. Die Avertinnarkose hat in 98—100% der Fälle (Butzengeiger, Wilhelm, Baum) mindestens die volle Amnesie des Narkotisierungsvorganges für sich. Auch bei unvollkommener Narkose und bei unruhigem Schlaf ist sie vollständig. Und mit dieser wunderbaren alle Ängste und Schrecken verwischenden Amnesie ist ein wichtiger Fortschritt auf dem Gebiete der Anästhesie gewonnen. Er ist der Trank Lethe — aber aboral! — Das Einschlafen geht unter einem angenehmen Rauschzustande vor sich und als ein weiterer großer Vorzug wird allgemein anerkannt, daß bei der reinen Avertinnarkose die unangenehmen postnarkotischen Erscheinungen (Erbrechen, Kopfschmerz, Übelbefinden usw.), alles was man gemeinhin als Narkosekater bezeichnet, wegfallen. Die Möglichkeit, vom Hungern vor der Narkose absehen zu können, wird als ein Vorteil, namentlich in der Kinderchirurgie, bezeichnet. — Auch der lange Nachschlaf, der die Patienten über die ersten schmerzhaften Stunden nach der Operation hinwegbringt, wird von den meisten Autoren als Gewinn gebucht. Allerdings erregte seine manchmal überlange Dauer und die Unerweckbarkeit auch Bedenken. — Auch wird von mancher Seite die oft stundenlang nötige Überwachung des ersten tiefen Schlafes durch geübtes Wartepersonal der Avertinnarkose zum Vorwurf gemacht. — Der Wegfall der Maske ist besonders angenehm bei Operationen an Kopf, Hals, Brust, weil damit die bei der Inhalationsnarkose unbequeme Behinderung des Operationsfeldes wegfällt. — Auch das Aufwachen aus der Avertinnarkose ist bis auf wenige Ausnahmen angenehm.

Gegen die Avertinnarkose wird geltend gemacht: zunächst ihre Steuerungslosigkeit. Wenn man auf einmal die ganze für den Narkoseneffekt als nötig berechnete Menge eingebracht und den Eintritt der Avertinnarkose abgewartet hat, fehlt bis heute ein sicheres Mittel, das die Narkose beliebig unterbrechen oder sie wenigstens schnell abflauen zu lassen vermöchte. Das Avertin hat nicht die schnelle Ausscheidung durch die Exhalation. Die Avertinnarkose ist zeitlich nicht genau dosierbar und nicht schnell korrigierbar. Küttner erblickt darin einen objektiven Rückschritt in der Narkosetechnik, der beim heutigen Stande ihrer Gefährlichkeit auch nicht durch die großen subjektiven Vorzüge der Avertinnarkose für den Patienten ausgeglichen wird — ausgeglichen werden darf. — Ein mehr theoretischer Einwand besteht darin, daß nicht immer ohne Gefahr Vollnarkosen mit Avertin erzielt werden können, denn die überwiegende Mehrzahl der mit Avertin arbeitenden Chirurgen sind der von Anfang an aufgestellten Forderung, „keine Vollnarkose zu erzwingen", gefolgt und benützen das Avertin, wenn sich nicht leicht eine Vollnarkose ergibt, lediglich als Basisnarkoticum. Und nur als solches ist es ja auch sehr bald nach der Einführung offiziell empfohlen! Aber auch als Schlafmittel ist manchen Gegnern das Avertin zu gefährlich. — Weit schwerer wiegt das theoretische und praktisch vertretene Bedenken, daß die Toleranz dem Avertin gegenüber individuell so sehr verschieden ist. Sie soll es in dem Grade sein, daß seine Narkosenbreite über die tödliche Grenze hinaus — oder mindestens sehr nahe an sie herangeht (Gros). Es wird manchmal auch von einer Idiosynkrasie dem Avertin gegenüber gesprochen. Wie dem auch sei; allerseits werden die großen praktischen Schwierigkeiten einer zur Vollnarkose führenden Dosierung zugegeben, die zum Teil wohl auf den Verschiedenheiten der individuellen Toleranz beruhen, zu welcher noch erschwerend die verschieden große Avertingefährdung bei den verschiedenen Krankheitszuständen hinzutritt.

Aber ganz abgesehen davon, daß in der Avertindosierung erhebliche Fortschritte zu verzeichnen sind, hat sich der Streitpunkt insofern auch gänzlich verschoben, als die Tendenz zur Vollnarkose mit Avertin mehr und mehr ab- und das Streben nach Basisnarkose zunimmt. Inhalationszusatznarkose bedeutet heute nicht mehr wie im Anfangsstadium der Avertinnarkose einen Versager! Zahlreiche anfangs aufgestellte Kontraindikationen haben sich als nicht zutreffend erwiesen. Einige bleiben bestehen. Welche Allgemeinnarkose hat deren nicht? Die Angst vor gefährlicher Blutdrucksenkung stammt aus der Zeit der Überdosierungen, sie ist jetzt mehr in den Hintergrund getreten. Sorgen machen die manchmal auch bei niederen Dosen auftretenden Atemstörungen und die Frage, ob das Avertin imstande ist, die Leber und die Nieren zu schädigen und zwar die kranken. Darüber wird ausführlich zu sprechen sein.

Haberland meint, daß für viele empfindliche Patienten das Einführen des Darmrohres eine Unannehmlichkeit bedeute. Dieser Grund scheint ihn mit bewogen zu haben, zur intravenösen Pernoktonnarkose überzugehen. Das ist die einzige Äußerung, die gegen die rectale Applikation als solche erhoben wird, wir glauben aber nicht, daß sie irgendwo Berücksichtigung findet. Die rectale Applikation wahrt u. a. voll die berechtigten Rücksichten auf die Psyche der Kranken, darüber hinaus brauchen keine Konzessionen gemacht werden. Es sei denn, sie seien rein sachlich bedingt.

Ein von den meisten Autoren anerkannter Einwand ist, daß die Avertinnarkose zu lang anhält für kleinere Eingriffe — er besteht zu Recht. So lange die volle Ungefährlichkeit der Avertinnarkose nicht sicher erwiesen ist, kann man sie nicht als Normalnarkose in allen Fällen durchführen. Auch speziell der einfachen Lokalanästhesie gegenüber kommt dieser Gesichtspunkt sehr in Betracht. Aber man bemüht sich, und wie wir sehen werden, mit Erfolg, die Avertinnarkose abzukürzen. Ja, auch kurzen Rauschzustand herbeizuführen, ist bei intravenöser Zufuhr sicher und vielleicht auch bei rectaler möglich.

Eine gewisse Umständlichkeit wurde anfangs der Avertinnarkose nachgesagt, die ja bei jedem neuen Narkoseverfahren durchaus verständlich ist. Aber im Gegenteil: Eine gute Organisation der Avertinnarkose gestaltet das früher unbequem empfundene Warten auf das Eintreten der tiefen Narkose zu einer Bequemlichkeit für den Betrieb. Bei gut vorbereiteter Dosierung und verständnisvoll ausgearbeitetem Operationsprogramm spielt sich jetzt selbst „ein Großkampftag" entgegen den früheren Meinungen von Polano reibungslos, lückenlos, d. h. ohne Zeitverlust ab. Trotz oder gerade wegen der Avertinnarkose! Bei dieser wird durch längeres Warten auf den Beginn der Operation die Narkosegefahr in keiner Weise vermehrt und allerhand schmerzhafte und peinliche Operationsvorbereitungen, die sonst, um Narkoticum zu sparen, ohne Narkose vorgenommen werden mußten, können bei Avertinnarkose im höchsten Sinne human, in Schlaf oder Betäubung vor sich gehen. Und auch bei der Operation selbst hat man in schweren langdauernden Fällen die Beruhigung, den Kranken nicht durch Vermehrung des zugeführten Narkoticums stärker zu gefährden — man braucht aus diesem Grunde nicht zu hasten oder zu eilen. In derartigen Fällen verwandelt sich der scheinbare Nachteil langer Narkose zu objektivem und subjektivem Gewinn.

Unserer Ansicht nach droht aber von einer bisher von niemand gesehenen Seite her eine Gefahr. Die Avertinnarkose ist oder vielmehr sie erscheint zu einfach! Der Patient schläft friedlich ein und liegt nun da in der Maske des uns wohlbekannten freundlichen Schlafes. Allzu verführerisch ist es für die auf diesem Gebiete unerfahrenen Ärzte und Pflegepersonen, diesen Zustand leicht, eben wie einen natürlichen Schlaf, zu nehmen. Irgendein Umstand unterbricht die Aufmerksamkeit oder führt zu einem Wechsel in der Überwachung; allmählich sinkt der Kiefer zurück oder andere mechanische Atemstörungen machen sich zunächst wenig, dann aber in Kombination mit der Avertinwirkung auf das Atemzentrum allmählich stärker und schließlich auf das schwerste bemerkbar! Und das nicht auf voller Höhe, sondern ganz besonders im Anfang der Narkose. Schuld hat hier nicht das Avertin, sondern menschlicher Leichtsinn, unzulängliche Organisation. Schaffung einer festen Übung, einer festen Avertinnarkosedisziplin und -tradition werden auch bei dieser Narkosenart derartige Nachteile leicht und vollständig beseitigen.

„Ausschlaggebend für die Verwendbarkeit eines Narkoticums ist letzten Endes immer die Praxis" — sagt der Pharmakologe Löwe — und „die Theorie hat immer Recht — aber man kann mit ihr ein Kompromiß schließen", sagt der Pharmakologe Straub. Theoretische Bedenken mögen ja gegen die Avertinnarkose bestehen, aber alles in allem hat man doch den Eindruck, daß die ernst zu nehmenden Kontroversen hauptsächlich die Avertinvollnarkose und da wieder die anfänglichen Übertreibungen der Dosierung und technische Fehler in der Vorbereitung und Betreuung der Narkosierten betreffen, die im jetzigen Stadium der Avertinnarkose wegfallen. Aber es bleiben, wenn man die Frage der Avertinnarkose sine ira et studio beurteilt, doch noch einige wichtige strittige Fragen offen, die möglichst eingehend erörtert werden müssen.

Denn darüber muß man sich bei der theoretischen Erörterung und auch bei der praktischen Ausführung der Avertinnarkose klar sein, daß die Chirurgie über die ungefährliche, wenn auch in ihrer Möglichkeit begrenzte Lokalanästhesie verfügt und darüber hinaus in der gut ausgeführten Äthertropfnarkose ein nahezu ungefährliches Mittel der Allgemeinbetäubung besitzt. Die Diskussion der anderen, angeblich besseren und nicht gefährlicheren Inhalationsnarkosen kann daher für unsere Zwecke unterbleiben.

Die Entwicklung der Avertinnarkose.

Die Geschichte der Avertinnarkose ist kurz und übersichtlich, 1926 wurde das neue Mittel, nachdem es in dem Laboratorium der J. G. Farbenindustrie von Eichholtz tierexperimentell durchgeprüft worden war, einem kleinen Kreis von Kliniken und Krankenhäusern zu Narkoseversuchen anvertraut[1]. Nach den im wesentlichen günstig lautenden Berichten wurde das Mittel dann einem größeren, aber immer noch geschlossenen Kreis zur weiteren Prüfung übergeben. Es wechselte seinen Namen: E 107 wurde Avertin und ist nunmehr im Handel frei erhältlich.

Bei der Einführung des Mittels wirkten zwei Punkte nachteilig. Erstens war die Einführungsdosis nach oben für den allgemeinen Gebrauch wohl nicht genügend begrenzt: Man lancierte das Avertin anfangs mit einer Dosierung von 0,1—0,15, maximal 0,175. Und zweitens hatte man bezüglich der Lösungsvorschriften wohl nicht energisch genug vor Überhitzungen der Avertinlösungen gewarnt. So kam es an verschiedenen Orten zu schweren Störungen, ja zu Todesfällen im Gefolge der Avertinnarkose, welche die schnelle Ausbreitung der Avertinnarkose in der Praxis aufgehalten haben.

Sehr großes und bleibendes Verdienst um die Entwicklung der Avertinnarkose hat Butzengeiger. Er erkannte schon frühzeitig die Gefahren der Avertinnarkose bei einer Grunddosis von 0,125—0,15 und stellte als erster den für die Praxis ungemein wichtigen Satz auf, daß Vollnarkosen mit Avertin nicht erzwungen werden dürfen. Er versuchte sich mit seiner fraktionierten Zuführung der individuell so verschiedenen Toleranz dem Avertin gegenüber mit einer oder zwei Nachfüllungen anzupassen und kam sehr bald auf das sehr fruchtbare Prinzip der Avertinbasisnarkose ab, bei welcher die „Gipfelführung der Narkose" durch Äther herbeigeführt wird. Auch Polano hat von Anfang bei der Avertinnarkose den Hauptwert auf die Basisnarkose gelegt, aber doch nicht so prinzipiell die Vollnarkose vermieden wie Butzengeiger.

Diesem in gewissem Sinne resignierenden Standpunkte traten nunmehr unter den weiteren Prüfern des Avertins besonders Kirschner und Melzner aus prinzipiellen und praktischen Gründen entgegen. Sie glaubten der Avertinnarkose (wie jeder neuen Narkosenmethode) die Daseinsberechtigung absprechen zu müssen, wenn sie keine Vollnarkose gewähre ohne gleichzeitige Gefahrsteigerung im Vergleich mit dem bisher gebräuchlichen und anerkannten Narkotisierungsverfahren. Da die als ungefährlich empfohlene Dosis von 0,1 nur

---

[1] Aus Killians Mitteilungen und einem persönlichen Schreiben geht hervor, daß Eckstein in der Düsseldorfer Kinderklinik wohl die allerersten Versuche mit E 107 am Menschen gemacht hat. Perorale Darreichung erwies sich als unzweckmäßig, und so wurde es rectal angewandt (s. unten S. 530).

oberflächlichen Schlaf gab und regelmäßig Äther- oder Lokalanästhesiezusatz erforderte, gingen sie, um Avertinvollnarkose zu erreichen, zu immer höheren Dosen über: bei 0,15 bekamen sie 32%, bei $0,175 = 78\%$ bei $0,2: 81\%$ Vollnarkosen. Also auch bei der letzteren für die jetzigen Anschauungen riskanten Dosierung noch 19% Versager! Insgesamt hatten sie bei ihren 100 zum Teil auch fraktioniert dosierten Fällen nur 54% ausreichende Narkosen, dabei 18% höchst bedenklicher Komplikationen, 4 Todesfälle! Es ist klar, daß bei diesen Resultaten das Urteil über die Avertinnarkose vernichtend sein mußte. Diese wichtigen und in dankenswerter Weise sehr genau publizierten Beobachtungen zeigen in eindrucksvoller Weise die Gefahren und Schwierigkeiten der Avertinnarkose, die aus der individuell so hochgradig verschiedenen Toleranz dem Avertin gegenüber erwachsen. Diese und die von anderer Seite (Sauerbruch, Küttner u. a.) bekannt gegebenen mannigfachen Nachteile der Avertinnarkose konnten zwar die schnelle Ausbreitung derselben eine Zeitlang wohl hemmen — aber die gegenteiligen durchweg günstigen Erfahrungen mit dem neuen Narkoseverfahren von Butzengeiger, Nordmann, Kreuter, Polano, Sievers u. a. haben doch die großen Vorzüge derselben in den Vordergrund gestellt und der Avertinnarkose zu weiterer Entwicklung verholfen.

Zwischen den beiden Versuchsrichtungen — prinzipielle Avertinbasisnarkose und prinzipielle Avertinvollnarkose — bewegten sich die Bestrebungen anderer Chirurgen, die unter Vermeidung fraktionierter Zufuhr mit niedriger, aber möglichst gut angepaßter Einzeldosis eine möglichst große Zahl von Vollnarkosen — aber ohne Gefährdung — zu erreichen suchten. Als frühzeitige Hauptvertreter dieser Richtung möchte ich die Namen Nordmann und Kreuter anführen. Daneben gingen aber auch die Versuche weiter, mit vorsichtiger fraktionierter Dosierung das schwierige Ziel der Vollnarkose mit Avertin zu erreichen (Sievers, Kohler). Und schließlich suchte B. Martin das Problem der Avertinvollnarkose durch gut angepaßte Einzeldosierung des Avertins in Kombination mit stark wirkenden anderen Narkoticis zu erzwingen.

Aber auch die Avertinbasisnarkose hat weitere Ausgestaltung erfahren. Man ist bestrebt, durch kleinste Dosen Avertin einen Avertinrausch oder kurzen leichten Avertinschlaf herbeizuführen und dadurch die vortreffliche psychische Wirkung des Mittels ohne jede Narkosegefahr auszunutzen. Die Vollnarkose wird, wenn nötig durch Inhalation, herbeigeführt. Durch rectale Applikation des Avertins taten das Eldering und Samuel und Baum. Auf intravenösem Wege erreichte dieses Ziel sicher und schnell Kirschner. Ihm gelang auch, was bei rectaler Zufuhr zweifelhaft, die Herbeiführung eines echten Avertinrausches, der für kleine Eingriffe und ambulante Behandlung praktisch durchaus brauchbar ist.

In der kurzen Zeit ihrer dreijährigen Entwicklung scheinen also heute im wesentlichen 7 Richtungen in der Avertinnarkose zu bestehen:

1. Strikte Ablehnung, weil die Vorzüge der Avertinnarkose ihre Gefahrenquote gegenüber anderen bewährten Narkosemethoden nicht aufwiegen.

2. Anwendung des Avertins nur zur Basisnarkose. Die Vollnarkose wird durch ein Inhalationsnarkoticum herbeigeführt. Avertinvollnarkose ist Überdosierung. Zum Schutz gegen dieselbe wird das Avertin eventuell fraktioniert verabreicht (Butzengeiger).

3. Avertinbasisnarkose nur zur Erreichung der Amnesie oder eines Rausches oder leichten Schlafes auf rectalem Wege (Eldering und Samuel, Baum).

4. Intravenöser Avertinrausch als selbständiges Anästhesierungsverfahren oder als Basis für Inhalationsnarkose (Kirschner).

5. Erreichung der Avertinvollnarkose wird bei möglichst genau angepaßter Einzeldosis gern gesehen, aber nicht erzwungen. Basisnarkose mit Avertin bedeutet kein Versagen der Methode, sondern auch noch Gewinn (Nordmann, Kreuter).

6. Erstrebung der Avertinvollnarkose evtl. unter fraktionierter Dosierung oder mit Intervallnarkose. Inhalationsnarkose selten nötig (Sievers, Kohler).

7. Avertinvollnarkose prinzipiell durch möglichst genau angepaßte, aber gesteigerte Einzeldosis erstrebt. Fraktionierte Dosierung abgelehnt. Inhalationszusatznarkose möglichst vermieden (B. Martin).

II. Chemie und Pharmakologie des Avertins.

1. Chemie.

Das Avertin wurde zuerst von Willstätter und W. Duisberg dargestellt. Es ist ein Tribromäthylalkohol. Anfangs verwandte man zu seiner Herstellung als Ausgangsmaterial das Bromal und ließ auf diese Substanz Hefe einwirken (Reduktionsverfahren); jetzt wird das Avertin nach einem einfacheren, nicht näher beschriebenen Patentverfahren, hergestellt. Das feste Avertin ist eine weiße, krystalline Substanz, deren Schmelzpunkt bei 80° liegt. In Wasser ist sie bis zu $3^1/_2 {}^0/_0$ bei 40° löslich. Bei höheren Temperaturen tritt in der wässerigen Lösung eine Zersetzung ein, die über die Abspaltung von Bromwasserstoff und Dibromacetaldehyd verläuft. Die Formel der Zersetzung ist folgende:

$$CBr_3 \cdot CH_2OH - HBr = CBr_2 : CHOH = CHBr_2 \cdot CHO.$$

Toxisch sind der Bromwasserstoff und das Dibromacetaldehyd, vorwiegend wegen ihrer lokalen Reizerscheinungen auf die Schleimhäute (Nekrose der Darmschleimhaut), doch muß man zweifellos auch noch mit anderen Erscheinungen rechnen, wenn diese Substanzen resorbiert werden. Der Bromwasserstoff ist uns bekannt von Vergiftungsfällen, wo nach Einatmung von Bromdämpfen folgende Symptome beobachtet wurden: Benommenheit, Schlaf, Reizwirkungen auf Magen und Darm, Schädigung der Herzmuskulatur und der Gefäße. Über Dibromacetaldehyd liegen ausreichende Beobachtungen noch nicht vor, doch ist auch hier mit starken Erscheinungen von seiten des Kreislaufes zu rechnen.

Anfangs (Kirschner, Polano) sind die wässerigen Avertinlösungen auf hohe Temperaturen gebracht (60°, teilweise sogar gekocht) und gleichwohl bei der Anwendung an Menschen keine Schäden beobachtet. Butzengeiger u. a. haben Reizzustände des Darmes gesehen. Das weist darauf hin, daß nun nicht nach jeder, nicht vorschriftsmäßigen Behandlung des Avertins eine Vergiftung durch die Zersetzungsprodukte einzutreten braucht; man darf es aber beileibe nicht als Regel einführen, da sich im Tierversuch eine deutliche Wirkungsänderung derartigen Avertins nachweisen läßt. Killian sah Nierenparenchymschädigungen, Melzner beschreibt Blutdrucksenkungen in Ausmaßen, wie sie vom Avertin uns nicht bekannt sind. Es ist deshalb streng geboten, für die Narkose am Menschen das Avertin nicht zu überhitzen, da Schädigungen durch die Zersetzungsprodukte in einzelnen Fällen zu erwarten sind.

Das jetzt fast allgemein verwandte flüssige Avertin enthält als Lösungsmittel das Amylenhydrat. Es läßt sich durch die Anwendung dieses Lösungsmittels eine stark konzentrierte Lösung herstellen und die Fabrikpackung ist so eingestellt, daß in einem Kubikzentimeter 1 g Avertin enthalten sind. In 1 ccm flüssigen Avertins sind enthalten: 1 g Avertin und etwa 0,5 ccm Amylenhydrat. Einen Vorzug bietet die Anwendung des flüssigen außer der Handlichkeit gegenüber dem festen Avertin: bei dem flüssigen ist die Zersetzungsgefahr weit geringer als bei der aus dem festen Avertin hergestellten rein wässerigen Avertinlösung; das flüssige Avertin soll nach den Analysen der herstellenden Fabrik längeres Kochen vertragen, ohne daß Zersetzung eintritt. (Über die Beeinflussung der Avertinnarkose durch Amylenhydrat siehe unten.)

2. Pharmakologie.

a) Allgemeines über die Anwendung.

Durch die perorale, rectale und intravenöse Einführung des Mittels läßt sich eine Narkose erzielen, die entsprechend ihres Applikationsweges bestimmte Charakteristica aufweist. Lendle bemerkte Unterschiede in der Dosierung, in der Wirkungslatenz, Wirkungsdauer und Narkosebreite, so daß er ganz allgemein sagt, daß der Applikationsweg mitentscheidend für die Brauchbarkeit des Mittels ist.

Betrachten wir an der Hand von Kaninchenversuchen die Abhängigkeit der Dosierung vom Applikationsweg. Intravenös genügen 0,07 g pro Kilogramm, rectal 0,3 g pro Kilogramm und peroral 0,6 g pro Kilogramm, um eine tiefe Narkose zu erreichen. Die Differenz zwischen intravenöser und rectaler resp. oraler Dosis läßt sich aus der „Anflutung" der Substanz im Blute erklären. Für den Eintritt der Narkose ist das Vorhandensein der Substanz in einer bestimmten Blutkonzentration erforderlich, die intravenös sehr schnell, rectal entsprechend der Resorptionszeit des Mittels langsamer erreicht wird. Die längere Resorptionsdauer einerseits, die Entgiftungsvorgänge im Organismus andererseits bedingen eine höhere Dosis, weil die Entgiftung einsetzt, sobald das Mittel in die Blutbahn gelangt. Außerdem ist noch zu bedenken, daß die eine Methode (intravenöse) mit der angegebenen Dosis eine nur Minuten anhaltende Narkose hervorbringt, die andere eine Dauernarkose von etwa einer Stunde und länger infolge der besonderen, noch zu besprechenden Resorptionsverhältnisse.

b) Dosierung.

Diese Wirkungsunterschiede sind uns verständlich, während der Unterschied zwischen rectaler und peroraler Zufuhr nicht ohne weiteres erklärlich ist. Lendle erklärt diese Tatsache durch die vorgeschaltete Leber im Pfortaderkreislauf, die er für die Resorption vom Magen aus, nicht dagegen für die Aufnahme vom Rectum aus in Betracht zieht, weil er annimmt, daß hierbei die Substanz zum größten Teil über die Venae haemorrhoidales inferiores in die Cava übergehe, und so die Leber umgehe. Lendle weist der Leber eine starke Entgiftungsfähigkeit zu; erst nach Erschöpfung ihres Glucuronsäurepaarungsvermögens könne wirksames Avertin den Leberkreislauf passieren. Diese Erklärung befriedigt nicht völlig, da sich zeigen läßt, daß die Entgiftungsvorgänge bei einer Überschüttung des Körpers mit Avertin gar nicht an die

Leber allein gebunden zu sein scheinen, ferner, daß es Beobachtungen gibt, die darauf hinweisen, daß es sich hier um eine Spezifität des Kaninchens handelt. Bei Mäusen z. B. ist der Unterschied geringer und endlich ergibt die Berechnung der Dosen beim Menschen, daß hier wohl ein großer Unterschied überhaupt nicht besteht. Allerdings läßt sich das für den Menschen nur für die schlafauslösenden Dosen sagen, da meines Wissens perorale Narkosen nur ganz im Anfang und nur vereinzelt (Eckstein S. 530) ausgeführt wurden. Rectal und peroral läßt sich mit 0,05—0,06 pro Kilogramm ein tiefer Schlaf erreichen. **Und endlich wäre noch die strittige Frage zu diskutieren, ob denn wirklich bei rectaler Anwendung die größte Avertinmenge den Leberkreislauf umgeht!** Wir stehen bei diesen Fragen noch vor einem Rätsel; eine befriedigende Antwort gibt es nicht für diese Befunde[1].

Der Eintritt der Wirkung ist von der Applikationsart abhängig. Intravenös gegebenes Avertin übt sofort eine Narkose aus; die Tiere sinken an der Spritze zusammen. Rectal und peroral sprechen die Resorption und Entgiftung mit und führen dazu, daß erst nach etwa 5 Minuten eine volle Wirkung zu sehen ist (weitere Ausführung siehe unten). Auch bezüglich der Wirkungsdauer verweise ich auf die folgenden Ausführungen.

Die Narkosebreite (i. e. Differenz zwischen der letalen und vollnarkotischen Dosis) ändert sich nun ebenfalls mit der Anwendungsart. Zwischen rectaler und intravenöser Zufuhr besteht darin kein Unterschied, während sie bei peroraler absinkt. Schon aus diesem Grund würde die perorale Anwendung beim Menschen auf Schwierigkeiten stoßen, da naturgemäß die Gefahren mit dem Sinken der Narkosebreite größer werden.

Die sichersten wissenschaftlichen Daten sind uns von Untersuchungen mit der Rectalnarkose bekannt. **Ich gehe daher bei der Besprechung von dieser Anwendungsform aus,** um später an der Hand biologischer Beobachtungen einen Rückschluß auch auf die anderen Formen zu ziehen. Das, was man mit der Einführung der Avertinnarkose erreichen wollte, war die völlige Ersetzung der Inhalationsmethoden durch ein einfach zu handhabendes, rectal sicher wirkendes Mittel. Die Hauptarbeit galt also der Dauernarkose, und es ist auch historisch gerechtfertigt, wenn man die Rectalnarkose eingehender abhandelt.

Über die Dosierung, die Resorption, die Entgiftung und die Ausscheidung wird zu sprechen sein.

Die Dosis für die Rectalnarkose schwankt bei den verschiedenen Tierarten in weiten Grenzen, während sie sich für dieselbe Tierart bei allen Versuchstieren mit bemerkenswerter Konstanz einstellt. So ist 0,3 g pro Kilogramm für die Kaninchen die vollnarkotische Dosis, die keine Versager aufweist; für Mäuse, Meerschweinchen besteht die gleiche Dosis, während Hunde 0,5 g pro Kilogramm gebrauchen. Katzen stehen in der Dosierung dem Menschen noch am nächsten; 0,20 g pro Kilogramm rufen eine tiefe Narkose hervor.

---

[1] In der neuesten Arbeit von Sebening sind zwei Kurven enthalten bei peroraler Zufuhr, aus denen, wie zu erwarten war, ein schneller Anstieg der Konzentration im Blute hervorgeht, die Sebening mit Recht auf die große Resorptionsfläche des Dünndarms bezieht. Steiler Anstieg der Kurve nach 10 Minuten, Gipfel nach 20 Minuten, dann steiler Abfall. Dieser wird erklärt durch die Leberpassage. Bemerkenswert ist, daß der gleiche steile Abfall bei dem Patienten bei einer Narkose durch einen Anus praeternaturalis beobachtet werden konnte.

Bei der regelmäßigen Reaktion der Tiere auf die zugeführte Avertinmenge ist es leicht, sich Klarheiten über die wichtigsten pharmakologischen Eigenschaften des Mittels zu verschaffen. Alte und junge Tiere (soweit sie sich schon für Versuche eignen) haben keine differente Empfindlichkeit. Ein wesentlicher Unterschied gegenüber dem Menschen! Hier machen sich Unterschiede deutlich bemerkbar, insofern als Kinder resistenter sind als Erwachsene (Goßmann, Sievers).

Ebenso wie die vollnarkotische Dosis ist auch die letale bei Tieren völlig konstant, sie liegt fast immer um 1,75 höher als die vollnarkotische. Und mit dieser Zahl habe ich die narkotische Breite des Mittels schon angegeben, d. h. die Spanne von der Narkose bis zur letalen Dosis.

Was für Tiere gilt, ist nicht ohne weiteres auf den Menschen zu übertragen. Vor allen Dingen kann man die an Tieren gewonnene Narkosebreite nur mit großer Reserve bei den Menschen anwenden; es würde zu falschen Vorstellungen führen über die Gefahrenzone dieses Mittels, d. h. man würde die Gefahren erheblich unterschätzen. Es ist heute noch nicht möglich, beim Menschen die vollnarkotische Dosis anzugeben, weil die individuelle Reaktion außerordentliche Schwankungen zeigt (ganz im Gegensatz zu dem regelmäßig reagierenden Tier), und die Einführung der „Basisnarkose" zeigt zur Genüge, daß es ein schematisches Verhalten des Menschen nicht gibt. Bei 0,1—0,12 werden zwar in den meisten Fällen ausreichende Narkosen erreicht, doch beginnt hier schon gleich wieder die Gefahrenzone bei anderen Individuen. Andererseits werden nach Pribram von manchen Basedowfällen enorme Dosen vertragen (s. S. 504f.).

Eine Berechnung wie beim Tier ist ganz irreführend, da die Verträglichkeit des Mittels bei verschiedenen Menschen keinen Rückschluß auf die des einzelnen zuläßt.

Bei der Besprechung der Dosis taucht sofort die Frage auf, ob nicht das Lösungsmittel des Avertins, das Amylenhydrat, einen wesentlichen Einfluß als Schlafmittel ausübt. Klinische Beobachtungen schienen anfangs dafür zu sprechen, z. B. Morrin, Großmann. Man sollte annehmen, daß die große Amylenhydratdosis, die man bei jeder Narkose zwangsläufig zusetzt, einen Einfluß auf die Avertindosis haben müßte; denn einem gesunden, erwachsenen Menschen würde das zugesetzte Amylenhydrat ohne weiteres als Schlafmittttel genügen. Eigentümlicherweise muß man nun für die Dosis, den Narkosebeginn und die Narkosetiefe jeden Einfluß des Amylenhydrats negieren; jedenfalls im Tierversuch!

Man neigt zu der Vorstellung, das Amylenhydrat würde als narkosevorbereitendes Mittel wirken, etwa so, wie eine Morphinininjektion den Patienten psychisch beruhigt. Diese Vorstellung kann man nicht aufrechterhalten, da die Resorptionszeit des Amylenhydrates bei der rectalen Anwendung keineswegs um so viel kürzer als die des Avertins ist, daß eine Beeinflussung des Organismus angenommen werden könnte. In Tierversuchen tritt bei rectaler Anwendung in konzentrierten (20%) Lösungen eine sichtbare Wirkung erst nach 4—6 Minuten hervor, also zu einer Zeit, wo das Avertin sicher schon einen tiefen Schlaf oder auch Narkose hervorruft. Beim Menschen läßt der Schlafeintritt noch länger auf sich warten; bei Verabreichung von 4—6,0 tritt nach 30—50 Minuten die Schlafwirkung hervor, d. h. die Wirkung zeigt sich erst zu einer Zeit, wo die Avertinwirkung schon fast ihr Maximum erreicht hat. Man kann daher an der Hand von Tierversuchen und auch nach den Ergebnissen am Menschen sagen, daß die beiden Mittel fast gleichzeitig das Maximum ihrer Wirkung erreichen, vielleicht geht die Avertinwirkung der des Amylenhydrates zeitlich sogar etwas voraus.

Die nächste Frage ist die der Summation der beiden Substanzen oder allgemeiner formuliert: ändert sich die Avertindosis bei gleichzeitiger oder auch vorheriger Verabreichung von Schlafmitteln? Wir kommen damit in ein Narkoseproblem, das wesentlich komplizierter ist als es auf den ersten Blick erscheint. Unvoreingenommen würde man annehmen, daß die beiden Mittel (mit derselben Wirkung) sich verstärken werden, daß die Summe der Einzelwirkungen aus ihrer gleichzeitigen Gabe resultieren wird. Trifft diese Annahme für eine Reihe von Substanzen zu, so gilt sie für den Zusammenhang Avertin und Schlafmittel keineswegs generell. So kann man nachweisen, daß die Avertindosis unter Zusatz von Amylenhydrat, Paraldehyd und auch Veronal[1] keineswegs gesenkt werden kann; für die Erreichung der Vollnarkose muß man dieselbe Dosis anwenden, wie am unvorbehandelten Tier. Auch für das Morphin scheint bezüglich der Dosierung zur Erreichung der Vollnarkose **am Tier** dasselbe zu gelten, wie bei den obengenannten Schlafmitteln, doch tritt hier eine Nebenwirkung des Morphins häufig unangenehm in den Versuchen hervor: es beeinflußt das Atemzentrum stark hemmend und diese Morphinhemmung kombiniert sich mit der Avertinlähmung des Atemzentrums, so daß die Substanzen bezüglich einer Nebenwirkung sich summieren, in ihrer Hauptwirkung aber nicht.

Aus diesen kurzen Angaben geht schon hervor, daß hier sehr komplizierte Verhältnisse vorliegen, daß auf der einen Seite unbedenklich Schlafmittel gegeben werden können, daß andererseits bei den anderen Substanzen, die zur Operationsvorbereitung gebraucht werden, wie beim Morphin gewisse Vorsicht geboten ist, da man die Nebenwirkungen der Präparate durch gleichzeitige Verabreichung verstärken kann.

Über die Wirkung der verschiedenen Narkotica auf den Verlauf der menschlichen Avertinnarkose soll hier nicht eingegangen werden (s. S. 454).

Ganz anders wie die Schlafmittel verhält sich der Äther, der ja regelmäßig als Zusatz zur Avertinnarkose verwandt wird, wenn diese nur als Basisnarkose angewandt ist und nun ein anderes Narkoticum als Zusatz bis zur Erreichung der Vollnarkose (Gipfelnarkoticum) gebraucht wird. Für Äther plus Averti haben Kärber und Lendle nachgewiesen, daß hier der Narkoseeffekt auf dem rein additiven Verhältnis der beiden Substanzen beruht, sowohl in dem Verhältnis 1:1 wie 1:2. Doch hat auch diese Kombination insofern wieder ihre Besonderheiten, als die Giftigkeit gegenüber dem Avertin allein wesentlich absinkt. (Narkosebreite steigt auf 2,1 resp. 2,3 an.)

Gibt es nun bei Tieren auch Faktoren, die die Dosis beeinflussen? Lassen sich im Tierexperiment Körperveränderungen hervorbringen, die die Resistenz des Tieres gegenüber dem Avertin mit Regelmäßigkeit herabsetzen? Sichergestellt ist, daß längerdauernder Hungerzustand, der zu merklicher Gewichtsabnahme führt, einen ungünstigen Einfluß auf die Avertinnarkose hat (Riedel); es ist durch diese Untersuchungen die Analogie zu den Erfahrungen am Menschen gegeben, daß kachektische Individuen abnorm reagieren, empfindlicher sind als Normalpersonen. Es scheint dabei für Tiere gleichgültig zu sein, ob die Gewichtsabnahme durch zwangsmäßiges Hungern oder durch eine Krankheit

---

[1] Amylenhydrat . 0,5 pro Kilogramm ⎫
   Paraldehyd . . . 0,5   ,,   ,, ⎬ in Kaninchenversuchen.
   Veronal . . . . 0,05 ,,   ,, ⎭

verursacht wird; Tiere, die infolge einer Sommerdiarrhöe stark an Gewicht verloren hatten, zeigten dasselbe Verhalten.

Beachtenswert ist die Festellung, daß derartige Tiere ebenso wie der Mensch zu einem langen Nachschlaf neigen (siehe unter Entgiftungszeit). Ein normales Tier hat sonst nicht diese Neigung, höchstens bilden die Katzen hierin eine Ausnahme. Hier können Normaltiere ebenso wie der Mensch einen langen Nachschlaf zeigen, ohne daß das Tier krank gewesen sein muß, wie z. B. Kaninchen, die nur bei Kachexie einen Nachschlaf zeigen. Katzen stehen bezüglich der vollnarkotischen Dosis dem Menschen viel näher als die übrigen Tiere.

So ist wahrscheinlich der Befund so zu formulieren: Mit der Avertin-empfindlichkeit steigt die Neigung zu einem (langen) Nachschlaf, gleichgültig, ob diese hohe Empfindlichkeit eine Arteigenschaft ist oder ob sie durch besondere Vorgänge (veränderten Stoffwechsel) bei sonst relativ unempfindlichen Tieren eintritt.

c) Resorption.

Die Resorption des Avertins geht vom Darm aus verhältnismäßig schnell vor sich. Schon die pharmakologische Prüfung zeigt, daß innerhalb 5 Minuten nach Verabreichung des Einlaufes eine erhebliche Menge übergetreten sein muß, da meist zu dieser Zeit schon die Narkose beginnt, manchmal schon völlig ausgebildet ist. Aus den Untersuchungen von Sebening (Abb. 1) wissen wir, daß die Narkose bei einem Blutgehalt von etwa 6—8—10 mg-$\%$ beim Menschen einzutreten

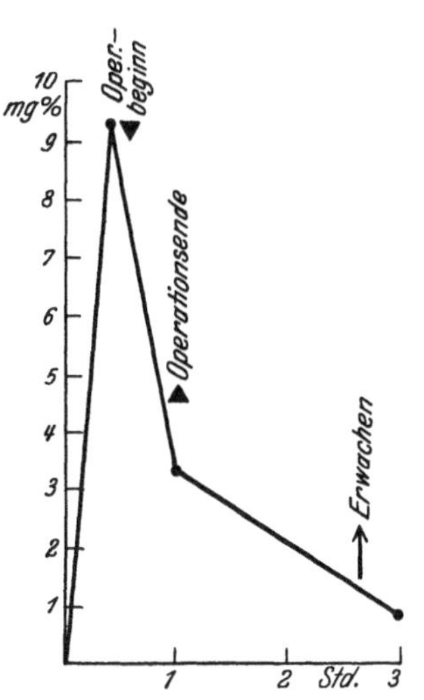

Abb. 1. H. S. ♂, 68 J. Struma. A: 0,125 g (10 g). (Nach Sebening.)

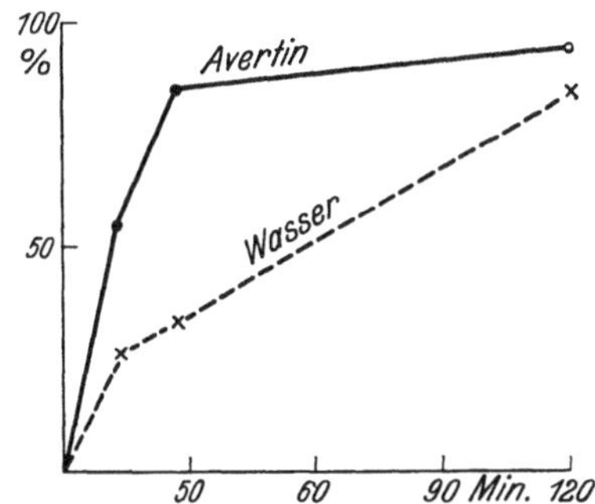

Abb. 2. 3%ige Avertinlösung, Resorptionsgeschwindigkeit des Avertins und des Wassers. (Nach Straub.)

pflegt. Das würde bedeuten, daß sich im Gesamtblut des Normalmenschen (Blutgehalt mit 5 l angenommen) etwa 0,150—0,250 g an aktivem Avertin befinden und daß diese Menge ausreicht, eine Narkose einzuleiten. Im weiteren Verlauf sinkt der Avertinspiegel ab, die Geschwindigkeit des Absinkens richtet sich nach dem Kräftezustand und das Erwachen des Patienten erfolgt allgemein bei Werten, die um (unter) 1 mg-$\%$ liegen.

Aus diesen Blutanalysen können wir ablesen, daß das meiste Avertin sehr schnell, der Rest anscheinend langsam aufgenommen wird, daß keineswegs das gesamte in den Darm eingeführte Avertin sofort resorbiert wird, sondern daß ein kontinuierlicher, allmählich abnehmender Strom von hier sich in das Blut ergießt. Mit diesen aus den Blutanalysen abgeleiteten Befunden stimmen nun die Analysen des Rectaleinlaufes zu den verschiedenen Narkosezeitpunkten überein (Analysen von Straub). Auch hierdurch läßt sich nachweisen, daß anfangs eine relativ schnelle, später langsamer werdende Aufnahme des Avertins in den Körper erfolgt. Ich gebe im folgenden die Straubschen Analysen und die daraus gezogenen Schlüsse wieder (Abb. 2).

Aus einer $3^0/_0$igen Avertinlösung (bei 0,15 g/kg) ist nach 10 Minuten etwa die Hälfte, nach 20 Minuten drei Viertel des Avertins resorbiert. 25 Minuten nach Verabreichung des Einlaufes war in einem Falle eine Vollnarkose eingetreten unter Resorption von $86^0/_0$ des verwandten Avertins. Die Resorption des letzten Restes von Avertin gebraucht sehr lange Zeit, denn noch nach 2 Stunden waren $5-10^0/_0$ im Einlauf nachweisbar.

Die Aufnahmekurve des Lösungswassers verläuft ganz anders, beinahe linear ansteigend. Aus der Differenz der beiden Kurven ist dann abzuleiten, daß das Avertin anfangs elektiv aus seiner wässerigen Lösung vom Körper aufgenommen wird, und erst dann, wenn infolge dieser bevorzugten Avertinresorption die Konzentration im Einlauf stark abgesunken ist, kann es zu gleich schneller Aufnahme der Substanz und ihres Lösungsmittels kommen. Die Konzentrationsgrenze, bei der dies Verhalten eintritt, soll bei etwa $0,15^0/_0$ liegen.

Vergleichen wir diese Kurven von Straub und Sebening, so erkennen wir alsbald, daß die Analysen aus dem Einlauf und die Avertinblutbestimmung sich nahezu decken. Es kommt anfangs zu einer starken Überschwemmung des Körpers mit Avertin, die dann automatisch nachläßt, weil der Gehalt des Einlaufes an Avertin so weit gesunken ist, daß im Verlaufe der Narkose nur ein geringer Nachschub, der aber zu ihrer Aufrechterhaltung ausreicht, besteht. Die Resorptionseigenschaften des Avertins bringen uns automatisch das, was bei der Inhalationsmethode durch ärztliche Kunst erreicht wird: anfangs Verabreichung einer hohen Konzentration des Narkoticums zur Einleitung der Narkose, später Senkung der Zufuhr, wenn das Toleranzstadium erreicht ist: Automatie der Avertinnarkose nach Straub.

Bei der Avertinnarkose spricht man allgemein von der rectalen Resorption, ohne sich Klarheit darüber zu schaffen, ob nun auch wirklich die Resorption vom Rectum aus, d. h. über die Venae haemorrhoidales inferiores unter Umgehung des Leberkreislaufes vor sich geht oder ob nicht der Einlauf teilweise in ein anderes zum Portalkreislauf gehöriges Gebiet hinaufreicht[1]. Für Tiere ist es den Flüssigkeitsmengen nach unwahrscheinlich, daß der Einlauf im Rectum Platz hat; er muß bis ins Kolon hinaufreichen. Diese Gedanken sind ebenso wichtig für die praktische Anwendung der Narkose, wie für unsere theoretischen Vorstellungen über die Stellung der Leber in der Entgiftungsfrage. Bei Tieren wird zu Versuchen allgemein die $3^0/_0$ige Lösung verwandt, beim Menschen die $2,5^0/_0$ige. Einen wesentlichen Einfluß hat in Tierversuchen die Senkung der Konzentration von 3 auf $2^0/_0$ nicht, bei Verabreichung der gleichen absoluten Menge ist der Narkoseeffekt derselbe. Auch selbst wenn die Konzentration des Einlaufes auf $1^0/_0$ absinkt, tritt noch eine Narkose ein. Die zwangsläufige Vermehrung der Einlaufsmenge führt zur Erreichung einer größeren Resorptionsfläche, das Kolon wird in toto beteiligt, und es kommt so zur Kompensation der absinkenden Konzentration. (Vgl. hierzu die Angaben von Straub auf voriger Seite.)

---

[1] Vgl. das Kapitel: Lösung (S. 508) (Specht, Sebening, Treplin).

Für die Resorption ist es bedeutungslos, ob der Darm entleert ist, da Avertin durch die Faeces nicht zurückgehalten wird; alle Tierversuche werden bei normalem Füllungszustand des Darmes angestellt. Ferner ist es nebensächlich, ob Zusätze zu der wässerigen Avertinlösung gegeben werden oder nicht. Hier sind zu nennen die anfangs angewandten Zusätze von Schleim und Milch; vielleicht vermögen sie den Darm zu schonen. Im Tierversuch läßt sich zeigen, daß der Zusatz von konzentrierten Lösungen (Zuckerlösung bis 20 %) keinen Einfluß auf die Avertinaufnahme hat; der Narkoseeintritt wird nicht verändert, obwohl hierbei der Darm gegen einen erheblichen osmotischen Strom zu arbeiten hat. Die elektive Aufnahmefähigkeit für Avertin ist unabhängig von der Hypotonie der rein wässerigen und ebenso gegen die Hypertonie der Zuckerlösungen.

In dieses Gebiet gehört heute noch die unklare Frage, welche Wirkung der Zusatz von Magnesium sulfuricum (Martin) ausübt, vor allem deswegen, weil keinerlei Klarheit besteht, ob überhaupt das Magnesium sulfuricum vom Darm aus in ausreichender Menge resorbiert wird. Unsere bisherigen Erfahrungen über die Anwendung des Magnesium sulfuricum gehen dahin, daß der Darm nicht in der Lage ist, diese Schwefelverbindung in größeren, narkotisch wirksamen Mengen aufzunehmen. Die vielfache Anwendung des Salzes beim Tetanus hat gezeigt, daß eine narkotische Wirkung nur durch intravenöse, endolumbale oder subcutane Anwendung zu erzielen ist, dahingegen nicht bei oraler oder rectaler. Es ergibt sich aus diesen Beobachtungen, daß keine für eine Narkose oder sedative Wirkung ausreichende Resorption stattfindet. Es bleibt nur übrig anzunehmen (wenn die günstige Wirkung der Avertin-Magnesium-Kombination sichergestellt ist), daß unter Avertin sich eine Durchlässigkeitsänderung des Darmes vollzieht und so größere Mengen übergehen können. Hier müssen erst noch Untersuchungen die notwendige Klarheit bringen.

Tabelle. Calcium- und Magnesiumgehalt des Blutes im Verlauf einer Avertin + Magnesiumsulfat-Narkose.

	Vorher		15′		30′		45′ nach Einlauf	
	Ca	Mg	Ca	Mg	Ca	Mg	Ca	Mg
Patient 1	9,98	2,4	10,21	3,2	8,92	4,1	10,3	3,1 mg
Patient 2	10,9	3,2	10,14	3,2	10,9	3,4	10,2	2,9 mg

Der Calciumgehalt ändert sich während der Narkose nicht, woraus abzuleiten ist, daß das aus dem Einlauf resorbierte Wasser keine Blutverdünnung hervorruft. Der Magnesiumgehalt, der sich unter der reinen Avertinnarkose nicht verschiebt, steigt bei dem kombinierten Verfahren etwas, aber unbedeutend an. — Diese Blutwerte stehen durchaus in Übereinstimmung mit den bisherigen Kenntnissen über die Magnesiumsulfatresorption vom Dickdarm aus (s. unten). Für den Anfang der Narkose sind die Zusätze von Magnesiumsulfat sicherlich nicht von Bedeutung, da der Blutgehalt erst 30 Minuten nach Einlauf gering ansteigt.

Die Angabe, daß aus der Verdünnung des Einlaufes auf eine starke Resorption geschlcssen werden könnte, muß dahin korrigiert werden, daß wahrscheinlich eine Sekretion des Dickdarmes einsetzt und so die Konzentration absinken muß. Diese Sekretionssteigerung ist längst bekannt; darauf beruht die abführende Wirkung dieser Salze.

Versuche von Heidenhain beweisen die sehr schlechte Resorbierbarkeit der Sulfate. Stark hypotonische Natriumsulfatlösung ($D = -0{,}338$) verschwindet langsamer als mit dem Serum isotonische NaCl-Lösung; in 25 Minuten wurden von der NaCl-Lösung 90%, von der Natriumsulfatlösung 38% resorbiert. Von einer $5{,}85\%$ Magnesiumsulfatlösung wurden sogar nur etwa 6% resorbiert. Im Dickdarm findet praktisch überhaupt keine Resorption von Magnesium und Natriumsulfat statt; das Magnesiumsalz ist hier noch schwerer resorbierbar als das Natriumsulfat. (Goldschmidt and Dayton: Amer. J. Physiol. 48, 450; Heidenhain: Pflügers Arch. 56, 627.)

Das Mg-Salz hat als Narkoticum besondere Eigenschaften. Es wirkt vorwiegend peripher; es ähnelt in seiner Wirkung weitgehend dem Curare. Die Leitung des Nerven zum Muskel wird in den motorischen Endplatten blockiert; der Muskel selbst wird nicht angegriffen. Die Wirkung kann nur dann eintreten, wenn der Calciumspiegel nicht verändert (erhöht) wird; jede Erhöhung bedingt eine Unterbrechung der Magnesiumnarkose. In höheren Dosen übt das Magnesium auch eine zentralnarkotische Wirkung aus. Steigert man den Magnesiumgehalt des Blutes von normal $0{,}005\%$ auf $0{,}07\%$, so tritt eine tiefe Narkose ein. Ebenso wie die zentrale Narkose auf einer Wirkung des Magnesium auf die Ganglienzellen selbst beruht, so lähmt auch die endolumbale Anwendung des Magnesium die Nervenzellen des Rückenmarks.

Die Schilddrüsentätigkeit hat auf die Avertindosis einen großen Einfluß. Bei Basedowpatienten machte man die Erfahrung, daß manche von ihnen eine erhöhte Toleranz gegenüber Avertin haben. Pribram berichtet über Dosen von 0,38 g/kg! und trotz der hohen Dosis erwachte die Patientin nach $1\frac{1}{2}$ Stunden (s. S. 437, 504). Nach vorheriger Gabe von 1 ccm Thyroxin reagieren Patienten auf 0,15 g/kg auffallend gering; es kommt nur zu einer ganz oberflächlichen Narkose. In Tierversuchen ließ sich der Einfluß des Thyroxins bestätigen. (Besprechung erfolgt in dem Kapitel: Entgiftung.)

d) Die Entgiftung des Avertins.

Der Organismus sucht sich des resorbierten Avertins zu entledigen dadurch, daß er es zuerst unwirksam macht und dann zur Ausscheidung bringt[1]. Der andere viel einfachere Entgiftungsweg, der bei vielen Schlafmitteln und Inhalationsnarkoticis möglich ist, die Ausscheidung der unveränderten, wirksamen Substanz, scheint beim Avertin nicht möglich zu sein (Endoh, Straub, Welsch). Der Körper muß einen komplizierten Entgiftungsweg einschlagen, um sich dieser Substanz zu entledigen. Vom pharmakologischen Gesichtspunkt aus ist in dem Augenblick die Substanz für den Körper als Narkoticum bedeutungslos geworden, wo sie in die unwirksame Verbindung übergeführt ist; die Ausscheidung ist ein Vorgang für sich, sie tritt erst ein nach der Entgiftung und bei leistungsfähigen Ausscheidungsorganen.

Aufspalten kann der Organismus das Avertinmolekül nicht; es bleibt bei dem Entgiftungsvorgang als solches erhalten und wird nur insofern verändert, als eine Paarung mit einem körpereigenen Säuremolekül vorgenommen wird.

Dieser Entgiftungsweg ist nicht spezifisch für das Avertin allein; einer ganzen Gruppe von Substanzen ist das Durchlaufen dieses Vorganges zu eigen. Schon physiologischerweise findet dieser Entgiftungsweg statt bei den Produkten, die bei der Darmfäulnis entstehen, bei Indol und Skatol (Baumann)[2]. Die Paarung mit zwei Säuren ist möglich: mit der

---

[1] Die Verteilung des resorbierten Avertins im Körper folgt den Gesetzen der Narkoticumverteilung, wie sie vom Äther, Chloroform usw. abgeleitet sind (Analysen von Sebening); Besonderheiten des Avertins liegen nicht vor.

[2] Baumann: Pflügers Arch. 13, 285.

Ätherschwefelsäure, die aus dem Eiweißstoffwechsel herrührt, und der Glucuronsäure, die dem Zuckerstoffwechsel angehört. Die erstgenannte wird zur Entgiftung der Phenole und Kresole verwandt, die Glucuronsäure wird zur Paarung mit Chloral, Campher, Menthol und Avertin verwandt.

Die Tatsache, daß dieser Entgiftungsweg vom Avertin eingehalten wird, ist schon seit langem bekannt durch die Untersuchungen von Endoh. Es interessiert heute sehr, wo diese Entgiftung vor sich geht, ob sie an ein Organ gebunden oder ob sie ubiquitär im ganzen Körper stattfindet. Von dieser Frage hängt ja die Anwendungsmöglichkeit der Avertinnarkose bei Organerkrankungen ab, denn sie dürfte keinesfalls dann vorgenommen werden, wenn das Hauptbildungsorgan der Glucuronsäure, die Leber, erkrankt wäre. Über die Bildungsstätte der Glucuronsäure, die wohl auch gleichzeitig die Paarungsstelle mit dem zu entgiftenden Molekül ist, ist viel diskutiert worden, und wir besitzen in der älteren Literatur viele Angaben hierüber, die sich aber zum Teil widersprechen.

Insbesondere hat man versucht nachzuweisen, daß dieser Entgiftungsweg eine wichtige Partiarfunktion der normalen Lebertätigkeit sei, und es ist angegeben worden, daß man sich durch Prüfung dieser Partiarfunktion über die parenchymatösen Organerkrankungen orientieren könne resp. aus dem Ausfall dieser Funktionsprobe die Diagnose auf eine Parenchymschädigung (Icterus catarrhal., Lebercirrhose) stellen könne. Man benutzte zu dieser Funktionsprobe vorwiegend den Campher; 3 g Oleum camph. wurden verabreicht. Der gesunde Mensch sollte nach den Angaben von Steyskal und Grünwald 5—6 g Campherglucuronsäure innerhalb 24 Stunden, der leberkranke Organismus entsprechend der Schwere seiner Leberschädigung weniger ausscheiden. Chiray und Caille glaubten sogar mittels dieser Funktionsprobe die verschiedenen Ikterusformen voneinander trennen zu können; der Obstruktionsikterus sollte vermehrte, der parenchymatöse Ikterus verminderte Bildung und Ausscheidung dieses Paarungsproduktes haben. Diese Angaben sind nicht unwidersprochen geblieben, und die letzten Untersuchungen lehnen jeglichen Zusammenhang zwischen Leberschädigung und Glucuronsäurebildung- und -paarung ab (Frey, Schmid, Händel, Brule, Garban und Auer). Mit diesen negativen klinischen Untersuchungen stimmen die Ergebnisse des Tierexperimentes durchaus überein. Pick[1] konnte nachweisen, daß Tiere, deren Leber durch Säureeinspritzung in den Ductus choledochus hochgradig geschädigt war, eine unvermindert starke Glucuronsäurepaarung des Chlorals aufweisen.

Die Untersuchungen über die Avertinentgiftung haben diese eben geschilderten Versuche bestätigt. Eichholtz zerstörte die Leber durch Verabreichung von Äthylenchlorhydrin und fand, daß das Avertin gleichwohl trotz Ausfallens der Leber in derselben Zeit wie im normalen Organismus entgiftet wird. Auch die Ausschaltung anderer Organe (Milz, beide Nieren, Darm) hemmt den Körper nur unwesentlich in seiner Entgiftungsfunktion. Das Aufwachen derartig voroperierter Tiere beweist, daß trotz Fortnahme der Organe die Entgiftungsfunktion des ganzen Körpers groß genug ist, um den Organausfall zu kompensieren; die Entgiftung scheint demnach ubiquitär zu sein. Die Befunde von Embden und Gläßner[2] über die Unfähigkeit der quergestreiften Muskulatur, Glucuronsäure zu bilden, machen es unwahrscheinlich, daß dieses Gewebsystem eingreifende Entgiftungsfunktionen hat. Doch dürfen wir wohl der Lunge derartige Fähigkeiten zusprechen (siehe unten).

Fassen wir alle diese Untersuchungsresultate zusammen, so ergibt sich, daß wir in Hinblick auf die Entgiftung keinen Grund haben, wegen einer isolierten Organschädigung die Avertinnarkose abzulehnen. Die Entgiftungsfähigkeit des Organismus wird dadurch nicht eingeschränkt.

---

[1] Pick: Arch. f. exper. Path. **32**, 382.
[2] Embden u. Gläßner: Beitr. chem. Physiol. Path. **1**, 310.

Bei der Besprechung der Avertindosis wurden neuere Untersuchungen erwähnt, die uns im Tierversuch gestatten, die Entgiftungsfähigkeit des Organismus an der Hand verschiedener künstlicher Allgemeinschädigungen zu studieren.

Riedel wies nach, daß ein längerdauernder Hungerzustand die Resistenz des Körpers gegen Avertin ungünstig beeinflußt.

Die Untersuchungen sind angestellt mit der intravenösen Applikation des Avertins, und es ist zweifellos, daß uns diese Methode weit feinere Einblicke in die Vorgänge gewährt als die Rectalnarkose. Sie erlaubt uns die Entgiftungszeit einer einmalig verabreichten Dosis zu bestimmen ohne die Fehlerquellen, die sich aus der Resorptionszeit und -größe des Dickdarms ergeben. Normaliter gebraucht ein Tier (Kaninchen) zur Entgiftung der vollnarkotischen intravenösen Dosis von 0,07—0,08 g/kg 4—7 Minuten; von Tier zu Tier schwankt die Dosis, bei demselben Tier ist sie außerordentlich konstant.

Läßt man ein vorgeprüftes Tier mit normaler Entgiftungszeit mehrere Tage hungern, bis es zu deutlicher Gewichtsabnahme (200—300 g) kommt, so verlängert sich die Entgiftungszeit wesentlich. Nach 4—10tägigen Hungerperioden kommt es in den meisten Versuchen zu einem Ansteigen der Entgiftungszeit auf das Doppelte der Normalperiode; bei einzelnen Tieren steigt die Entgiftungszeit auf das 6—8fache an, z. B. von 7 auf 40, von 8 auf 64 Minuten. Lendle sah bei nüchternen Ratten eine Verlängerung der Erholungszeit.

Die Vermutung, es könnte sich bei dieser Reaktionsänderung der Tiere um eine Erschöpfung des Zuckerhaushaltes und dadurch bedingte Verlängerung der Entgiftungszeit handeln, wird wohl nicht zutreffend sein, da sich zeigen läßt, daß Tiere, die durch Phlorizininjektionen zuckerarm geworden sind, keineswegs eine Abweichung vom Normalzustand zeigen. Auch in dem Zeitpunkt der stärksten Blutzuckersenkung nach der Phlorizininjektion (etwa 3 Stunden nach Injektion) [1] ist die Entgiftungszeit eher verkürzt. Daß die Reaktionslage des Körpers gegenüber dem Avertin unabhängig ist von den Schwankungen des Blutzuckers, beweist außer den eben genannten Versuchen die Anwendung von Insulin und Injektion von Traubenzuckerlösungen; Insulin senkt den Blutzucker, durch Infusion von Traubenzucker läßt sich vorübergehend der Blutzuckerspiegel heben, bei beiden Eingriffen bleibt die Entgiftungszeit normal.

Der Zuckerstoffwechsel darf also weiten Schwankungen unterliegen, ohne daß die Glucuronsäurepaarung des Avertins geändert wird. Es war naheliegend, wo das Ausgangsmaterial der Glucuronsäure (der Zucker) sich als inaktiv erwies, die Salze dieser Säure dem Organismus anzubieten, um ihm die Arbeit der Entgiftung zu erleichtern. Am Normaltier sieht man keine Wirkung von der intavenösen Zufuhr von glucuronsaurem Natron vor und während der Narkose, während die verlängerte Entgiftungszeit des durch Hunger geschwächten Tieres sich etwas (aber unwesentlich) verkürzt (Riedel). Nach diesen Resultaten wird man für die praktische Medizin einen Erfolg für die schnellere Entgiftung von der Anwendung des Zuckers oder der Glucuronsäure nicht erwarten dürfen. Wenn Zuckerinfusionen trotzdem als günstig empfohlen werden (Bender), so dürften andere Faktoren dafür maßgebend sein wie Auffüllung des Gefäßsystems und anderes, wobei aber mehr die Flüssigkeitsmenge wirken dürfte wieder Zucker.

---

[1] Graham Lusk: Erg. Physiol. **12** (1912).

Wie oben schon erwähnt wurde, ist von den Hormonen das Insulin unwirksam (Lendle), ebenso der Antagonist des Insulins bezüglich der Zuckerverschiebungen, das Adrenalin (Tiemann). Das Thyroxin dagegen läßt deutliche Wirkungen im Tierversuch (Lendle) und auch in seiner Anwendung am Menschen erkennen (Pribram). Die Versuche am kranken Organismus mit Thyroxingabe während der Avertinnarkose sind vielleicht zur Zeit unklarer als die am Normaltier und Menschen gewonnenen Erfahrungen mit vorheriger Thyroxingabe; in beiden Versuchsanwendungen tritt die Verkürzung der Entgiftungszeit jedoch in Erscheinung.

Eine sichere Vorstellung über den Wirkungsgang des Thyroxins haben wir heute noch nicht. Nach unseren Erörterungen über die Einflüsse der Zuckerstoffwechseländerungen und auch der glucuronsauren Salze können wir nicht annehmen, daß es sich hier um die einfache Mobilisierung von Zucker oder der Glucuronsäure handelt. Adrenalin und Insulin wirken viel eingreifender in den Zuckerstoffwechsel und haben gleichwohl keine Wirkung. Thyroxin ist ein Aktivator der Zelltätigkeit, als deren sichtbaren Ausdruck wir nach 20 Stunden post injectionem die Grundumsatzsteigerung finden; nicht allein der Zucker- (Forsgreen[1]), sondern auch der Eiweißstoffwechsel sind erheblich verändert, ebenso kommt es zu Verschiebungen im Wasser- und Mineralhaushalt (Schittenhelm und Eisler[2]). Nach den neuen Untersuchungen Ashers unterliegen andere Hormone ebenfalls der aktivierenden Tätigkeit des Thyroxins, z. B. wird die unter Adrenalin einsetzende Zuckerverschiebung vom Gewebe ins Blut stark erhöht, wenn vorher Thyroxin gegeben ist. Auch bezüglich der Fermente glaubt man dasselbe; auch hier scheint eine verstärkende Wirkung des Thyroxins vorzuliegen (Abderhalden und Wertheimer).

Es sind also sehr komplexe Vorgänge, die teilhaben an der Thyroxinwirkung; allen ist gemeinsam, daß sie stärker und schneller ausfallen als in der Normalperiode. Thyroxin ist in dieser Beziehung am besten mit einem Aktivator zu vergleichen, der vielleicht mehr zentral als peripher wirkt. Auf welchen dieser Vorgänge (ob auf die Steigerung der Zelltätigkeit der Fermente, der Giftfestigkeit der Zelle usw.) wir bei der Frage der Thyroxinwirkung auf die Avertinnarkose zurückgreifen sollen, ist vorerst noch unklar. Die von Pribram gefundene beschleunigte Ausscheidung des entgifteten Avertins ist wohl mehr als Folge des schnelleren Ablaufes der intermediären Entgiftung als auf die erhöhte Tätigkeit der Nieren zu beziehen, doch sind auch hier nur erst Vermutungen auszusprechen.

Man könnte nach der Angabe von Hafner, daß das Thyroxin nach etwa 20 Stunden eine Grundumsatzsteigerung auslöst, meinen, daß auch bezüglich der Entgiftung erst dann eine Wirkung zu erwarten sei, wenn dieses Symptom bereits vorläge. Pribram berichtet, daß er schon nach viel kürzerer Zeit eine Wirkung beobachtet hat, nach einer Stunde soll eine Wirkung sichtbar gewesen sein. Das erscheint möglich, wenn wir uns der Versuche mit Schilddrüsenpräparaten an winterschlafenden Tieren erinnern (Adler). $1^1/_2$ Stunden post injectionem steigen Atemfrequenzen und Temperatur deutlich an, bald darauf erwachen die Tiere, um nach Verbrauch der wirksamen Substanz wieder in den Winterschlaf zu versinken. Aber bezüglich der Thyroxinwirkung darf man sich keinen Illusionen hingeben in der Richtung, daß gleich nach der Injektion eine derartig gesteigerte Entgiftung einsetzte und daß nun alle Gefahr sofort vermieden werden könnte. Die Thyroxinwirkung ist zeitgebunden, und mit der Länge des Zeitraums zwischen Injektion und dem erwünschten Effekt wird die Stärke der Wirkung auch ansteigen.

Am überzeugendsten sind bisher die Thyroxinversuche, bei denen die Substanz genügend lange (mehrere Stunden) (3—10 Stunden) vor Einleitung der Narkose gegeben wurde. In dieser Beziehung entsprechen sie der entgiftenden Wirkung der Schilddrüsensubstanz auf die Acetonitrilvergiftung der Mäuse; auch hier tritt erst nach voraufgehender Behandlung die Giftfestigkeit ein.

---

[1] Forsgreen: Klin. Wschr. **1929**, 1110.
[2] Schittenhelm u. Eisler: Z. exper. Med. **61**, 239.

e) Ausscheidung.

Auf die Entgiftung des Avertins folgt die Ausscheidung. Als Ausscheidungsorgane kommen nach den bisherigen Untersuchungen lediglich die Nieren in Betracht; durch die Lungen, den Magen-Darmkanal wird die Substanz nicht ausgeschieden. Spuren von Brom wurden im Schweiß nachgewiesen (Straub).

Anmerkung: Sebening fand in der Galle Spuren von Brom, die auf Avertin bezogen werden; demnach nimmt auch die Leber an der Ausscheidung teil. Eine praktische Bedeutung dürfte diese Feststellung nicht haben, da alles bromhaltige Material vom Darm wieder aufgenommen wird, wie aus den Straubschen Analysen zu entnehmen ist.

Der Nachweis des Avertins erfolgt durch Bestimmung des in ihm enthaltenen Broms. Die Abspaltung kann erfolgen durch Verseifung mit Kalilauge (Vollhardt) oder durch Veraschung nach Berglund.

Die abgebildete Kurve (Abb. 3) ist der Arbeit von Straub entnommen, sie gibt die Ausscheidung des entgifteten Avertins beim Menschen im Urin wieder.

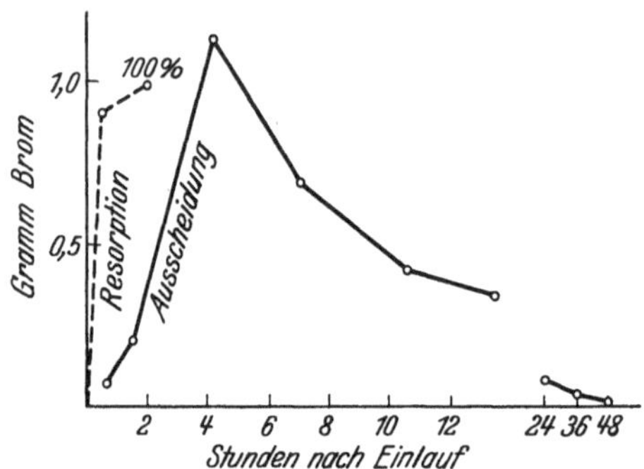

Abb. 3. Avertinausscheidungsgeschwindigkeit nach einem Versuch am Menschen. Die ausgezogene Kurve gibt die jeweils an den Abszissenstunden entleerten Brommengen. Die gestrichelte Kurve ist die aus früheren Versuchen übernommene Absorptionsgeschwindigkeit in Prozent der Zufuhr. (Nach Straub.)

Die Ausscheidung setzt rasch ein; 45 Minuten nach Verabreichung des Einlaufes können schon erhebliche Mengen nachgewiesen werden. Das Maximum der Ausscheidung findet sich in der 4. Stunde, nach 24 Stunden ist die Hauptausscheidung beendet, es folgen nur noch Spuren nach.

In diesen Bestimmungen wurden allerdings nur 80% des durch das Avertin eingeführten Broms im Urin nachgewiesen. Spätere Untersuchungen von Welsch haben dann ergeben, daß es mittels ausreichender Vorsicht gelingt, das gesamte Avertinbrom im Harn wiederzufinden. Nach Einnahme von 4 g Avertin wurden in 48 Stunden 3,343 g Brom im Urin gefunden; später blieb der Urin frei von bromhaltigen Verbindungen. In den 4 g Avertin sind 3,392 g Brom enthalten, so daß 98,6% des eingeführten Broms wiedergefunden wurden. In den ersten 24 Stunden wurden 69,5%, in den zweiten 24 Stunden 29,1% des eingeführten Broms ausgeschieden. Mit diesen Analysen ist es sichergestellt, daß es bei gesunden Menschen zu irgendeiner Retention von Brom im Organismus nicht kommt; es wird quantitativ ausgeschieden, da der Fehlbetrag von 1,4% den Schwierigkeiten der Analyse zur Last zu legen ist.

Früher wurde schon darauf hingewiesen, daß aus dem Avertin im Körper freies Brom nicht abgespalten werden kann. Avertin ist in dieser Beziehung für den Körper wie andere bromhaltige Schlafmittel ein unangreifbares Molekül. Es erübrigen sich daher auch alle Diskussionen, ob etwa der lange Nachschlaf und andere toxische Auswirkungen auf der Entstehung von Bromsalzen beruhen könnten. Weder die Wirkung des Avertins, noch die der Schlafmittel (Adalin, Bromural) geht über die Abspaltung des Broms und hat nichts mit der sedativen Wirkung der Bromsalze zu tun. In allen genannten Fällen liegt eine Wirkung des ganzen Moleküls vor, dessen Aufspaltung oder Veränderung gleichbedeutend mit Wirkungslosigkeit ist. Selbst wenn es zur Aufspaltung kommt und Bromsalze entstehen, reicht in den meisten Fällen das vorhandene Brom nicht aus, um überhaupt eine narkotische Wirkung auszulösen. Auch die Versuchsanordnung von Straub, der hohe Kochsalzdosen bei der Avertinnarkose gab und gleichwohl keine Ausschwemmung von Brom im Urin finden konnte, ist eine Beweisführung in dieser Richtung.

Die Erörterungen über die Ausscheidung beziehen sich auf die normale Ausscheidungsfähigkeit der Niere. Ob es bei krankhaft veränderter Nierentätigkeit zu einer Retention des entgifteten Avertins kommt, ist unklar; denkbar ist es durchaus, daß unter solchen Bedingungen der Darm zur Aushilfe herangezogen wird, der ja auch bei der Urämie Stoffwechselschlacken absondert, vielleicht auch andere Exkretionsorgane, Bronchialdrüsen, Schweißdrüsen, Galle, die uns als Sicherheitsventile bei Unterfunktionen der Nieren bekannt sind. Aber hierüber bestehen keine Klarheiten, ebensowenig wie über die Frage, ob nicht der Organismus die ganze Substanz ohne Schaden irgendwo speichern kann, nachdem die Entgiftung vollzogen ist. Vom Gesichtspunkte des Bromgehaltes könnte das ohne Bedenken geschehen. Bei Anwendung von 8 g Avertin würde es einer Brombelastung von 6,78 g entsprechen, eine Menge, die klein ist im Verhältnis zu den bei der Epilepsie angewandten Dosen. Das Brom kann den Chlorgehalt des Körpers weitgehend ersetzen, und es ist bei fortdauernder Belastung so, daß ein Gleichgewicht zwischen den genannten Ionen eintritt; der Bromersatz geht bis $^1/_4$—$^1/_3$ des Chlorgehaltes, das Verhältnis steht in Abhängigkeit von der NaCl-Zufuhr (siehe oben) [1].

Pribram hat die Aufmerksamkeit auf die beschleunigte Ausscheidung des entgifteten Avertins nach Thyroxingaben gelenkt. Er fand, daß nach einer Avertingabe von 12 g rectal in den ersten 12 Stunden 9 g ausgeschieden wurden, in den nächsten 6 Stunden 1 g. Stellen wir diese Befunde den Angaben von Straub und Welsch gegenüber, so zeigt sich in der Tat eine erhebliche Beschleunigung. Welsch findet in 24 Stunden eine Ausscheidung von 69,5% beim Normalmenschen, Pribram bei einem mit Thyroxin vorbehandelten Patienten in 12 Stunden bereits 75% des einverleibten Avertinbroms wieder. Diese zweifellos sehr beschleunigende Wirkung des Thyroxins muß man in zwei Phasen unterteilen: 1. Es wirkt dadurch beschleunigend auf die Ausscheidung, daß es im intermediären Stoffwechsel für die schnellere Entgiftung sorgt und so der Niere ein ausscheidungsfähiges Produkt früher als im Normalzustand angeboten wird, 2. liegt möglicherweise eine direkte Beeinflussung der Nierentätigkeit (als Ausdruck der aktivierenden Eigenschaften) vor. Diese zweite Frage ist allerdings bis jetzt noch unbewiesen.

f) Wirkung und Nebenwirkungen des Avertins.

Nachdem wir nun nacheinander die verschiedenen Wege und Umwandlung des Avertins betrachtet haben, die es im Körper durchzumachen hat, wollen wir jetzt zur Besprechung seiner Haupt- und Nebenwirkungen auf den Organismus übergehen. Es sind zu besprechen seine Narkoseeigenschaften, seine Auswirkungen auf die Atmung, Blutdruck und Stoffwechsel.

---

[1] Hemiansohn: Diss. Würzburg 1903. — Ellinger u. Kotake: Arch. f. exper. Path. **65**, 86. — Nencki, v.: Arch. f. exper. Path. **34**, 313. — Bönniger: Z. exper. Path. u. Ther. **4**, 414; **7**, 556 u. **14**, 452.

Es ist das Verdienst von Eichholtz, die guten Narkoseeigenschaften des Avertins erkannt und der praktischen Medizin zugeführt zu haben. Sehen wir vorerst bei der reinen Betrachtung der Narkose ab von der großen Streitfrage der Inhalationsmethode (als individuelle Methode) und der Rectalanwendung als automatische Narkose und betrachten nebeneinander die Narkoseeigenschaften der verschiedenen Substanzen unter gleichen Versuchsbedingungen. Es erscheint zweckmäßig, hier vor allem den Vergleich mit Äther und Chloroform zu ziehen und vielleicht am Schlusse der Betrachtungen noch einen Rückblick zu werfen auf die Muttersubstanz des Avertins, auf den Äthylalkohol.

Die Brauchbarkeit eines Narkoticums ist zu prüfen einmal an seiner Narkosebreite und zum anderen an seinen Nebenwirkungen. Diese beiden Kriterien entscheiden über den Wert des Narkoticums für die praktische Anwendung.

In dem Begriff der Narkosebreite ist schon enthalten, daß die Substanz eine wirkliche Narkose herbeizuführen vermag, also eine Schmerzunempfindlichkeit, Reflexlosigkeit und Ausschaltung des Bewußtseins. Die Narkotica schalten alle Gehirnfunktionen aus und lassen nur das Atemzentrum seine Tätigkeit fortsetzen, die allerdings bei Avertinnarkose nicht mehr einwandfrei ist. Für das Avertin kann man daher auch die Narkosebreite so formulieren: die Breite liegt zwischen der Ausschaltung aller Reflexe und der Ausschaltung des Atemzentrums. Mit dieser Feststellung haben wir die pharmakologischen Eigenschaften auf bestimmte Gehirnbezirke lokalisiert.

Je enger die Narkosebreite ist, um so weniger eignet sich die Substanz zur praktischen Anwendung; je weiteren Spielraum wir für die Dosierung haben, um so unbedenklicher kann sie angewandt werden.

Greifen wir auf die ursprüngliche Verwendung des Avertins zurück als Schlafmittel, so sehen wir bei einem Vergleich mit anderen Schlafmitteln sofort seinen Vorzug. Chloralhydrat hat eine Narkosebreite von 1,0, das Avertin eine Breite von 1,75, beide bei rectaler Anwendung. (Festgestellt in Serienversuchen an Ratten.) Das einzige Schlafmittel, das in Konkurrenz mit dem Avertin treten könnte, ist das Amylenhydrat (Eichholtz).

Auch in Kaninchenversuchen schwankt die Narkosebreite des Avertins um 1,75, und Eichholtz erschien dieser Wert groß im Vergleich mit denen des Äthers und des Chloroforms. Er errechnete, daß die vollnarkotische Avertindosis um 75% überschritten werden kann, ehe die Dosis letalis erreicht ist; für den Äther gab er einen Wert von 30%, für das Chloroform bis zu 133% an. Bei diesen Zahlenangaben fällt schon auf, daß der Äther gefährlicher erscheint als das Chloroform, während doch die allgemeine Ansicht auf Grund der praktischen Erfahrung und auch früherer Untersuchungen in anderer Richtung geht. Das rührt daher, daß hier die Blutwerte für Äther und Chloroform (Storm van Leuven[1] u. a.), die Rectalwerte für das Avertin herangezogen sind. Diese Vergleiche sind natürlich unzulässig. Die neueren Untersuchungen von Lendle über die Narkosebreite der Narkotica ergeben denn auch ganz andere Werte, die wohl zutreffend sein werden: Äther hat eine Breite von 1,43, Chloroform von 1,30, Avertin 1,75.

Ein Vergleich des Avertins mit den Alkoholen dürfte noch von Interesse sein, da ja das Avertin ein Tribromäthylalkohol ist. Äthyl-, Butyl- und Amylalkohol haben etwa die gleiche Narkosebreite wie das Avertin (Lendle). Es fällt auf, daß trotz der wesentlichen Molekülveränderung durch Einführung von drei Bromatomen in den Äthylalkohol eine Änderung der Narkosebreite nicht erreicht ist. Es ändert sich aber ein anderer Faktor durch die Halogensubstitution wesentlich: Die narkotische Wirkungskraft steigt erheblich an. 4,2 g Äthylalkohol üben dieselbe narkotische Wirkung aus wie 0,3 g Avertin, für beide Substanzen vollnarkotische Dosis pro Kilogramm Körpergewicht bei Kaninchen berechnet.

---

[1] Storm van Leuven: Pflügers Arch. **154**, 307; **159**, 29; **165**, 84 u. 594.

Die Einführung des Broms bedingt also eine ähnliche intensive Wirkungssteigerung wie die Chlorsubstitution der Kohlenwasserstoffe (Binz) und Alkohole (Führner). Durch die Bromeinführung erreicht man sicherlich eine große Substanzersparnis, ändert aber an der Narkose als solcher nichts, wenigstens nicht in ihrem wichtigsten Kriterium- der Narkosebreite. Man ändert auch den Entgiftungsweg durch die Bromierung: Äthylalkohol wird größtenteils verbrannt zu CO_2 und H_2O, der überschüssige Teil geht durch die Lunge und die Nieren unverbrannt ab; Tribromäthylalkohol wird mit Glucuronsäure gepaart, wird nicht verbrannt. Mit der Änderung des Entgiftungswegs ändern sich die Entgiftungszeiten, da dem Organismus die Glucuronsäurepaarung leichter gelingt als die Verbrennung des Alkohols.

Neben der Narkosebreite sind für die Wirksamkeit des Mittels seine **Nebenwirkungen** zu berücksichtigen. In der Avertinnarkose äußern sich diese in einer Beeinflussung des Herzgefäßsystems und der Atmung. Wir wollen nacheinander diese Veränderungen in ihren Ausmaßen und Ursachen betrachten.

Am Blutkreislauf äußert sich diese Narkosebeeinflussung in einer **Blutdrucksenkung.** Sie kann erhebliche Ausmaße erreichen, die manchmal an Kollapszustände erinnern. Eine Senkung des systolischen Druckes um 40 mm Hg entspricht etwa dem Durchschnitt der Versuche, die extremen Ausmaße liegen bei 60—80 mm Hg. Der diastolische Druck senkt sich entsprechend, so daß die Pulsamplitude meist unverändert ist.

Es fragt sich nun, wie diese Blutdrucksenkung zu erklären ist. Eine Drucksenkung kann eintreten, wenn das Herz in seiner Leistungsfähigkeit geschädigt ist oder wenn die Gefäße sich erweitern, sei es infolge direkter Wirkung des Narkoticums auf die Gefäßwände oder indirekt durch Herabsetzung des Gefäßtonus infolge nervöser Einwirkungen.

Das Herz, dessen Beeinflussung, uns von anderen Narkosen her bekannt ist — ich erinnere an die halogensubstituierten Narkotica Chloroform und Chloralhydrat — scheint bei der Avertinnarkose selbst nicht in Mitleidenschaft gezogen zu werden. Ein Nachlassen der Herzkraft und ein (dadurch bedingtes) verringertes Leistungsvermögen scheint nicht die Ursache der Blutdrucksenkung zu sein. Denn es ließen sich bisher keine Narkoseerscheinungen am Herzen nachweisen[1]. Das Reizbildungs- und Reizleitungssystem ist vollkommen intakt. Rhythmusschwankungen, wie sie von Rothberger[2] für das Chloroform beschrieben worden sind, in der Form, daß ein Nachlassen der Frequenz des Sinusknotens und dadurch ein Hervortreten des Tavararhythmus bestünde, habe ich bei meinen Tierversuchen nicht beobachten können. Die Frequenz des Sinusknotens bleibt auch in der tiefen Narkose immer höher als die des Tavaraknotens und Extrasystolen ausgehend von dem Tavaraknoten oder der Kammer treten nicht auf, auch nicht unter Sympathicusreizung, die z. B. bei der Chloroformnarkose unter geeigneten Bedingungen zu starker Extrasystolenbildung der untergeordneten Zentren führt; eventuell kann sogar Kammerflimmern auftreten (Tiemann[3]). Das reizbildende und reizleitende Gewebe bleibt während der Narkose intakt; praktisch wichtig ist die Feststellung, daß eine Übererregung der untergeordneten Zentren nicht eintritt und damit die Gefahr des Ventrikelflimmerns, das den akuten Narkosetod herbeiführt, nicht besteht. Ebensowenig wie das spezifische Gewebe wird die Muskulatur des Herzens in seiner

---

[1] Killian: Zbl. Chir. **1927**, 1997.
[2] Rothberger u. Nobel: Z. exper. Med. **3**, 151.
[3] Tiemann: Z. exper. Med. **62**, 1 u. 17.

Leistungsfähigkeit durch die Narkose beeinträchtigt. Straub[1] konnte nachweisen, daß in einem Herzlungenpräparat nach Starling das Herz den Anfangsdruck erst sinken läßt, wenn der Durchströmungsflüssigkeit 0,3 g Avertin ad 100 ccm Blut zugesetzt wurde, d. h. die Avertinmenge, die am ganzen Tier pro Kilo verabreicht schon eine Narkose hervorruft.

Für die Untersuchungen, inwieweit die absolute Menge und Konzentration von Einfluß auf das Herz sind, habe ich Froschherzversuche angestellt. Die Versuche scheinen mir besonders wichtig deshalb, weil sie am Herzen allein, ohne Vorschaltung eines anderen Organes gewonnen sind. Denn wir wissen ja a priori nicht, wieviel Narkoticum noch dem Herzen zukommt, sobald im Versuch andere Organe — im Starling die Lunge, die eine starke Glucuronsäurebildung nach Embden hat — eingeschaltet sind, da der Narkoticumverbrauch dieses Organes uns unbekannt ist. Aus dem von Straub angeführten Starlingversuch können wir nur allgemein die Tatsache entnehmen, daß man in dieser Versuchsanordnung bis zu sehr hohen Dosen ansteigen kann, ohne das Herz zu schädigen.

Das Froschherz, das an der Straubschen Kanüle mit reiner Ringerlösung gespeist wurde, zeigt sich denn auch dem Avertin gegenüber sehr empfindlich. Eine Avertin-Ringerlösung 0,03% genügt, um das Herz zu narkotisieren. Anfangs steht es diastolisch still, in diesem Stadium kann die Lähmung noch reversibel sein. Später geht es über in einen systolischen Stillstand, der immer irreparabel ist. Wäscht man das Herz in dem ersten Stadium (diastolischer Stillstand) mit Ringerlösung mehrfach aus, dann erwacht die regelmäßige Herztätigkeit wieder. Allerdings ist zu bemerken, daß es nur selten gelingt, durch Auswaschen die ursprüngliche Hubhöhe wieder zu erreichen; die Ausschläge bleiben kleiner als in der Normalperiode. Es bleibt eine gewisse Schädigung der Herzmuskulatur bestehen, während das spezifische Gewebe eine anscheinend völlig normale Tätigkeit wieder entfaltet.

Die Frösche selbst sind dem Avertin gegenüber etwa so empfindlich wie die meisten Warmblüter[2]. In den Rückenlymphsack appliziert genügen 0,2 g pro Kilo um eine Narkose nach 5 Minuten zu erreichen. Atemstillstand tritt bei Dosen von 0,4—0,6 g pro Kilogramm ein, der aber nicht wie bei den Warmblütern zum Tode führt; das Tier erholt sich wieder, da der für das Leben notwendige Gasaustausch durch die Haut gewährleistet ist. Diese Versuche sind angestellt mit Winterfröschen, Temporaria rana. Geht man zu noch höheren Dosen über — bis zu 0,8 g pro Kilogramm habe ich verabreicht — dann tritt nach längerer Zeit der Herzstillstand ein; vereinzelt überwinden aber Tiere auch diese große Dosis und erwachen nach 12—14 Stunden aus der Narkose. Aus den Versuchen einmal am ganzen Tier, zum anderen am isolierten Herz geht hervor, daß das Herz im Körper nicht mit einer Avertinmenge überschwemmt wird, die am isolierten Organ sicherlich einen Stillstand erzeugen würden.

Demnach müssen andere Organe eine größere Affinität zu dem Avertin besitzen, eine größere Menge speichern (oder entgiften) und so das Herz vor der Überdosierung schützen. In der Lunge haben wir ein derartiges Organ vor uns, wie sich aus der Gegenüberstellung der Versuchsergebnisse am Herzlungenpräparat und dem ilosierten Herzen ergibt. Daß hier die Ergebnisse an Warm- und Kaltblüter bei dieser Betrachtung miteinander verglichen werden, ist wohl gerechtfertigt, da sich ja die annähernd gleiche Empfindlichkeit der Warm- und Kaltblüter feststellen ließ.

Aus den Versuchen am isolierten Organ geht ferner noch hervor, daß das Narkoticum nicht unwirksam wird. Eine eingeleitete Narkose kann über Stunden fortbestehen; das Herz besitzt also nicht die Fähigkeit, das Avertinmolekül zu entgiften. Nun zeigen einzelne Versuche in ihren Anfängen Erscheinungen, die man als Erholung ansprechen könnte; aber bei genauer Analyse ergibt sich, daß es im eigentlichen Sinne eine Erholung — bedingt durch die Entgiftung des Avertins — nicht ist, sondern hier wohl rein physikalischchemische Erscheinungen vorliegen. Die Versuche zeigen folgendes Verhalten: Nach Zusatz einer 0,03%igen Avertin-Ringerlösung stehen einzelne Herzen kurze Zeit diastolisch still, dann treten zuerst unregelmäßige, später ganz regelmäßige Pulse wie in der

---

[1] Straub: a. a. O.

[2] Die Narkose an Fröschen verläuft anders als bei Warmblütern. Das Atemzentrum setzt eher als die peripheren Reflexe aus, ebenso erlischt der Nickhautreflex sehr früh.

Vorperiode auf bei verminderter Hubhöhe. Bei einer 0,01—0,02%igen Avertin-Ringerlösung [1] (bei gleicher absoluter Menge) geht die Narkose anders vor sich: Das Herz behält seinen regelmäßigen Rhythmus bei und vermindert nur seine Hubhöhe. Es stellt sich mit seiner Hubhöhe allmählich auf dasselbe Niveau ein, das das Herz mit dem höher konzentrierten Avertin erst nach dem voraufgegangenen Stillstand erreicht. Der Enderfolg bei gleicher absoluter Dosierung ist gleich, nur die Konzentration löst die Unterschiede aus. Die Erklärung für die „Erholung" dürfte demnach folgende sein: Entsprechend seinem größeren Gefälle dringt das Narkoticum aus einer höher konzentrierten Lösung schneller in das Gewebe ein als aus einer schwächeren Lösung. Diese dynamische Verteilung des Narkoticums dürfte die unterschiedliche Wirkung bedingen; die Zellen müssen sich erst an den neugeschaffenen Zustand gewöhnen, und sie werden es um so leichter können, je langsamer das Eindringen des Narkoticums vor sich geht.

Diese scheinbare Erholung eines automatisch tätigen Organes aus der Narkose dürfte eine allgemeine Bedeutung haben; ich werde bei Besprechung der Narkoseschädigung der Atmung noch darauf zurückkommen.

Kehren wir nach dieser Betrachtung an den Ausgangspunkt unserer Fragestellung zurück, so können wir sagen, daß in dem Verlauf einer Avertinnarkose Herzschädigungen nicht auftreten; weder sein spezifisches Gewebe, noch die eigentliche Herzmuskulatur zeigen Narkoseerscheinungen. Man kann daher nicht das Herz für die bei der Narkose auftretende Blutdrucksenkung verantwortlich machen. Es bleibt nur übrig, die Ursache entweder in den Gefäßen selbst oder in der nervösen Regulation des Gefäßtonus zu suchen.

Über das Verhalten der Gefäße geben uns am besten Durchströmungsversuche Auskunft. Einen Unterschied in dem Verhalten des Warm- und Kaltblüterpräparates habe ich nicht finden können, und so gebe ich in toto die Beobachtungen wieder. Wenn die Gefäße überhaupt auf Avertin reagieren, so ist es immer mit einer Kontraktion. Diese tritt nur ein bei Konzentrationen, die schon Veränderungen an den Gefäßen setzen müssen. Es sind Dosen von 1 zu 300 bis 1 zu 500. Die Muskulatur der durchströmten Bezirke wird glasig hell und hart. Geringere Konzentrationen haben keinen Erfolg; insbesondere war eine Erweiterung nicht zu beobachten. Bezüglich der Wirkung des Avertins auf die Gefäße scheint mir eine weitgehende Analogie mit dem Chloroform vorzuliegen. Die peripher angreifende Gefäßerweiterung des Chloroforms dürfte für die Blutdrucksenkung wohl kaum eine Rolle spielen, da sie erst bei höherem Chloroformgehalt der Durchströmungsflüssigkeit, als sie sich während der Narkose im Blute findet, zustande kommt. Am Warmblüter ist auch eine derartige Wirkung nicht nachgewiesen worden (Kobert), während sie für das Froschpräparat behauptet wurde (Catel und Meinike). Die beim Chloroform gefundene Gefäßverengerung bei lokaler Anwendung dürfte ebenso wie die des Avertins auf die Strukturveränderungen des Protoplasmas der Gefäßwandzellen infolge zu hoher Konzentration zurückzuführen sein (Filehne und Biberfeld).

Schon nach diesen Versuchen bleibt nur der Schluß möglich, daß eine nervöse Störung der Blutdrucksenkung zugrunde liegt. Durch pharmakologische Untersuchungen läßt sich dieser Beweis vervollständigen, wenn wir unsere blutdrucksteigernden Mittel anwenden. Wir haben Gefäßmittel zur Verfügung, die rein peripher angreifen, z. B. das Adrenalin und andere, deren Angriffspunkt im Vasomotorenzentrum zu suchen ist. Hierher gehören die wasserlöslichen campherähnlichen Substanzen, ferner Coffein, Strychnin usw.

Das Adrenalin setzt nach intravenöser Anwendung den Blutdruck wieder auf Werte, die um den Ausgangspunkt des Blutdrucks vor der Narkose gelegen sind. Die angewandten Adrenalinmengen halten sich durchaus in Grenzen, die man auch sonst zur Erzielung einer

---

[1] Nach Sebening besteht im menschlichen Blute bisweilen eine Konzentration von 10 mg-%. Herzversuch und Versuche am ganzen Organismus sind nicht gleichzustellen, da die Schutzwirkung der Eiweißkörper, Lipoide usw., des Blutes in Betracht gezogen werden muß.

Blutdrucksteigerung am Normaltier anzuwenden gewohnt ist. Weder quantitativ, noch qualitativ findet sich eine Veränderung des Adrenalineffektes bezüglich seiner blutdrucksteigernden Wirkung.

Die zentral angreifenden blutdrucksteigernden Mittel — hier habe ich vor allem die campherähnlichen Substanzen untersucht — wirken nur in den leichteren Narkosestadien. Mit zunehmender Tiefe der Narkose nimmt ihre Wirksamkeit ab, und die Mittel versagen in allen bedrohlichen Stadien. Daß sie aber hier, wo die erwünschte blutdrucksteigernde Wirkung ausbleibt, noch in gewissen zentralen Bezirken ihre Wirkung entfalten, läßt sich durch Versuche nachweisen, in denen man den Trigeminusreflex der Atmung mittels Einblasen von Rauch in die Nase prüft. Der vor der Injektion von Hexeton erloschene Reflex kehrt für ganz kurze Zeit in geringem Ausmaße wieder und führt zu einer geringen Änderung der Atmung; nach 4 Minuten ist er wieder erloschen. Man könnte annehmen, daß an der Hand dieses Befundes der Beweis geliefert wäre, daß die Substanzen zentral noch wirken, aber der Reiz nicht mehr an seinen Wirkungsort gelangen könnte infolge Lähmung der nervösen Bahnen, im vorliegenden Falle Lähmung des Sympathicus. Daß das nicht der Fall ist, ließ sich in den Herzversuchen beweisen, wo versucht wurde, durch eine Reizung des Halssympathicus Kammerextrasystolen oder Kammerflimmern auszulösen. Nach Sympathicusreizung treten in der Avertinnarkose eine Sinustachykardie und eine negative Nachschwankung im Elektrokardiogramm deutlich hervor, die beweisen, daß der Reiz bis an sein Erfolgsorgan gelangt ist. Die elektrische Erregbarkeit und die Reizleitung des Nerven bleiben auch in der Narkose erhalten.

Aus allen diesen Befunden kann man den Schluß ziehen, daß es sich nur um eine rein zentrale Lähmung handeln kann, die Blutdrucksenkung tritt ein, da der Tonus des Vasomotorenzentrums nachläßt; die zentral angreifenden blutdrucksteigernden Mittel können nicht wirken, da ihr Angriffspunkt gelähmt ist (vgl. hierzu Bender). Herz und Gefäße sind in ihrer Funktion nicht gelähmt.

Eine andere ungünstige Nebenwirkung, die für die Beurteilung mehr ins Gewicht fällt als die Beeinflussung des Kreislaufes, habe ich früher schon angeführt (siehe Killian, Eichholtz, Straub u. a.). Es handelt sich um Störungen der **Atemtätigkeit.** In der Avertinnarkose kommt es zu einer Frequenzverminderung der Atmung bei ansteigendem Einzelvolumen (Tiemann).

Die Frequenzverminderung setzt schon ein, wenn das Tier in das pränarkotische, nur schlafmachende Stadium kommt. Die Entscheidung, ob hier schon eine direkte Beeinflussung der Atmung durch das Avertin vorliegt oder eine indirekte durch den Ausfall nervöser Reize, die das Tier infolge des Schlafeintrittes nicht mehr perzipieren kann, ist schwer, und nur mit einigen Wahrscheinlichkeitsgründen kann gesagt werden, daß wohl gleich mit dem Eintritt dieses Schlafstadiums auch die direkte Wirkung des Avertins auf die Atmung beginnt. Denn die Erregbarkeit des Atemzentrums bei Tieren erweist sich jetzt schon bei Prüfung der CO_2-Schwelle weniger empfindlich als in den Normalperioden. Mit dem Tieferwerden der Narkose nimmt die Frequenz mehr und mehr ab und sinkt innerhalb der ersten 10 Minuten bei Einleitung einer tiefen Narkose auf die niedrigsten Werte ab. Dann steigt die Atemfrequenz bei gleicher Narkosetiefe langsam wieder an, bleibt aber während der ganzen Narkose unter dem Normalwert (Abb. 4). Gewöhnlich ist dies auch noch nach der Narkose der Fall und erst allmählich — beim Tier im Verlauf einer Stunde nach der Narkose — werden die Normalwerte wieder erreicht.

Das Atemvolumen unterliegt ebenfalls erheblichen Schwankungen. Im Beginn der Narkose bei schon absinkender Frequenz braucht es noch nicht verändert zu sein; erst bei vollerreichter tiefer Narkose steigt das Einzelvolumen an und kann das Doppelte des Ausgangswertes übertreffen; es bleibt erhöht solange die Frequenzverminderung andauert. Es ist das eine Kompensation, die bei der tiefabgesunkenen Frequenz noch zu einer erträglichen Leistung der Atmung führt. Da aber die Frequenz auf ein Drittel bis ein Viertel des Ausgangswertes absinkt, kommt eine vollständige Kompensation nicht zustande; das Minutenvolumen z. B. sinkt auf die Hälfte des Ausgangswertes oder noch tiefer ab. Seine Größe unterliegt den Änderungen der beiden genannten Faktoren. Wenn ich im voraufgehenden keine absoluten Werte, sondern nur das Fazit der Beobachtungen gebracht habe, so geschah das, um die Beobachtungen an den verschiedenen Tierarten, die untersucht wurden, gemeinsam zu diskutieren. Kaninchen, Katzen, Meerschweinchen verhalten sich gleichmäßig; sie reagieren in der oben diskutierten Form. Die abgebildeten Kurven, die von Kaninchenversuchen entnommen sind, mögen das Gesagte erläutern; sie bringen absolute Werte.

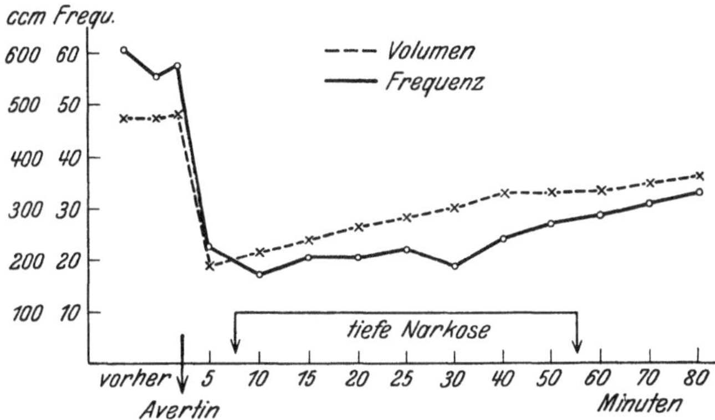

Abb. 4. Atemvolumen und -frequenz in der Narkose. Kaninchen: tiefe Narkose. (Nach Tiemann.)

Vergleichen wir diese Avertinatemwirkung mit der Wirkung seiner Muttersubstanz (dem Äthylalkohol), dann sehen wir, daß eine weitgehende Änderung eingetreten ist. Die Ergebnisse der zahlreichen Untersuchungen an Mensch und Tier (Binz, Wilmanns, Issekutz u. a.) ergaben, daß der Alkohol zweifellos eine Leistungssteigerung der Atmung bedingt, nicht nur in geringen, erregenden Dosen, sondern auch in schlafverursachenden. Das Avertin hat alle diese Eigenschaften verloren. Es wäre ein Trugschluß, wenn man die bei der Avertinnarkose auftretende Vergrößerung des Einzelvolumens noch als einen Rest der Alkoholwirkung auffassen wollte. Denn eine Vergrößerung des Einzelvolumens tritt auf, wenn das Atemzentrum gelähmt ist, wie z. B. bei der Morphinvergiftung; sie ist auch im Beginne einer Chloralhydratvergiftung zu beobachten. Man hat daher keinen Grund, aus der Vergrößerung des Einzelvolumens zu schließen, daß hier noch eine alkoholähnliche Wirkung auf das Atemzentrum vorläge; beim Alkohol ist sie ein Symptom der erregenden Wirkung, bei der Avertinnarkose ein Zeichen der Lähmung des Atemzentrums; vielleicht eine zwangsmäßig auftretende, durch die Kohlensäurehäufung im Blute bedingte Änderung des Atemtypus.

Rhythmusstörungen der Atmung sind bei der Avertinnarkose selten. Das Avertin steht hier in völligem Gegensatz zu dem Morphin, das ja zu ausgesprochenen Rhythmusstörungen führt; es gleicht hierin vielmehr dem Chloralhydrat, das erst in ganz schweren Vergiftungsstadien einige Schwankungen erkennen läßt. Während nun beim Chloralhydrat das Auftreten derartiger Erscheinungen fast immer gleichbedeutend mit einer absoluten Überdosierung ist und sie als terminale Äußerungen des Atemzentrums anzusprechen sind, ist dieses beim Avertin nicht immer der Fall. Auch hier gibt es bei Überdosierung kurz vor dem Atemstillstand derartige Rhythmusschwankungen; aber sie werden auch beobachtet bei Einleitung der Narkose, deren weiterer Verlauf dann zeigt, daß von einer Überdosierung nicht gesprochen werden kann. Die mögliche Erklärung für dieses Symptom dürfte etwa folgende sein: Die Erscheinungen beruhen entweder auf einer individuellen Reaktion des Atemzentrums, das bei Verabreichung normaler Dosen diese Schwankungen zeigt, oder es liegt hier, ebenso wie ich das am Herzen demonstrieren konnte, eine Funktion der Konzentration vor. In dieser Richtung spricht besonders die Beobachtung, daß der Narkoseeintritt dann schneller erfolgt als in der Norm; das pränarkotische Stadium ist von 8—10 Minuten (Durchschnitt der Versuche) auf 4—5 Minuten verkürzt. Das weist darauf hin, daß wir es hier mit einer schnelleren Aufnahme des Mittels in den Körper zu tun haben. Je schneller die Resorption ist, um so eher tritt die Narkose ein; um so größer muß naturgemäß auch die Konzentrationsschwankung sein, der das Atemzentrum unterworfen ist. Und wenn wir den Befund am Herzen verallgemeiner dürfen auf andere automatisch tätige Organe, dann würde diese Rhythmusstörung des Atemzentrums, die nicht durch eine absolute Überdosierung bedingt ist, dadurch erklärt werden können.

Es ist noch darüber zu sprechen, daß diese bei der Avertinnarkose auftretenden Atemstörungen sämtlich rein zentral bedingt sind; periphere nervöse Impulse und Einwirkungen des Vagus waren durch bestimmte Versuchsanordnungen auszuschließen. Auch wenn beide Vagi durchschnitten sind, bekommt man dieselben Resultate. Naturgemäß hat man dann eine andere Vorperiode, da die Atmung ihrer Steuerung beraubt ist; die Frequenz hat abgenommen, das Einzelvolumen ist größer geworden. Aber auch dann kommt es zu einem weiteren Frequenzabfall und Vergrößerung des Einzelvolumens, manchmal auch zu den beschriebenen Rhythmusstörungen. Eicholtz berichtet, daß nach Vagusschaltung keine Änderung entstehen.

Durch Reizung des zentralen Vagusstumpfes ließ sich nachweisen, daß auch dieser für das Zustandekommen der Erscheinungen nicht verantwortlich gemacht werden kann. Bei einem Normaltier steht bei elektrischer Reizung des Stumpfes die Atmung für längere Zeit still; während der Avertinnarkose nimmt diese Beeinflußbarkeit der Atmung mit der Tiefe der Narkose ab, während sie bei anderen Vergiftungen (Morphin, Chloralhydrat) so verstärkt ist, daß man durch die elektrische Reizung des Vagus das Tier ersticken kann. Wir dürfen daraus schließen, daß unter Avertin eine Vagusnarkose einsetzt und dadurch die Funktion dieses Nerven ausfällt, während bei den anderen Vergiftungen es teilweise zu einer Überfunktion kommt (Tiemann). Die Atemverhältnisse werden durch den Vagus in keiner Weise beeinflußt und andere nervöse Einflüsse (des peripheren Nervensystems) fallen beim Narkoseeintritt aus. Demnach handelt es sich bei den Atemstörungen um eine rein zentrale Affektion.

Gibt es nun Mittel, um diese Atmungsstörungen zu beheben oder irgendwie zu beeinflussen? Unser stärkstes Pharmakon, das Lobelin, wirkt bei der Avertinnarkose nicht.

Man darf nicht allein, wie Bender das will, diesen Schluß aus Versuchen am Kaninchen ziehen, da diese Tierart eine ausgesprochene Unempfindlichkeit besitzt. Hier wirken auch hohe Lobelindosen nicht atmungsanregend; ein Befund, der Guns veranlaßte, dieses Mittel auch für die menschliche Pathologie zu verwerfen. Wieland und Behrens erbrachten dann den Nachweis, daß dieser Befund nur für das Kaninchen gilt und nicht verallgemeinert werden kann. Aber auch bei anderen Tieren (Katzen?, Meerschweinchen) wirkt das Lobelin während der Avertinnarkose nicht und auch bei Narkosezwischenfällen am Menschen wird über die Unwirksamkeit des Mittels berichtet (vgl. Killian). Es war nun aber von vornherein zu erwarten, daß dann auch die anderen atmungserregenden Pharmaca versagen würden. Die Campherpräparate, Coffein, Strychnin, Atropin und Atrinal habe ich durchuntersucht, sie waren alle unwirksam.

Vielfach ist man der Meinung gewesen, man könne die Kohlensäure als wirksamen Atmungsreiz auch bei der Avertinnarkose anwenden. Das hat sich im Tierversuch nicht bestätigt, was verständlich ist, da schon in den Anfangsstadien der Narkose die Erregbarkeit diesem Reiz gegenüber sinkt und entsprechend der Tiefe der Narkose abnimmt. Allerdings ist zu beachten, daß diese Erregbarkeitsprüfungen des Atemzentrums am Tier auf die Reizschwelle der CO_2 mit Konzentrationsgemischen angestellt werden, die zwischen 5 und 20 Vol.-$\%$ CO_2 liegen. Man läßt das Tier dieses Gemisch längere Zeit hindurch einatmen, wartet auf den Übertritt der CO_2 ins Blut entsprechend ihrem Partiardruck. Bei diesen Untersuchungen erweist sich das Atemzentrum unter Avertineinfluß im Gegensatz zum normalen als unerregbar, ähnlich wie das für Morphin, Chloralhydrat und anderen zentral lähmenden Giften nachgewiesen ist (Löwi). In der praktischen Medizin verwendet man die reine CO_2, läßt sie konzentriert kurzdauernd einatmen. Sichergestellt ist heute, daß die unter der normalen Avertinnarkose auftretenden Veränderungen des Atemtypus prompt nach Inhalation der CO_2 zurückgehen und einer sehr vertieften beschleunigten Atmung für kurze Zeit weichen. Die Wirkungslatenz beträgt zwei oder drei Atemzüge, die anscheinend genügend CO_2 erst in die Lunge und Blut befördern müssen.

Die Unterschiede in den Angaben der Theoretiker und Chirurgen erklären sich zum Teil sicherlich durch verschieden starke Konzentration der angewandten CO_2. Diese wirkt um so intensiver, je konzentrierter sie angewandt wird. Ferner scheint ein anderer Teil der unterschiedlichen Angaben noch darauf zu beruhen, daß für die stärkeren Atemstörungen, die auf Avertinnarkose zurückgeführt werden, mindestens zum Teil andere, vorher verabreichte Narkotica verantwortlich gemacht werden müssen (Morphin, Scopolamin). Löhr hat einen derartigen, sehr instruktiven Fall beschrieben, der nach der Art der Atemstörung wohl mehr dem Scopolamin als dem Avertin zur Last zu legen ist (S. 533).

Strittig bleibt somit nur die Frage, ob die konzentrierte CO_2 bei bedrohlichen Atemstörungen, die rein auf Avertin zurückzuführen sind, noch zu wirken imstande ist. Die günstigen Resultate bei leichten Atemstörungen geben Anlaß, diese Therapie bei allen Atemstörungen anzuwenden; es wird aber Fälle geben, die nicht darauf ansprechen werden. Eine Grenze ist heute noch nicht scharf zu ziehen; die weiteren Erfahrungen werden sie genauer festlegen müssen.

Eine andere Frage ist noch zu ventilieren, ob nicht Schaden gestiftet werden kann durch die Einatmung der konzentrierten CO_2 von einem Organismus, der schon in seinen Alkalireserven (siehe unten) durch die Narkose (intermediärer Stoffwechsel) eingeschränkt ist. Wymer gibt auf Grund seiner Berechnungen an, daß infolge der ungenügenden Atemtätigkeit eine Verschiebung der Blutreaktion nach der sauren Seite erfolgen soll; weitere CO_2-Belastung würde sie unterstützen. Vorwiegend diese Bedenken und auch die Annahme, daß durch CO_2-Überladung die Entgiftung des Avertins gehemmt werden könnte, haben

Killian veranlaßt, diese Therapie zu verwerfen. Für Fälle, die in ihrem Säure-Basenhaushalt schwer geschädigt sind, wird man diese Bedenken nicht ohne weiteres ablehnen können, während die größte Anzahl der Avertinpatienten die kurzdauernden Belastungen zu kompensieren imstande sein wird auf Grund der sofort einsetzenden stärkeren Ventilation.

Die Frage der O_2-Anwendung ist wesentlich strittiger als die der CO_2. Sichere Erfolge können weder Praktiker noch Theoretiker aufweisen. Gleichwohl wird man diese von schweren Morphinatemstörungen her als günstig bekannte Therapie noch nicht restlos verwerfen dürfen. Langandauernde Anwendung käme nur in Frage, vor allem bei den Fällen, wo das Atemzentrum auf die CO_2-Therapie nicht mehr anspricht; eine sofortige Besserung der Atmung wird man nicht erwarten können; die O_2-Inhalationen kommen nur in Frage, um auf Grund der konzentrierten Verabreichung entsprechend dem hohen Partiardruck einen Übertritt des Sauerstoffs überhaupt zu ermöglichen und dadurch das Leben zu erhalten.

Von Bender ist die Frage aufgeworfen worden, inwieweit die Blutdrucksenkung die Atemlähmung unterstützen könne resp. bedingen könne. Aus den in seiner Arbeit wiedergegebenen Kurven geht hervor, daß durch Hebung des Blutdruckes eine gewisse Besserung der Atmung zu erzielen ist. Aus den Befunden darf man nun aber nicht schließen, daß die Atemlähmung auf der Blutdrucksenkung beruhe. Das geht schon daraus hervor, daß zuerst die Atemlähmung und dann erst, wenn diese schon weitgehend eingetreten ist, die Blutdrucksenkung beginnt. Das mag bei der Anwendung der intravenösen Avertinnarkose schwer zu beurteilen sein, da die Zeitintervalle zu kurz werden; bei der Rectalnarkose liegen die Verhältnisse aber sehr klar. Als besonders instruktives Beispiel möchte ich auf eine Kurve aus der Abhandlung von Straub hinweisen, die deutlich zeigt, daß erst lange nach dem Beginn der Atemlähmung die Blutdrucksenkung eintritt. Atemzentrumslähmung und Lähmung des Vasomotorenzentrums sind koordinierte Narkoseerscheinungen, die in ihren extremen Ausmaßen sich gewiß unterstützen können, aber sich im eigentlichen Sinne nicht ursächlich bedingen.

g) Stoffwechseländerungen während und nach der Narkose.

Die Avertinnarkose läßt den Stoffwechsel des Organismus nicht unbeeinflußt. Bisher liegen zu einem abschließenden Urteil zu wenig exakte Daten vor, wir stehen erst im Anfang unserer Erkenntnisse. Dieses Kapitel kann heute nur dazu dienen, die Probleme anzuschneiden; ihre Lösung ist die Aufgabe der Zukunft.

Bisher ist eine Beobachtung über Störungen des Fettstoffwechsels durch die Avertinnarkose nicht mitgeteilt worden. Es treten abnorme Abbauprodukte aus der Fettreihe anscheinend nicht auf und hierin scheint sich das Avertin wesentlich vom Chloroform zu unterscheiden, das als Folgeerscheinung der Narkose das Auftreten von Aceton und Acidosekörpern im Urin erkennen läßt. Das eben Gesagte bezieht sich auf die Erfahrungen des Tierversuchs. Die Urinanalysen einer Normalperson von Welsch stehen mit diesen Befunden im Einklang, auch hier konnte Aceton usw. nicht nachgewiesen werden. Wenn am Krankenbett Beobachtungen über Acetonurie nach Narkose gemacht werden, ist immer die erste Frage, ob sie nicht eine Folge des Hungerzustandes, in den

viele Patienten durch ihre Erkrankung, andere durch besondere Untersuchungs-
und Operationsvorbereitungsmethoden schon vor der Narkose gelangen können,
sind. Ammon und Schröder[1] weisen an der Hand von Analysen bei Narcylen-
Lachgasnarkosen und Sakralanästhesie darauf hin, daß schon vor der Operation
in allen untersuchten Fällen eine Acetonurie bestand, daß diese ihren Höhepunkt
am 2.—3. Tage nach der Narkose erreicht — und daß sie bei der Sakralanästhesie
höher ist als bei den Gasnarkosen. Gerade der letztere Befund deutet ebenso
wie die Tierversuche darauf hin, daß wohl weniger das Anaestheticum
oder Narkoticum als die Vorbereitungen usw. verantwortlich zu
machen sind. für das Auftreten von Acetonkörpern. Erst wenn es gelingt,

Tabelle. Blutzuckerkurven bei Kaninchen nach Anwendung verschiedener
Narkotica. Tiere nüchtern seit 6 Stunden. (Nach Ammon u. Schröder.)

Zeit in Minuten	Avertin[1]	Chloroform	Äther	Luminalnarkotica	Somnifen
			Vor der Einleitung der Narkose		
	0,102	0,102	0,124	0,140	0,112
	0,108	0,118	0,131	0,136	0,108
	0,106	0,112	0,112	0,146	0,110
			Nach Einleitung der Narkose		
5	0,108	0,234	0,192	0,126	0,106
10	0,110	—	—	—	0,105
15	0,116	0,259	0,216	0,154	0,116
20	0,140	—	—	—	0,110
25	0,162	—	—	—	—
30	0,174	0,286	0,310	0,147	0,117
40	0,203	45 0,309	0,292	—	—
60	0,225	Narkose ab	Narkose ab	0,160	0,120
80	0,198	0,295	0,216	0,142	—
120	0,160	Tier wach	wach	120, 0,150	0,102
		seit 1 Stunde	1 Stunde	240. 0,126	—
	—	0,214	0,176	540, 0,138	—
	—	seit 2 Stunden	2 Stunden	wach	—
	—	0,211	0,125	—	—

[1] Vgl. die Kurve von Wymer.

nachzuweisen, daß ebenso wie beim Chloroform durch Einverleibung der Substanz ein gesunder Organismus zur Ketonurie gebracht werden kann, ist das
auch auf das Avertin zu übertragen.

Der Zuckerstoffwechsel unterliegt größeren Schwankungen. Die Blut-
zuckerkurve gibt uns deutlichen Aufschluß; es findet sich ein starker Anstieg
während und nach der Narkose, der noch 3 Stunden lang nach der Narkose
beobachtet werden konnte. Die Ausschläge sind groß im Tierversuch, doch liegen
sie mit denen anderer Narkotica in einer Größenordnung. Es kommt unter der
Einwirkung mancher (nicht aller) Narkotica zu einer Verarmung der Leber an
Glykogen, wahrscheinlich verarmen auch die quergestreiften Muskeln und als
Folge dieser Zuckerausschüttung findet sich die Erhöhung des Blutzuckers.
Die Zentralstellung der Leber in diesem Vorgang wird noch durch andere

[1] Ammon, v. u. Schröder: Dtsch. Z. Chir. **222**, 145.

Versuchsanordnungen sichergestellt: Unterbindet man die Lebervene, so bleibt die Blutzuckererhöhung aus.

Der Eiweißstoffwechsel (eines normalen, nichtoperierten Mannes) scheint nicht ungestört zu bleiben. Nach Welsch lassen sich im Harn cystinhaltige Verbindungen nachweisen, deren Vorhandensein auf einen abnormen Eiweißabbau unter der Einwirkung des Avertins zurückgeführt werden kann. Die Analogie zu diesen Befunden ist gegeben in dem Auftreten von Aminosäuren im Harn nach Inhalationsnarkosen.

Man sieht, daß irgendwelche umfassenden Untersuchungen über das Stoffwechselgeschehen nicht vorliegen. Das wenige uns bisher Bekannte reicht wohl aus, um sagen zu können, daß die Störungen der Avertinnarkose sich in mäßigen Grenzen bewegen, daß sie nicht an die Störungen heranreichen, die die Chloroformnarkose hervorruft.

Die in der praktischen Medizin lebhaft diskutierte Frage, ob Organschädigungen nach Avertinnarkose vorkommen können, muß man vom Tierversuch aus negativ beantworten. Aber hierbei handelt es sich um Untersuchungen an Normaltieren, deren Ergebnisse nicht verwandt werden können zur Klärung der klinisch wichtigen Frage, ob bestehende Organschädigungen vermehrt und ob latente (Leber, Niere) durch die Narkose manifest werden können. Vom Tierversuch aus müssen wir uns vorerst darauf beschränken, Vergleiche mit anderen Narkoticis zu ziehen. Leberschädigungen lassen sich bei Tieren durch Avertin nicht auslösen wie durch Chloroform. Auch häufig wiederholte Narkosen werden gut vertragen. Nierenschädigungen sind bisher nicht beschrieben worden; es kommt während und nach der Narkose nicht zur Albuminurie, morphologische Urinbestandteile, die eine pathologische Bedeutung haben, fehlen ebenfalls. Demnach wird das gesunde Ausscheidungsorgan durch die Narkose und das gepaarte Avertin nicht affiziert.

Verhältnismäßig viele Untersuchungen liegen über den Säure-Basenhaushalt unter dem Einfluß der Narkose vor. Vor allem sind hier die Arbeiten von Wymer, Achelis zu nennen, die erhebliche Störungen nachweisen konnten.

Es fällt heute schwer, bei der großen Anzahl von Veröffentlichungen, die in den letzten Jahren über diese Frage erschienen sind, sich klar zu werden, ob derartige Bestimmungen sich verwenden lassen für die Prognose der Narkose, oder ob sie nicht ebenso wie z. B. die Blutzuckersteigerung eine zwangsläufig durch die Narkose bedingte Erscheinung von untergeordneter Bedeutung sind. Für die meisten Fälle trifft das sicherlich zu, und wohl nur Patienten mit erheblichen Störungen des Säure-Basenhaushaltes schon vor der Operation könnten eventuell eine Kontraindikation für die Narkose — dann aber auch für jedes Narkoticum überhaupt — bilden. Man darf ferner bei diesen Betrachtungen nicht vergessen, daß eine gewisse Störung des Säure-Basenhaushaltes schon durch die Operationsvorbereitung gegeben ist. Hier sind die Untersuchungen von Beckmann und Meier über den Einfluß des Hungers zu nennen, die eine deutliche Senkung der Alkalireserve erkennen lassen. Nach Bennet rufen Blutverluste ebenfalls eine Abnahme hervor.

Nach den Untersuchungen von Wymer ruft die Avertinnarkose langdauernde Verschiebungen der Blutwerte hervor in einem Ausmaße, wie sie uns von der Chloroformnarkose her bekannt sind; sie ähnelt dieser mehr als der Äthernarkose.

Die Verschiebungen durch Äther sind geringer und kurzdauernder, während nach Avertin eine Senkung der Alkalireserve noch nach 48 Stunden nachweisbar ist. Da den Blutwerten entsprechend eine saure Reaktion des Urins auftritt, so muß als Ursache dieser Erscheinungen eine hämatogene Säuerung angesprochen werden. Es scheint heute festzustehen, daß diese Säuerung nicht allein auf die Ketonkörper zurückgeführt werden kann (meist setzt heute der Kliniker derartige Blutverschiebungen gleich mit dem Erscheinen der Acetonkörper, eine Vorstellung, die vom Diabetes mellitus übernommen ist), sondern andere Säuren verantwortlich zu machen sind. Welcher Art sie sind, wird in den Arbeiten nicht erwähnt, doch wird man nicht fehlgehen, wenn man hier an Milchsäure, Essigsäure und ähnliche Stoffwechselendprodukte denkt.

Die Schlüsse, die aus diesen Befunden zu ziehen sind, sind vorerst folgende:

1. Durch die unter der Narkose entstehenden Säuren und deren Einwanderung ins Blut kann ein Teil der Erscheinungen erklärt werden. Es handelt sich hierbei um eine Stoffwechselstörung, die am besten mit der Blutzuckerverschiebung und anderem zu vergleichen ist.

2. Die Dauer der Erscheinungen macht es wahrscheinlich, daß die Regulationsorgane eine entscheidende Rolle mitspielen. Da Niere und Leber (NH_3-Wert) den Urinwerten nach nicht gestört sind, dürfte die Hauptstörung in dem Atemzentrum zu suchen sein, das unterfunktioniert. Nach Wymer soll ein Sinken der PH des Blutes vorkommen; dieser Befund würde ebenfalls auf das Atemzentrum zu beziehen sein.

III. Die Vorbereitung der Avertinnarkose.

Die Vorbereitung des Darmes besteht darin, daß man am Tag vor der Operation durch ein Abführmittel (gleichgültig, welches, es darf nur keine stärkere Reizung machen) den Darm entleeren läßt. Man empfiehlt auch allgemein, am Abend vor der Operation einen Reinigungseinlauf geben zu lassen. Man kann sich leicht vom Erfolg dieses Vorgehens überzeugen, denn an dem zum Avertineinlauf benützten Darmrohr finden sich danach nur äußerst selten Kotreste.

Jäger macht mit Recht darauf aufmerksam, daß man vermeiden solle, bei später ankommenden Patienten am Nachmittag vorher ein Abführmittel zu geben, da die Nachwirkungen desselben mit dem Avertineinlauf kollidieren könnten. Für solche Fälle genügt ein Klysma. Vor Seifenlösungen wird wegen Darmreizung gewarnt.

Selbst wenn das Rectum einmal ältere Kotmassen enthalten sollte, wäre es entschieden zu widerraten, am Morgen vor der Operation dieselben durch eine neue Darmspülung zu entfernen. Man würde — nach den Erfahrungen bei Darmspülungen vor der Rectoskopie — in vielen Fällen Wassermengen im Darm zurücklassen, welche in unbekannter Weise den nachfolgenden Avertineinlauf verdünnen und dadurch die Narkose beeinträchtigen können (Haas, Anschütz). Ferner wird es vielleicht nicht gleichgültig sein, ob die Darmschleimhaut vor dem Avertineinlauf sich voll Wasser gesogen hat. Wenn die Praxis auch gezeigt hat, daß die seinerzeit von Straub empfohlene 3%ige Konzentration des Avertins im Einlauf nicht obligat für die Erzielung einer vollen oder guten Avertinnarkose ist, so ist es doch im Interesse des weiteren Ausbaues der Avertinnarkose dringend zu wünschen, daß möglichst einheitliche und klare Verhältnisse bezüglich der Dosierung und der Konzentration des Avertins bestehen. Haas vermutet mit Recht in der übertriebenen Darmvorbereitung die Ursache mancher früherer Versager. So scheint man ganz allgemein die früher öfter geübte Darmspülung kurz vor der Operation aufgegeben zu haben. Nehrkorn bezieht die von ihm anfangs beobachteten postnarkotischen Darmstörungen auf zu eifrige Darmvorbereitungen.

Ganz gewiß ist vor einem Zuviel in dieser Beziehung mehr zu warnen als vor einem zu Wenig. Denn es hat sich herausgestellt, daß die Avertinnarkose bei Notfällen **auch ohne jede Darmvorbereitung** sehr gut funktionieren kann. Darüber liegen Mitteilungen von Nordmann, B. Martin, Kohler, Flessa usw. vor, mit denen unsere zahlreichen eigenen Erfahrungen übereinstimmen.

Butzengeiger hat sich anfangs gegen unvorbereitete Avertinnarkose ausgesprochen, später hat auch er dabei gute Erfolge gesehen. Nehrkorn, Roith, Lobenhoffer sprechen sich gegen die Avertinnarkose bei Notfällen aus.

Seiffert berichtet über ungünstige Erfolge bei unvorbereiteten Fällen, d. h. sehr viele schlechte Narkosen. Allerdings handelte es sich bei ihm sehr oft um Fälle von akuter Appendicitis bei jüngeren Leuten im Alter zwischen 15—30 Jahren, bei welchen die Avertinnarkosen auch bei regelrechter Vorbereitung häufiger unvollkommen ist (s. unten S. 465). Dagegen hatte Grewing 76 Avertinnarkosen bei akuter Appendicitis, bei denen er bei 40 Fällen mit 0,125 nur 2mal Ätherzusatz über 30 g brauchte, bei 36 Fällen mit 0,1 12mal. Auch Heilbronn hatte gute Erfolge (17 Fälle). Wir machen bei Appendicitis in der Regel wegen der Kürze der Operationsdauer keine Avertinnarkose. Die wenigen in dieser Narkose operierten Fälle verliefen ungestört.

Was die Avertinnarkose bei unvorbereiteten eiligen Fällen im allgemeinen betrifft, so besteht wohl der Nachteil, daß bei ihnen nicht immer die nötige Wartezeit und Ruhe eingehalten wird — woraus sich wohl manche Klagen und Mißerfolge besser erklären lassen bei derartigen Fällen, als durch eine angeblich schlechtere Resorption. Es ist sehr interessant, daß das Avertin aus verschiedenen Lösungen und auch aus dem mit Faeces angefüllten Darm offenbar in gleicher Geschwindigkeit und Menge resorbiert wird, wie aus dem sorgfältig geleerten (s. S. 433).

Übrigens haben auch die Psychiater bei Erregungszuständen das Avertin ohne Darmvorbereitung zugeführt und gute narkotische Erfolge erzielt (Sioli, Blume, Enke und Westphal). Unvorbereitet müssen auch die schweren Verletzungen und Verbrennungen mit Avertinnarkose behandelt werden, für die Ebhard diese Narkosenart mit Recht ganz besonders empfiehlt.

Zusammenfassend kann man wohl sagen, daß die Avertinnarkose bei Notund Eilfällen bisher im ganzen noch wenig angewendet wird. Unserer Ansicht nach zu wenig! Ob daran das Vorurteil bezüglich schlechter Narkoseaussichten bei mangelnder Vorbereitung schuld ist oder die der Avertinnarkose noch anhaftende Umständlichkeit (Körpergewichtfeststellung, Zubereiten der Lösung, längere Wartezeit usw.) ist nicht zu entscheiden. Auch wir haben die Avertinnarkose bei unvorbereiteten Fällen in letzter Zeit nur bei bestimmter Indikation gemacht.

Nicht völlige Übereinstimmung herrscht darüber, ob am Abend a. op. ein kräftig wirkendes **Schlafmittel** zu verabfolgen ist, wie es ja jetzt allgemein zur Operationsvorbereitung üblich ist, oder nicht. Ob man dazu Luminal, Veronal, Medinal, Phanodorm, Noktal oder andere nimmt, erscheint gleichgültig.

E. Gläsmer spricht sich prinzipiell gegen die länger nachwirkenden Schlafmittel aus und B. Martin gibt überhaupt keine, während Sievers überzeugend für die Steigerung der Schlafbereitschaft als Vorbereitung zur Avertinnarkose plädiert.

Nach den Tierversuchen ist eine Steigerung der Avertinwirkung durch Schlafmittel nicht zu erwarten (S. 429). Aber gerade auf diesem Gebiete, auf dem psychische Faktoren mit hineinspielen, stößt die Übertragung tierexperimenteller Ergebnisse auf den Menschen auf berechtigte Bedenken. Diese stützen sich vor allem auf die von Sievers für die Kinder nachgewiesene Verschiedenheit in der individuellen Schlaftiefe und den Einfluß dieses Faktors auf den Verlauf resp. die Dosierung der Avertinnarkose.

Wir geben aus prinzipiellen und humanen Gründen am Vorabend jeder Operation, so auch vor der Avertinnarkose, ein kräftig wirkendes Schlafmittel (Veronal, Luminal).

Sehr verschiedener Meinung ist man über Art und Menge der **Pränarkoticums,** wie wir das zur Unterstützung der Avertinnarkose vorher oder gleichzeitig zu injizierende Narkoticum bezeichnen wollen.

Interessant ist es, zu hören, daß Polano bei Anwendung von Avertin anfänglich fast ganz auf ein Unterstützungsmittel für die Avertinnarkose verzichtet hat. Es wurden nur Basisnarkosen erzielt unter Anwendung von 0,08 und bei diesen zur Operation die Hälfte der sonst üblichen Äthermengen gebraucht. Neuerlich wird von Flessa aus der Klinik Polanos Eucodal 0,03 zur Unterstützung der Avertinnarkose empfohlen. Auch Kreuter scheint eine Zeitlang ohne Pränarkoticum gearbeitet zu haben, jetzt gibt er Morphin, ferner auch Goßmann bei Kindern. Eldering und Samuel, die bei ihren „Hausnarkosen" zwecks poliklinischer Operationen möglichst kurze Schlafdauer haben wollen, geben kein Pränarkoticum. Einen sehr vorsichtigen Standpunkt nimmt E. Gläsmer in dieser prinzipiellen Frage ein. Sie hat zusammen mit Amersbach eine große Zahl reiner Avertinnarkosen ohne Unterstützungsnarkoticum beobachtet, dabei die große Narkosebreite des Avertins kennengelernt und auch nicht die leiseste Störung erlebt. Aber sie gibt zu, daß durch Kombination mit Morphium resp. Pantopon sowohl die Tiefe wie die Dauer der Avertinnarkose vermehrt, der eventuelle Ätherzusatz vermindert werden kann. Sie warnt jedoch ernstlich vor Morphiumgaben über 0,01 und Pantopon 0,02 und rät zugleich, die Avertindosis entsprechend herabzusetzen. Letzteres ist unserer Ansicht nach eine selbstverständliche Forderung bei der Avertinnarkose, wie überhaupt bei jeder Kombinationsnarkose. Hat man doch seinerzeit die Einführung der ungefährlichen Äthertropfnarkose auch nur durch konsequentes Hinzufügen eines Pränarkoticums erreicht.

Das Amylenhydrat, in dem das flüssige Avertin gelöst ist, scheint für die Avertinnarkose nicht von Bedeutung zu sein; jedenfalls nicht im Sinne eines Pränarkoticums. Wenn auch je nach Lage des Falles 6—10 g Amylenhydrat zusammen mit dem flüssigen Präparat verabfolgt werden.

Man scheint bezüglich der Unterstützung der Avertinnarkose durch dieses Mittel noch zu keinen sicheren Feststellungen gelangt zu sein. Denn auch in den neuesten Auflagen der Avertineinführungsbroschüre findet sich die Angabe, „ob nebenher durch den Amylenhydratzusatz noch besondere Vorteile in therapeutischer Beziehung eintreten, ist noch nicht hinreichend geklärt". Morrin fand Avertin flüssig wirksamer als das feste Präparat. Großmann meint, daß 1 ccm des ersteren etwa 1,25 g des letzteren entspreche. Auch werden dem flüssigen Präparat bessere Bauchdeckenentspannung und geringere Wirkung auf die Atmung von Morrin, geringere Blutdrucksenkung von Schulze nachgerühmt. Er meint, daß es auch die Atmung anrege — den Nachschlaf dagegen verlängerte.

Letzteres ist sehr wohl möglich. Was aber die Beschleunigung der Avertinnarkose betrifft, so wurde im ersten Teile S. 429 ausgeführt, daß beide Mittel fast gleichzeitig das Maximum ihrer Wirkung erreichen, daß die Avertinwirkung zeitlich der des Amylenhydrates vielleicht sogar etwas vorausgehe. Aber eine Vertiefung der Avertinnarkose durch Amylenhydrat wäre beim Menschen wohl denkbar.

Die Einführungsbroschüre macht in ihren beiden letzten Ausgaben ausdrücklich darauf aufmerksam, daß Amylenhydrat brennbar ist und flüchtig. Bei Handhabung und Aufbewahrung des „Avertins flüssig" ist also Vorsicht geboten.

Bei weitem die meisten Autoren und auch wir halten die Anwendung eines Pränarkoticums bei der Avertinnarkose für richtig — zunächst aus humanen Gründen: Für die große Mehrzahl der Patienten bringt es eine Beruhigung, für viele eine mehr oder weniger tiefe Apathie, bei manchen wirkt es einschläfernd. Es steht für uns auch außer Zweifel, daß man die erwünschte Herabsetzung der Avertindosis durch einen Austausch mit einem anderen ungefährlicheren, d. h. schnell ausscheidbaren Narkoticum erstreben sollte und wohl auch bis zu einem gewissen Grade erreichen kann. Auch B. Martin spricht sich in diesem Sinne aus. Er hält die richtige Wahl des Unterstützungsnarkoticums geradezu für ausschlaggebend bei der Avertinnarkose. Vom praktischen Gesichtspunkte aus sollten vorzugsweise solche Mittel als Pränarkoticum gewählt werden, welche die Reizempfindlichkeit möglichst herabsetzen und die Entspannung der Muskulatur und die Schlafbereitschaft möglichst erhöhen — ohne dabei zugleich Atem- und Blutdruckzentrum erheblich zu beeinflussen.

Gros empfiehlt bei der Kombinationsnarkose des Avertins ganz besondere Vorsicht in der Wahl des Mittels. Es müsse speziell darauf geachtet werden, daß die unwillkommene Nebenwirkung des Avertins, die Cyanose, nicht durch das Zusatznarkoticum noch weiter ungünstig beeinflußt wird. Auf diesen wichtigen Punkt hat auch Tiemann mit Nachdruck hingewiesen (S. 430).

Von seiten der einführenden Pharmakologen wird auf diese Frage aber offenbar relativ wenig Wert gelegt. Hier finden wir nur die kategorische Vorschrift, daß die Patienten im allgemeinen eine Injektion von 0,01—0,02 g Morphium etwa 1 Stunde vor dem Einlauf erhalten sollen; 0,02 Morphin halten wir für zu hoch, das Abwarten 1 Stunde für sehr wichtig.

Beim Studium der Literatur scheint es, als ob das Pantopon (0,02) am häufigsten gebraucht würde, daneben in gleicher Häufigkeit wohl das Morphin (0,01—0,02), und zwar eine Stunde vor dem Einlauf. Mühsam und Pribram verwenden Morphin-Atropin (0,001) in Mischspritze, auch im Hinblick auf die häufig notwendige Ätherzusatznarkose. Gegen das Morphium könnte vom pharmakologischen Standpunkte aus eingewendet werden, daß es bei manchen Menschen relativ stark auf das Atemzentrum wirkt und auch manchmal Erbrechen hervorruft. In der Lexerschen Klinik gibt man bis 12 Stunden vor der Operation kein Morphium. Man sah bei diesem Mittel als Pränarkoticum (0,01) zweimal ungewöhnlich langen Nachschlaf und oberflächliche Atmung (Schulze). Vgl. auch die oben erwähnte Warnung von E. Gläsmer. Auch wir stehen dem Morphium bei der Avertinnarkose aus den angeführten Gründen skeptisch gegenüber und bevorzugen deshalb das Pantopon, und zwar 1 Stunde vor dem Einlauf.

Lobenhoffer gibt Opiumtinktur 20—30 Tropfen durchweg. Seine Statistik ist nicht nachteilig. Vielleicht erreicht er damit zugleich eine gewisse günstige Toleranz des Darmes gegenüber dem Avertineinlauf. Die Resorptionsverhältnisse scheinen bei dieser kleinen Gabe nicht verändert zu sein. Lundy gibt Chloreton 0,65 g $^{3}/_{4}$ Stunden vor der Narkose.

Einen wesentlichen Schritt weiter in der Unterstützung der Avertinnarkose durch ein Pränarkoticum gehen diejenigen, die zum Scopolamin greifen (Kohler, Roith). Ersterer gab es nur in den Dosen, wie sie vielfach zur Vorbereitung der Äthertropfnarkose üblich sind (4 dmg Scopolamin + 2 cg Morphin). Zur vollen Auswirkung wird es 1 Stunde vor der Operation gegeben. Roith gab höhere Scopolamindosen, die sich denen für den seinerzeit oft gebrauchten Dämmerschlaf nähern. Der Nachteil des Scopolamins ist seine Wirkung auf das Atemzentrum — man wird deshalb von höheren Dosen (6 dmg) absehen und sich auf die niederen beschränken müssen. Auch B. Martin hat anfangs mit diesem Pränarkoticum bei der Avertinnarkose gearbeitet, hat aber später das vielen Ärzten so unsympathische Scopolamin durch Narkophin 0,03 und Magnesiumsulfat ersetzt.

Narkophin besteht aus Morphin und Narkotin, einem Opiumderivat, das anregend auf das Atemzentrum wirken soll. Nordmann hat das Narkophin wieder aufgegeben, er sah keinen Vorteil davon. Allgemeine Anerkennung hat das Mittel bei der Avertinnarkose bisher nicht erworben.

Der Vorteil der Scopolaminvorbereitung ist dessen hohe narkotisierende und muskelentspannende Wirkung. Wir haben uns davon in jahrelanger Anwendung desselben bei der Äthertropfnarkose überzeugt und haben es dann auch für die Avertinnarkose übernommen. Anfangs in der Dosis 0,01 Morphin und 0,0003 Scopolamin, später durch Einspritzung des Inhalts 1 Ampulle, die 0,04 Laudanon und 0,0004 Scopolamin enthält. Bei dieser Vorbereitung erhielten wir ebenso wie die anderen Autoren zweifellos eine größere Zahl Avertinvollnarkosen bei niedriger Avertindosierung (0,1); sie war auch für die Kranken sehr angenehm. Im Tierversuch konnte Lendle auch die Erhöhung der Narkosenbreite des Avertins durch Scopolamin von 1,7 auf 2,7 feststellen; durch Äther stieg sie nur auf 2,3. Aber die Verwendung erscheint, namentlich in Verbindung mit einer schematischen Avertindosierung, bedenklich. Denn zweifellos reagieren manche Menschen auf Morphium- oder Laudanonscopolamin ganz besonders stark. Namentlich alte oder schwächliche Leute werden durch die genannte Dosis öfters nahezu tolerant für die Operation — oft ist bei solch starker Wirkung aber auch die Cyanose ausgesprochen und die Atmung oberflächlich. Wird in diesem Zustand schematisch die übliche Avertindosis von 0,1—0,125 gegeben, so können nur allzu leicht Komplikationen durch Atemstörungen eintreten, die übrigens durch CO_2 sehr gut zu beheben sind. Wir kommen auf diesen Punkt bei der Dosierungsfrage (S. 470) und bei den Atemstörungen zurück (S. 533).

Wenn man Morphin- oder Laudanonscopolamin als Pränarkoticum verwendet, dann soll man der vom Dämmerschlaf und der Äthernarkose her bekannten alten Regel eingedenk sein, daß man besser niedrige Morphin- und Laudanondosen gibt und das Scopolamin erhöht. Die üblichen Laudanonscopolaminampullen scheinen eine für die Avertinnarkose zu hohe Laudanondosis zu enthalten (0,04 Laudanon, 0,0004 Scopolamin).

Wir machten trotz einiger leichter Störungen immer wieder Versuche mit Laudanonscopolamin, eben weil es allgemein bei vielen Kranken so günstig wirkte, bis wir einen Zwischenfall 6stündiger schwerster Atemstörung erlebten, den wir zum größten Teil auf die Laudanonscopolaminwirkung schieben zu müssen glauben (S. 533). Auch andere Autoren, Unger u. Heuß, B. Martin, Hillebrand, Nordmann haben das Scopolamin in Verbindung mit der Avertinnarkose aufgegeben. Es wäre erstrebenswert, ein Mittel zu bekommen, welches die Vorzüge des Scopolamin ohne seine Nachteile besitzt. Wir versprechen uns von einem solchen Mittel einen großen Fortschritt für die Avertinnarkose.

B. Martin glaubt die muskelentspannende und narkotisierende Wirkung des Scopolamin in gewissem Sinne durch das Magnesiumsulfat ersetzen zu können, dessen Effekt bei Tetanus ja experimentell begründet und klinisch hinlänglich bewiesen ist. B. Martin gibt aber das $MgSO_4$ nur als Einlauf, und es ist die Frage, ob, in welcher Menge und zu welcher Wirkung es vom Darm aus resorbiert wird. Martin steht fest auf dem Standpunkte, daß wirksame Mengen dieses Salzes aus seinem Einlaufgemisch aufgenommen werden.

Auf den energischen Widerspruch von Killian hin hat B. Martin den $MgSO_4$-Gehalt des Einlaufs und des nach Stunden entnommenen Auslaufs untersuchen lassen. Er stellte uns freundlicherweise die Ergebnisse des im Laboratorium der I.-G.-Farbenindustrie in Leverkusen angestellten Analysen zur Verfügung, aus welchen sich ergibt, daß der Auslauf prozentual weniger $MgSO_4$ enthielt als der Einlauf.

Die Nachprüfung dieser Streitfrage erschien uns so einfach, daß auch wir die $MgSO_4$-Bestimmung in Ein- und Auslauf bei Avertinnarkose unternahmen. Aber die von uns gefundenen Zahlen waren einerseits sehr schwankend und erschienen uns zu wenig eindeutig, als daß wir zu bestimmten Schlüssen kommen konnten. Man weiß nicht, ob in allen Teilen des Darmes die $MgSO_4$-Konzentration des Resteinlaufes die gleiche ist, ferner nicht, ob man alles $MgSO_4$ im Rücklauf bei Ausspülung erhält. Und schließlich kann auch eine Sekretion der Darmschleimhaut die Konzentration der Einlauflösung herabsetzen. Es wurde deshalb von Tiemann die Magnesiumbestimmung im Blute durchgeführt, die aber nur eine geringe Steigerung des $MgSO_4$ ergab, von der man eine narkotische Wirkung nicht erwarten kann (S. 433). Ob vielleicht andere noch unbekannte Faktoren bei der Methode Martins günstig wirken, soll damit nicht bestritten werden.

Wenn nun auch der Nachweis der Resorption von $MgSO_4$ vom Rectum resp. Dickdarm aus als positiv gelungen zu bezeichnen ist, so bleibt immer noch die Frage offen, ob die resorbierte Menge zu einer Unterstützung der Avertinnarkose genügt und auf welche Weise sie zu deuten wäre. Wir verweisen hierin auf das im pharmakologischen Teil Gesagte. Es wäre falsch, die Möglichkeit einer wesentlichen Erfolgsteigerung des Avertins durch das $MgSO_4$ von vornherein zu bestreiten. Es ist in der Tat auffallend, welche große Avertindosen bei dieser Methode unter Erreichung einer sehr hohen Prozentzahl von Avertinvollnarkosen ohne Störungen verabfolgt werden konnten (s. S. 486). Aber hier können nur sehr große Zahlenreihen Entscheidung bringen.

v. Brandis und Killian haben das Magnesiumsulfat auch intramuskulär in Verbindung mit Pantopon angewendet in ähnlicher Weise, wie es Gwathmey für die Vervollständigung der rectalen Äthervollnarkose gebraucht. Die Ampulle (La Roche) enthält 2 ccm Mg SO₄ (50%) + 0,02 Pantopon. Die beruhigende Wirkung des Magnesiumsulfats ist allgemein anerkannt. Bei der Äthernarkose beseitigt es die Excitation und setzt die Äthermengen herab. Es schädigt die Atmung weniger als das Scopolamin. Die Vorbereitung mit der genannten Mischlösung sollte bei der Avertinnarkose vor allem zu einer Verminderung der Avertindosis führen, wenn man auch voraussah, daß die Schlafdauer dadurch verlängert werden könnte. Gegenüber der früheren Avertinnarkose, die mit Pantopon 0,02 und Veronal 0,5 vorbereitet wurde, sahen v. Brandis und Killian eine Abkürzung der Einschlafzeit auf 2—5 Minuten. Bei Avertin 0,11 wurden 80% Vollnarkosen erzielt, die Narkosedauer war aber um etwa 1 Stunde verlängert.

Zu dem Prinzip dieser und anderer Kombinationsnarkosen fragen v. Brandis und Killian epikritisch, was schließlich von der Avertinwirkung bei der Avertinnarkose noch übrig bleibt und ob ein solches Vorgehen im Interesse der Patienten liegt. Darauf wäre zu antworten: 1. daß man, wie auch die angeführten

Versuche zeigen, offenbar immer noch nicht ganz aus dem Versuchsstadium der Avertinnarkose heraus ist; 2. daß die Kombinationsnarkose als Methode deshalb nicht zu verwerfen ist, weil man noch nicht weiß, welches Mittel den Hauptfaktor darstellt; 3. daß die psycheschonende Wirkung des Avertins offenbar allgemein sehr hoch eingeschätzt wird, denn sonst würde man es nicht immer wieder versuchen, seine Nachteile oder seine Dosis durch Kombination mit anderen Medikamenten herabzusetzen.

Die Lösung des Avertins hat seinerzeit, als das Mittel nur in Krystallform abgegeben wurde, größere Schwierigkeiten bereitet als heute, wo es wohl meist in flüssiger Form (gelöst in Amylenhydrat) verwendet wird. Bezüglich der Lösungsvorschriften des festen Avertins haben anfangs wohl Unklarheiten bestanden in der Praxis. Der Umstand, daß die Krystalle sich erst bei 40^0 zu $3^1/_2{}^0/_0$ lösen, hat bei wenig geduldiger Zubereitung offenbar mehrfach zu Überhitzung der Lösung geführt. Dabei spalten sich nach Eichholtz leicht Bromwasserstoff und Dibromacetaldehyd ab, Stoffe, welche zu erheblichen Reizungen und Schädigungen an der Darmschleimhaut und manchmal vielleicht auch an anderen Organen z. B. an den Nieren führen können.

Die das Avertin einführende Broschüre spricht von einer Erhitzung zur Lösung auf $35—40^0$. Es ist aber sehr beruhigend, zu hören, daß Kreuter, der doch sehr große Erfahrungen mit der Avertinnarkose besitzt, gemeiniglich auf 45^0 erhitzt ohne Schaden für die Kranken, und Nordmann hat anfangs offenbar oft bis zu 60^0 erhitzt, ohne Schaden! Und wenn man nun liest, daß bei Polano die Lösung wiederholt zum Kochen gebracht, aber in Körperwärme als Einlauf gegeben, keine Schädigungen verursacht hat (Flessa), so ist da einiges unklar. Flessa schließt aus letzterer Erfahrungstatsache, daß die berüchtigten Darmschädigungen bei Avertinnarkose nichts mit dem Avertin zu tun gehabt hätten, sondern als einfache Verbrennungen durch zu heiße Lösungen zu deuten seien. Die Möglichkeit muß zugegeben werden. Ob diese Verallgemeinerung aber allgemein zutrifft, erscheint mehr als zweifelhaft. Ausführlicheres darüber im Kapitel Darmstörungen (S. 552).

Man kann wohl hoffen, daß diese schlechten Erfahrungen der Geschichte der Avertinnarkose angehören. Jedenfalls dürfen Überhitzungen der Avertinlösung oder überheiße Einläufe heute nicht mehr vorkommen, sie gehören einfach zu den Kunstfehlern der Avertinnarkose. Bei der Verwendung des flüssigen Avertins besteht auch viel weniger Gefahr, die Lösung zu überhitzen. Aber immer wieder sollte allen, die mit dem Avertin zu tun haben, nach dieser Richtung hin äußerste Vorsicht eingeschärft werden!

Wenn die zubereitete Avertinlösung längere Zeit warmgehalten werden soll, muß darauf achtgegeben werden, daß dabei nachträglich keine Überhitzung stattfindet. Dieses kann leicht geschehen — und ist geschehen — wenn z. B. der Kolben mit der Avertinlösung in ein Wasserbad mit steigender Temperatur über offener Flamme gestellt wird oder gar in den nicht voll abgestellten Instrumentenkocher.

Wette hat sehr zweckmäßig das Aufheben der Avertinlösung im Brutschrank mit einer konstanten Temperatur von 40^0 geraten. Von anderer Seite ist das Aufheben der Lösung in einer Thermosflasche 40^0 empfohlen (Butzengeiger, Kreuter, Hillebrand, Dreessen), die im warmen Raume pro Stunde nicht mehr als $2—3^0$ Temperatur verlieren soll. Man könnte sich sehr wohl denken, daß bei länger anhaltender konstanter Temperatur die Lösung vollkommener und gleichmäßiger wird. Die Thermosflaschen erfüllen diesen Zweck praktisch ebenso gut wie der Brutschrank, wir empfehlen sie bestens zu Zwecken der Avertinnarkose.

Das Wiedererwärmen einer abgekühlten Lösung zur erneuten Auflösung der ausgefallenen Krystalle ist durchaus unstatthaft (Einführungsbroschüre). Eine derartige Lösung muß weggegossen werden. Dagegen kann man fertige Lösungen bei konstanter Körpertemperatur ohne Schaden bis 12 Stunden aufheben. Sinkt die Temperatur unter

20°, so besteht die Gefahr des Auskrystallisierens, wodurch, wie gesagt, die Lösung unbrauchbar wird (Eichholz, Einführungsbroschüre). Das flüssige Avertin muß in einer Temperatur zwischen 11 und 30° C in dunklen Behältern aufbewahrt werden. Das Avertin „fest" muß trocken gehalten werden, um es vor Zersetzungen zu schützen (B. Martin).

Um vor den gefährlichen Abspaltungsprodukten des Avertins sicherzugehen, ist von der einführenden Fabrik die Vorschrift gegeben, daß die Avertinlösung jedesmal unmittelbar vor dem Einlaufenlassen im Reagensglas mit 1% Kongorotlösung geprüft werden soll (Kongopapier ist für diese Probe zu wenig empfindlich).

Bei Zusatz einiger Tropfen zu einer Probe soll die Lösung einen orangerötlichen Farbton bekommen; ein Umschlag nach der Blaufärbung zeigt die Zersetzung an und bedingt Neuanfertigung der Lösung. Voraussetzung für diese Probe ist allerdings, daß die Lösung des Avertins in destilliertem und nicht in Leitungswasser oder anderen Flüssigkeiten erfolgt ist. Man kann nur dringend raten, diese Vorschriften, die von den Herstellern des Präparates als obligatorisch bezeichnet werden, zu befolgen. Der kleine Handgriff stellt bei guter Organisation der Avertinnarkose keine Belastung dar. Aber wir glauben, daß er doch meist außer acht gelassen wird.

Diese Fragen müssen zugleich mit einer anderen erörtert werden: Soll jeder Avertineinlauf einzeln oder eine Stammlösung für die an einem Tage zu operierenden Fälle, die dann entsprechend verdünnt wird, vorbereitet werden? Wir ziehen das erstere Verfahren vor, weil es die größte Sicherheit bietet. Für die zu narkotisierenden Fälle werden die Avertineinläufe vor Beginn des Operationsbetriebes fertig zubereitet und in den mit den Namen etikettierten Thermosflaschen aufgehoben. Die Schilder an den Flaschen sind fest, Verwechselungen erscheinen ausgeschlossen.

Zweifellos liegen in der Zubereitung der Avertinlösung zur Narkose — auch noch bei der flüssigen Form — Nachteile und Gefahren gegenüber den anderen Narkosemitteln, die uns gebrauchsfertig geliefert werden, aber bei einiger Übung und Gewissenhaftigkeit sind sie leicht zu überwinden. Von manchen Autoren wird gefordert, daß stets ein Arzt die Zubereitung der Avertinlösung zu übernehmen habe — andere ziehen es vor, dieses verantwortliche Amt einer erfahrenen Schwester zu übergeben. Es besteht wohl kein Zweifel, daß bei gutem Hilfspersonal das letztere durchaus möglich ist. Man denke daran, daß auch die Herstellung der verschiedenprozentigen Lösungen für die Lokalanästhesie mit der Zeit wohl überall in die Hände des Hilfspersonals übergegangen sind. Aber alle sind darin einig, daß zur Zeit nur eine Person die Verantwortung — und zwar die volle — für die Avertinvorbereitung tragen soll.

Als Lösungsmittel wird von der I.-G.-Farbenindustrie destilliertes Wasser empfohlen, und dieses wird wohl auch am meisten verwendet.

Drügg empfahl physiologische Kochsalzlösung, Lobenhoffer, Melzner Normosal.

Stiasny löst in Olivenöl. Herzberg, Lundy setzen Gummi arabicum, Butzengeiger Milch zum Einlauf hinzu, Nordmann früher 1% Salepschleim, wohl in der Absicht die Reizung der Darmschleimhaut mit diesen Mitteln zu verringern. Ob dadurch auch die Schnelligkeit der Avertinresorption herabgesetzt wird, ist nach den oben gemachten Ausführungen (S. 433) zweifelhaft. Die beiden letztgenannten Autoren verfügen in der Tat vom Standpunkt der Gefahr aus gesehen bei namhaften Zahlen über die besten Avertinnarkosestatistiken, trotzdem muß man wohl zweifeln, ob sie ihre vorzüglichen Erfolge ihrer speziellen Zubereitung des Avertineinlaufes verdanken oder nicht vielmehr ihrer vorsichtigen und individuellen Dosierung des Avertins. Seiffert hat zuerst Salep zum Einlauf zugesetzt, dann aber ohne merklichen Schaden ihn weggelassen. Auch Nordmann verzichtet, wie wir hören, neuerdings auf diesen Zusatz.

Über das Einlaufgemisch von B. Martin von Avertin und $MgSO_4$-Lösung 20%, dazu Narkophin, haben wir oben gesprochen.

Die Konzentration der Lösung wird in der ersten Einführungsbroschüre mit 3%, in den weiteren Auflagen mit $2\frac{1}{2}\%$ angegeben. Über die Bedeutung der Konzentration für die Wirkung des Avertins sprechen wir ausführlich im Kapitel Lösung (S. 508).

Es sei noch einmal darauf hingewiesen, daß der Einlauf ungefähr Körpertemperatur haben muß, einerseits damit er den Darm möglichst wenig reizt, andererseits damit keine Ausfällungen von Avertinkrystallen vorkommen. Gläsmer und Amersbach weisen in diesem Zusammenhang darauf hin, daß im Tierversuch Chlorallösung bei Wärme von 30^0 volle Wirkung hat, bei kalter Temperatur nicht.

Zum Eingießen der Avertinlösung benutzt man einen gewöhnlichen Irrigator — oder ein ähnliches Gefäß. Eldering und Samuel haben für poliklinische Operationen im Hause des Patienten eine besondere Flasche konstruiert, in welcher die Lösung fertig transportiert wird; sie ist zugleich Maßgefäß, Mischgefäß und Irrigator. Zum Eingießen in den Darm verwendet man ein einfaches Darmrohr oder eines von den für diese Zwecke besonders konstruierten (Nordmann, Butzengeiger, Lobenhoffer, Kohler, Burmeister, Roith). Der Zweck dieser besonderen Darmrohre liegt darin, das Auspressen der Lösung zu verhindern, was immer wieder vorkommt und für den verantwortlichen Narkotiseur ärgerlich und für die Narkose nachteilig ist, deshalb, weil man in der Regel nicht feststellen kann, wieviel Lösung verloren gegangen ist, resp. wieviel Avertin man durch Nacheinlauf zu ersetzen hätte. Da man die Dosierung sehr genau nehmen soll, so müssen solche Vorkommnisse nach Möglichkeit vermieden werden. Wir haben längere Zeit von der Anwendung der obturierenden Darmrohre zum Einlauf abgesehen — haben sie aus den genannten Gründen aber schließlich doch in Gebrauch genommen und raten nunmehr dringend dazu.

Die speziellen Darmrohre verhindern auch das Ausfließen der Avertinlösung, wenn bei Beginn der Narkose eine relative Erschlaffung des Sphincter ani eintritt.

Sievers, der allerdings seine Erfahrungen vorzugsweise bei Kindern gewonnen hat, gibt an, daß trotz Zuhalten des Anus usw. sich das Auspressen nicht sicher vermeiden läßt. Er nimmt an, daß eine gewisse Überempfindlichkeit der Darmschleimhaut gegen Avertin vorkommt.

Auf die von Göcke vorgeschlagene Methode der Tropfinfussion der Avertinlösung kommen wir später bei der Dosierung zu sprechen (S. 482).

Schnelle hohe Einläufe regen zu Peristaltik und Auspressen an. Das Darmrohr soll nicht höher als $10-15$ cm eingeführt werden. Die Lösung sollte langsam in etwa 3 Minuten, nach Gläsmer und Amersbach binnen 5 Minuten einlaufen. Hochlagerung des Beckens ist im Anfang, d. h. in den ersten $20-30$ Minuten, zu vermeiden, weil man sonst ein zu schnelles Aufsteigen der Avertinlösung in den höheren Dickdarm, überschnelle Resorption und möglicherweise schädliche Wirkung riskiert. Auf die Einheitlichkeit der Einlaufstechnik und die Lagerung des Patienten bei und nach dem

Einlauf muß nach unseren Erfahrungen Wert gelegt werden. Diese
scheinbaren Kleinigkeiten — Imponderabilien der Avertinnarkose — haben sicherlich größeren Einfluß auf den Verlauf derselben als man bisher annahm!

Verwendet man größere Einlaufquanten, läßt man unter hohem Druck schnell einlaufen, macht man zum Einlauf oder gleich hinterher stärkere Beckenhochlagerung, so wird
sich, wie Specht gezeigt hat, die Avertinlösung sehr schnell über den ganzen Dickdarm aus-
breiten. Aber auch für die gewöhnlichen Einlaufquanten ist ein teilweises Aufsteigen der Lösung
in das Kolon wohl die Regel (Specht, Sebening). Ob Treplins Ansicht, daß der Einlauf
zumeist bis zum Coecum dringt, zutrifft, halten wir für fraglich (S. 512). Wir konnten
sie nicht bestätigen. Unter der verschiedenen Ausbreitung der Avertinlösung leidet wahrscheinlich die Konstanz der Avertinresorption. Manche überstürzte Avertinnarkosen mit
ihren Atem- und Kreislaufstörungen sind wohl auf übergroßes Einlaufvolum zurückzuführen
(s. unten Kapitel Avertinlösung). Daß man nicht regelmäßig bei größeren Einlaufmengen
und bei Beckenhochlagerung eine größere Prozentzahl von Avertinvollnarkosen oder auch
von Störungen beobachtet hat, liegt wohl an der großen Narkosenbreite des Avertins und
den Individualfaktoren der Avertinbindung. Einige Autoren, M. Borchard, Lobenhoffer, Gossmann, Grewing, glaubten zuverlässig Vertiefung der Avertinnarkose bei
Beckenhochlagerung zu sehen.

Die Beckenhochlagerung kommt für die Einleitung der Avertinnarkose
auch wegen zu großer seelischer Beunruhigung der Patienten besser nicht in
Betracht; denn man soll alles vermeiden, was die Avertinnarkose äußerlich
komplizieren und was irgend den Patienten erregen könnte. Dieser Gesichtspunkt hat in seiner richtigen Konsequenz zur Avertinnarkose im Bett oder
zur Stationsnarkose geführt (Butzengeiger, Roith, Els, Schildberg,
Ebhardt). Bei psychisch empfindlichen, ängstlichen Patienten werden an
den Tagen vor der Operation täglich im Bett gewöhnliche Einläufe ausgeführt;
so kann der Avertineinlauf völlig unerwartet ohne jede vorherige Aufregung
sozusagen eingeschmuggelt werden. Besonders Schildbach rühmt den besseren
Verlauf derartiger psychisch schonender Stationsnarkosen gegenüber den in
der Operationsabteilung gegebenen. Man muß den Patienten soviel wie möglich
„die psychische Abwehrstellung", wie die Psychiater es nennen, nehmen.
Ganz besonders hat sich solches Vorgehen bei Basedow, bei Hysterischen und
labilen Kranken bewährt. Aber namentlich auch bei Kindern empfiehlt Sievers
dringend die Stationsnarkose, um jede Erregung über Veränderung der äußeren
Verhältnisse, jede Operationsangst, auszuschalten.

Sicherlich erleichtert innere und äußere Ruhe das Einschlafen in manchen
Fällen. Aber bei der guten Avertinnarkose schlafen die Patienten trotz aller
Bemühungen, wachzubleiben, gewöhnlich doch prompt ein. Wir haben dieses
zwangsmäßige Einschlafen vor den Studenten bei währendem Vortrag sehr
oft demonstriert. Gewiß ist äußerste Ruhe, Verstopfen der Ohren mit Watte,
verdunkeltes Zimmer usw. gut und schön, für besonders empfindliche Patienten
vielleicht auch wünschenswert, aber für das Gros der Kranken würde die
Durchführung dieser Forderung die Avertinnarkose in den größeren Betrieben
unnötig belasten. Die gleichen Maßnahmen sind seinerzeit auch bei der
Einführung der Äthertropfnarkose kategorisch aufgestellt worden, und es
ist schließlich auch ohne sie gegangen. So wird es mit der Avertinnarkose,
meinen wir, auch gehen und gehen müssen. Flessa spricht sich aus den gleichen,
von uns ausgeführten Gründen für die Avertinnarkose in den üblichen hellen
Operationsräumen aus. Die Mehrzahl und die erfahrensten der Autoren sind

für systematisches Ruhighalten der Kranken bei Einleitung der Avertinnarkose, Schaffung der Vorbedingungen des natürlichen Schlafes. Ujerna stellt dem aber nicht ganz mit Unrecht entgegen, daß das Geheimnisvolle und Künstliche eines solchen Vorgehens gewiß bei vielen Menschen auch wieder beunruhigend wirke. Was ist zu tun?! Wir sind für Stationsnarkose in besonders empfindlichen Fällen, sonst für die gleichen Rücksichten, wie man sie bei den anderen Narkosearten zu nehmen gewöhnt ist oder sein sollte.

Denn so wie die Operationsabteilungen in unseren großen Kliniken und Krankenhäusern gebaut sind und betrieben werden, läßt sich die schöne Forderung höchster innerer und äußerer Ruhe während des Einleitens der Avertinnarkose an großen Operationstagen kaum durchführen. Unserer Ansicht sind diese Bedingungen auch nicht notwendig zur Erreichung des gewünschten Zieles — etwas längeres Warten, individualisieren in der Menge des Pränarkoticums und der Avertindosis wird über diesen Mangel hinweghelfen können.

Zur Vorbereitung gehört auch die **Gewichtsbestimmung** des Patienten. Jedem, der diese ausführt, muß dringlichst eingeschärft werden, wie sehr verantwortlich diese und die zuverlässige Vermittlung derselben an den dosierenden Arzt ist. Das Körpergewicht ist, wie wir noch ausführlich besprechen werden, gewiß nicht der einzige Faktor bei der Dosierung — aber zur Zeit ist es doch der grundlegende oder einer der grundlegenden für fast alle Avertinnarkotiseure. Fehler und Versehen können hier verhängsnisvolle oder verwirrende Mißerfolge bringen. Deshalb sollte die Mitteilung des Gewichtes stets schriftlich erfolgen, auch schon deswegen, daß man bei späteren Unstimmigkeiten eine feste Grundlage zur Aufklärung des Falles hat. Wie das Körpergewicht bei der Dosierung zu bewerten ist, darauf kommen wir im nächsten Kapitel zu sprechen.

Wir werden daselbst empfehlen, neben dem Körpergewicht auch die Körpergröße zu ermitteln, damit bei der Dosierung diese beiden Größen in ein Verhältnis gebracht und zusammen verwertet werden können.

An dieser Stelle wollen wir auch noch einige Versuche erwähnen, die bei den Patienten die **Aufnahmefähigkeit des Organismus dem Avertin gegenüber** steigern sollten. B. Martin versuchte ohne Erfolg durch künstliche Wasserverarmung die Resorption des Avertineinlaufes zu beschleunigen — was sich dadurch einfach erklärt, daß der Darm das Avertin nach den Versuchen von Straub schneller resorbiert als das Wasser selbst. Sievers, B. Martin, Haas, Wiechowski machten ferner den Versuch. durch vorbereitende methodische Chlorentziehung die Avertinaufnahme im Organismus zu steigern. Erfolge erzielten sie nicht — das Avertin konnte auch in dieser Beziehung nicht in Parallele mit einfachen Bromsalzen gestellt werden. Über Vorbereitungen vor der Avertinnarkose mit Traubenzucker (Bender, Domanig), Traubenzuckerinsulin (Pribram), über den Zusatz von Ephetonin oder Ephedrin zum Einlauf (Borchard, Haywood) ist schon oben S. 433 gesprochen worden und wird noch im Kapitel der Störungen der Avertinnarkose und ihre Bekämpfung gesprochen werden.

Zum Schluß dieses Abschnittes wäre das zu unterstreichen, was viele Autoren sagen, daß nämlich die Vorbereitung für die Avertinnarkose möglichst gleichmäßig durchgeführt werden sollte. Eine bestimmte Methode soll eingeführt und dann auch fest durchgeführt werden. Auf diese Weise wird man am ehesten Fehler vermeiden und zu den besten Avertinnarkosen kommen.

IV. Die Dosierung bei der Avertinnarkose.

A. Die Avertinnarkose mit Einzeldosis.

Nach manchen Fehlschlägen und Irrungen hat sich heute das als sicher herausgestellt, daß die Avertinnarkose nicht in einem einfachen Einlauf nach einem einfachen Rechenexempel (Grunddosis mal Körperkilo) besteht, sondern daß bei dieser neuen Narkoseart der Schwerpunkt in einer wohl überlegten Berechnung der optimalen Dosis vor der Narkose liegt, wobei sich die ärztliche Kunst, d. h. ärztliches Urteil und Erfahrung, in hohem Maße bewähren wird.

Schon bald nach Einführung des Mittels stellte sich heraus, daß die pharmakologisch übliche Dosierung nach Körpergewicht viel zu schematisch ist für die menschliche Natur. Sie kann nur als allgemeiner, stets zu variierender Anhaltspunkt für die Avertindosierung gelten. Hier besteht ein wesentlicher Unterschied in der Avertinnarkose beim Tier und beim Menschen, den Tiemann (S. 429) nachdrücklich hervorgehoben hat. Nordmann bezeichnete schon frühzeitig die Berechnung der Dosis nach Körpergewicht als unwissenschaftlich und verwarf sie. Er wies auf die größere Avertinempfindlichkeit der Frauen hin, auf den Einfluß der Konstitution usw. Die notwendige Berücksichtigung des Fettpolsters bei der Dosenberechnung, und zwar in subtrahierendem Sinne, war schon von pharmakologischer Seite bei der Einführung des Avertins betont worden. Von Sievers u. a. wurde sogleich die geringere Empfindlichkeit des kindlichen Alters gegen das Avertin festgestellt, von Butzengeiger u. a. bald die vermehrte Empfindlichkeit des höheren Alters. Wie bei anderen Narkosearten zeigte sich auch bei der Avertinnarkose der ungünstige Einfluß der Alkohol-Nicotin-Narkoticagewöhnung. Und daß auch der Krankheitszustand bei der Dosierung in Rechnung gezogen werden mußte, war ja von vornherein klar! Auch die psychische Narkoseeignung und die sog. Schlafbereitschaft des Individuums spielen eine Rolle.

Die Avertinnarkose ist zur Zeit noch eine Gleichung mit vielen Unbekannten, wie es jede neue Narkoseart in ihrem Anfangsstadium ist! Kommensurable und inkommensurable Faktoren spielen bei der Berechnung der optimalen Avertindosis eine Rolle — ihre glückliche Erfassung macht die Kunst der Avertinnarkose aus. Sie ist zu dem Problem der Avertinnarkose geworden! Und sie wird es bleiben so lange, bis ein schnell und sicher wirksames Mittel gegen die Nachteile und Gefahren des Avertins gefunden ist.

In der Literatur sind Erfahrungen über die Avertindosierung in großer Menge niedergelegt, fast jeder Autor spricht sich über ihre Schwierigkeiten aus. Mancher hat sich derentwegen resignierend auf eine bescheidene Avertinbasisnarkose oder ganz vom Avertin zurückgezogen. Immer wieder taucht auch das Wort Überempfindlichkeit auf (B. Martin). Aber wir glauben nicht recht an die sog. Idiosynkrasie dem Avertin gegenüber. Dieser Tatbestand scheint uns bisher aus eigenen und aus den in der Literatur bekanntgegebenen Erfahrungen nicht erwiesen. Wir sind vielmehr der Ansicht, daß in erster Linie eine möglichst eingehende, individualisierende Dosierung nach Erfahrung und Intuition oder nach Art des unten erwähnten Schemas von Domanig oder unserer Modifikation desselben vor gefährlichen Überraschungen schützt. In zweiter Linie kann uns die Vermeidung von Fehlern in der Einlauf- und Vorbereitungstechnik davor bewahren. In dritter Linie die Einhaltung gewisser Kontraindikationen der Avertinnarkose (Atemstörungen, erheblicher Ausfall der Atmungsfläche, paralytisches Stadium des Hirndrucks, Shockzustand usw.).

Alle Modifikationen der rectalen Avertinnarkose sind an der Lösung des Dosierungsproblems interessiert, in erster Linie diejenigen, die mit Einzeldosis arbeiten. Aber auch die Anhänger des etwas umständlichen fraktionierten Verfahrens werden Vorteil daraus haben. Denn sie haben ein Interesse daran, mit ihrer ersten Avertindosis ungefähr an die optimale Avertinmenge heranzukommen. Und das gilt schließlich auch für die, welche vom Avertin nichts weiter als eine Basisnarkose oder eine Kurznarkose verlangen.

Wir wollen deshalb hier die Wege zur optimalen Avertindosierung etwas eingehender besprechen. Unter optimaler Avertindosis verstehen wir die Verabfolgung der kleinsten, allein oder auch mit geringem Inhalationszusatz narkosewirkenden Avertinmenge, die den Organismus weder gefährdet noch schädigt.

Das Körpergewicht. Wie schon gesagt, hält Nordmann die Dosierung allein nach Körperkilo für unwissenschaftlich bei der Avertinnarkose. Kohler bezeichnet sie als grob. Für Pribram kann das Körpergewicht in keiner Weise als Maßstab für die Dosierung gelten — nachdem er in der Hyperthyreose einen starken Gegenfaktor gegen dieselbe kennengelernt hat. Hahn machte die Beobachtung, daß er die besten Avertinnarkosen bekam in den Fällen, wo aus besonderen Gründen das Körpergewicht vorher nicht bestimmt werden konnte, wo er nach Gefühl die Dosis einschätzen mußte. Wir kommen darauf zurück (s. S. 473).

Auch Lenel will von der Dosierung nach Körpergewicht nichts wissen Es sei von allen Anaestheticis der Alkoholgruppe bekannt, daß ihre Wirksamkeit nicht nach dem Gewicht gehe, sondern nach der verschiedenen Ansprechbarkeit des Zentralnervensystems.

Demgegenüber ist es doch interessant daraufhinzuweisen, daß die Psychiatrie von jeder Dosierungskunst in der Avertinnarkose absieht. Man hat sich auf eine Einheitsdosis von 7,5 g geeinigt (Blume), die in Ampullen fertig geliefert wird. Man scheint also in der Psychiatrie mit dieser Dosis weder Unglücksfälle noch wesentliche Unterdosierungen gehabt zu haben. Allerdings wird bei derartigen Zuständen nicht so sehr tiefe Narkose als protrahierter Avertinschlafzustand erstrebt.

Von Wichtigkeit erscheint uns bei der Diskussion Körpergewichtavertindosierung, daß Kirschner auch beim intravenösen Vorgehen sich zunächst daran hält:

„Es sind so viele Kubikzentimeter Avertinlösung zu geben, wie der Kranke in Kilogramm wiegt (0,03 g auf 1 Kilo)." Dies sei aber nur die Wahrscheinlichkeitsdosis, die zwar für gewöhnlich ausreiche, manchmal brauche man nur die Hälfte, manchmal aber $1\frac{1}{2}$ der errechneten Dosis zur Herbeiführung des Rausches.

Kirschner bezeichnet also nach seinen Erfahrungen bei intravenöser Avertinzufuhr die Dosierung nach Körpergewicht immerhin als Wahrscheinlichkeitsdosierung! Diese Angaben sind für uns von größtem Wert, denn bei der intravenösen Applikation des Avertins fallen viele Momente weg, welche die Burteilung des Avertineffektes bei rectaler Zufuhr erschweren.

Wir stimmen den absprechenden Äußerungen bis zu einem gewissen Grade gerne zu; das Körpergewicht allein tuts freilich nicht bei der

Bemessung der Avertindosierung. Gewiß ist damit allein die optimale Avertindosierung nicht exakt erfaßbar, aber so lose, wie Domanig meint, ist sein Zusammenhang mit dem lebendigen Organismus denn doch nicht! Wenigstens nicht für alle Menschen. Kirschner spricht von Wahrscheinlichkeitsrechnung — gut, eine solche ist besser als gar keine. Und so sehen wir, daß fast überall noch das Körpergewicht bei der Avertindosierung der größte, wenn nicht der einzige Faktor ist. Letzteres ist aber sicher falsch und durchaus zu verwerfen. Aber das Körpergewicht als Grundlage für die Avertindosierung zu nehmen, hat doch einige Berechtigung. Kommen doch in ihm nicht nur Gesundheits- resp. Krankheitszustand, sondern auch Widerstandskraft und Konstitution und wohl auch neuropsychische Faktoren des Individuums zum Ausdruck. Besonders, wenn man es relativ nimmt, und es — wie die großen Automatenwaagen — in Beziehung bringt zu Größe, Alter und Geschlecht des Individuums. Auf die erniedrigten Zahlen kann man aber wohl mit größerer Sicherheit die Dosierung aufbauen als auf erhöhte.

Die letzteren können bedingt sein durch Ödeme, Ascites, große Tumoren (Flörcken) und auch, was nirgends bisher in Betracht gezogen wurde, durch Gravidität und bedürfen eines schätzungsweisen Abzuges. Dieser spielt aber praktisch sehr oft keine größere Rolle, da für den erfahrenen Avertinnarkotiseur bei allen diesen Zuständen Minusfaktoren für das Dosenquantum sowieso schon gegeben sind.

Bei weitem am häufigsten — in der Regel — ist die Erhöhung des Körpergewichtes verursacht durch **vermehrten Fettansatz**. Man soll es dann nach Ansicht fast aller Autoren reduzieren; bei ausgesprochener Fettleibigkeit gehen einige glatt auf die Hälfte des Gewichts! Das geht unserer Ansicht nach zu weit.

Schildbach, der bei zwei fettleibigen Frauen Atemstörungen bekam, hatte voll dosiert (s. unten S. 531). Er will jetzt bei Fettleibigen nur noch $^3/_4$ des Gewichts für die Dosierung berechnet wissen — wir sind aber der Meinung, daß die beiden erwähnten Zwischenfälle auf sehr reichlichem und schnellem Übertreten der Avertinlösung in dem Dickdarm beruhten. Nach Rumpf reagieren Fettleibige auf Avertin am besten. Bei zwei Frauen von $2^1/_2$ Zentner sah er bei seiner Maximaldosis 12 g in $3^0/_0$iger Lösung schon nach 2 Minuten tiefen Schlaf eintreten, so daß vorsichtshalber ein guter Teil des Einlaufs abgelassen wurde. Die Frauen haben also ungefähr 0,1 pro Kilo bekommen, also eine ziemlich niedrige Dosis — und die schnelle tiefe Schlafwirkung dürfte auch in diesen Fällen durch Übertreten des Einlaufs (400 cm bei $3^0/_0$iger Lösung!) zu erklären sein. Wahrscheinlich wird es auch im Falle von Lewit so gewesen sein, der einen vorübergehenden Kollaps bei einer Fettleibigen auf die Dosierung auf Vollgewicht bezieht.

Eine der üblichen entgegengesetzten Ansicht findet sich bei B. Martin: „Das Fett muß mit narkotisiert werden!" Wenn man bei der Feststellung des Körpergewichts auch auf sein Verhältnis zu Größe, Alter und Geschlecht achtete und unter diesen Gesichtspunkten dosierte, würde man gewiß in einer größeren Zahl von Fällen die optimale Dosierung erreichen können. Sehr oft findet sich die Bemerkung, die auch wir bestätigen, daß fette Personen besonders gute Avertinnarkosen haben, recht im Gegensatz zu den Erfahrungen bei den Inhalationsnarkosen! Offenbar ein Zeichen, daß man bei vermehrtem Fett häufig hoch dosiert, aber von der hohen Dosierung bis zur gefährdenden ist beim Avertin bekanntermaßen nur ein kleiner Schritt! Jedoch haben die Fettleibigen nach unseren eigenen Erfahrungen und den in der Literatur niedergelegten — ausgenommen die oben angeführten Fälle — im allgemeinen wohl keine besondere Avertinempfindlichkeit gezeigt. Das würde im Hinblick auf ihre häufigen Narkosestörungen bei Inhalation wohl zum Ausdruck gekommen sein.

Pribram nimmt eher eine gewisse Überempfindlichkeit der Fettleibigen gegenüber dem Avertin an. Diese Ansicht widerspricht durchaus der von B. Martin. Dieser hätte dann bei seiner hohen Dosierung doch ungünstige Erfahrungen bei reicherem Fettansatz machen müssen und wäre wohl nicht zu seinem eben angeführten verblüffenden Ausspruch gekommen.

Wir wissen bisher gar nicht sicher, welche Körpergewebe bei der Avertinbindung und Entgiftung die Haupt-, welche die Nebenrolle spielen. Nach dem im pharmakologischen Teil Gesagten neigen wir dazu, dabei auch anderen Zellen als denen der Leber eine Bedeutung beizumessen. Ob allerdings das Fettgewebe dabei irgend wesentlich beteiligt ist, ist völlig ungeklärt. Wir sind der Ansicht, daß der Abzug des Fettansatzes, wenn er nicht geradezu pathologisch ist, praktisch keine Rolle spielt. Wir nehmen keine größere Reduktion vor, gehen allerdings wie die meisten Autoren kaum je über 10 g Avertin (s. S. 476).

Das Alter. Gläsmer und Amersbach gaben schon 1927 ein dem Alter angepaßtes Dosierungsschema an, bei dem nicht nur die Dosis, sondern auch die Konzentration mit zunehmendem Alter sinkt. Soviel man aus der Literatur sieht, ist es nicht in Aufnahme gekommen.

Alter	Hauptdosis	Zusatzdosis	Konzentration
12—20	0,15	0,025	3%
20—50	0,125	0,025	$2,5\%$
50—70	0,1	0,025	$2,5\%$
über 70	0,075	0,025	$2,0\%$

Diese Dosierungstabelle hat nur noch historisches Interesse, man sieht aber aus ihr, wie hoch man anfangs das Avertin dosierte. Mit unserer Dosierungsmethodik verglichen würde mindestens die Zusatzdosis von Gläsmer und Amersbach glatt wegfallen[1]! Das Absinken der Konzentration macht die Lösung, wie wir eben besprochen und später noch sehen werden (S. 508), praktisch nicht ohne weiteres weniger wirksam. Im Gegenteil: Mit größerem Volumen wird sich die Lösung über das Rectum hinaus schneller und weiter über größere Teile des Dickdarms verteilen und nun schneller und besser resorbiert werden.

In neuerer Zeit hat B. Martin ein gleitendes, aber fest an das Alter gebundenes Dosierungsschema bekanntgegeben (s. unten S. 486). Ferner haben Domaning (s. unten S. 474) und schließlich auch wir selbst ein Dosierungsschema, bei dem das Alter einer der Faktoren für die Dosenberechnung ist (s. unten S. 476). Wir können aber dem Alter allein nicht den Ausschlag bei der Dosierung zugestehen, wenn es auch bezüglich der Avertinempfindlichkeit des Individuums eine große bisher nicht ganz überblickbare Rolle spielt.

---

[1] Es ist oben (S. 453) erwähnt, daß Gläsmer und Amersbach anfangs die Avertinnarkose ohne jedes Zusatznarkoticum durchführten und dabei ohne jede Störung höhere Dosen geben konnten resp. zur Erreichung des praktisch brauchbaren Narkoseeffektes geben mußten.

Die ersten Versuche mit Avertin wurden an Kindern gemacht (Eckstein), und zwar zunächst in peroraler Zufuhr, später erst in rectaler, wodurch sie erfolgversprechender wurden. Für die Zwecke der Chirurgie stellte sich sehr bald heraus, daß das kindliche Alter zur Avertinvollnarkose wesentlich höhere Dosen braucht. Sievers, der über die große Erfahrung an 1200 Fällen verfügt, vermeidet, wenn irgend möglich, bei den Kindern Äther- oder Chloräthylzusatz — er muß also Avertinvollnarkose zu erreichen suchen. Dazu braucht er oft fraktionierte Avertinzufuhr oder bei „Versagern" die von ihm so benannte „Intervallnarkose", auf die wir zurückkommen (S. 481). Seine Anfangsdosis ist 0,125—0,15 in $3^0/_0$iger Lösung. Bei 0,125 soll bei Kindern bestimmt keine Lebensgefahr bestehen. Das jüngste Kind, welches Sievers operiert, war 2 Stunden alt (Nabenschnurbruch). Er hat alle bei Kindern vorkommenden Operationen in Avertinnarkose ausgeführt ohne einen sicher auf die Avertinnarkose zu beziehenden Todesfall! Sievers legt großen Wert auf das Körpergewicht, berücksichtigt dabei aber in interessanter Weise auch die Schlaffähigkeit des Kindes, wovon ebenfalls noch gesprochen wird (S. 472).

Goßmann (Klinik Drachter-München) fand 0,1 bei Kindern insuffizient, beim Säugling wurde 0,125 gegeben, kräftigen älteren Kindern 0,15 n. b. in $2^0/_0$ Avertinlösung (500 Fälle). Bei reduziertem Zustande dosierte er 0,125, bei Austrocknung 0,1 wegen der Gefahr der überstürzten Resorption.

Auch Ebhardt spricht sich in einer Mitteilung aus neuester Zeit sehr warm für die Avertinnarkose bei Kindern aus (150 Fälle) — eine untere Altersgrenze ist ihr seiner Meinung nach nicht gesetzt.

Im Gegensatz zu Sievers betont Ebhardt, daß er kleine Ätherzusätze bei Kindern gar nicht scheut, sie wurden sehr gut vertragen. Wir glauben, ihm darin zustimmen zu müssen und verstehen die abweisende Stellungnahme von Sievers gegenüber jeder Zusatznarkose nicht. Bei unserem großen chirurgischen und orthopädischen Kindermaterial haben wir doch außerordentlich selten den Eindruck gehabt, daß eine vorsichtige Äthertropfnarkose oder eine wiederholte Ätherrauschnarkose an sich schade. Nach Sievers Erfahrungen, die mit denen von Rominger übereinstimmen, kommt es bei Kindern vor allem darauf an, die Excitationswirkung des Narkoticums und den Schreck des Narkoseinsultes zu vermeiden. Schrecklähmungen, reflektorischer Shock infolge von Schreck mit Herz-Atemstillstand kommen bei kleinen Kindern — wenn auch äußerst selten — einmal vor. Wenn diese Gefahren durch eine gute Avertinbasisnarkose ausgeschaltet sind, sollte ein Ätherzusatz von wenigen Tropfen oder Kubikzentimetern doch mehr zu empfehlen sein als Avertinzusatznarkose.

Diesen günstigen Urteilen über die Avertinnarkose bei Kindern stehen aber auch von chirurgischer Seite andere, ungünstige gegenüber.

Seiffert (Greifswalder Klinik) hat unter 1000 Fällen nur 23 Kinder von 3—10 Jahren. Dabei erlebte er unliebsame Zwischenfälle (Maximaldosis 0,175 in $2^1/_2{}^0/_0$iger Lösung). Deshalb wird für diese Altersklasse Äthernarkose bevorzugt. Unter 3 Jahren kein Avertin.

Nordmann ist nicht sehr für Avertinnarkose bei Kindern aus Gründen der schwierigen Dosierung und wohl auch aus Mangel an Erfahrung an einem ähnlich großen Kindermaterial wie Sievers und Goßmann. Er glaubt auch, daß der Insult der Inhalationsnarkose den Kindern keinen bleibenden Eindruck macht.

Seefisch hat sich offenbar mehr um die Avertinnarkose bei Kindern bemüht. Aber selbst hohe Dosen 0,17—0,18 waren oft ungenügend; er rät, bei Kindern auf die Avertinnarkose zu verzichten.

B. Martin gibt bei Kindern von 1—14 Jahren 0,17—0,18 in $2^1/_2{}^0/_0$iger Lösung mit 30 ccm $20^0/_0$iger $MgSO_4$-Lösung ohne Narkophinzusatz.

Heile und Madlener erwähnen glückliche Operationen bei Pylorospasmus in Avertinnarkose.

Von pädiatrischer Seite haben Rominger und auch Trendtel aus der Kieler Kinderklinik über ihre Erfahrungen an 68 Säuglingen und 32 Kleinkindern berichtet, bei denen sie trotz sorgfältiger Befolgung aller Vorschriften 4 schwere Kollapszustände mit 2 tödlichen Ausgängen erlebten. Diese Fälle stammen aus der Anfangszeit der Avertinnarkose. Auf diese viel zitierten Todesfälle kommen wir in dem betreffenden Kapitel zurück (s. S. 561). Sie sind dem Avertin nicht zuzurechnen.

Die großen Zahlen guter Erfolge von Sievers, Goßmann und Ebhardt scheinen uns die Berechtigung der Avertinnarkose für die Kinderchirurgie zu beweisen. Sie sind um so erfreulicher, als gerade bei Kindern eine Schlafnarkose von jeher sehnlich erwünscht wurde. Für die meisten Kinder stellt die Inhalationsnarkose an sich doch einen recht erheblichen psychischen Insult dar, für viele ist sie der schrecklichste der Schrecken! Die ablehnenden Urteile der anderen Chirurgen fallen bei deren geringerer Übung und Erfahrung auf diesem Spezialgebiet nicht ins Gewicht. Die Technik der Avertinnarkose bei Kindern ist unserer Ansicht nach ein Kapitel für sich! Sie muß, wie Sievers sicher mit vollem Recht betont, ganz auf Schonung der kindlichen Psyche eingestellt werden: Stationsnarkose, vorsichtigste Maßnahmen beim Einlauf, schonendste oder gar keine Darmbehandlung, nicht lange hungern lassen vor der Avertinnarkose usw. Sehr ängstliche labile Kinder kann man durch Tag vorher verabreichte Wassereinläufe am Operationstag, ohne daß sie es ahnen, zur Avertinnarkose bringen. Über Einzelheiten dieses Vorgehens kann man bei Sievers und Goßmann Ausführliches finden.

Im Gegensatz zum Kindesalter wird von allen Autoren gleichmäßig festgestellt, daß jenseits der 60er Jahre die allerbesten Avertinnarkosen erhalten werden. Kreuter sagt: je älter, je besser! Roedelins bestätigt es: „100$^0/_0$ Avertinvollnarkosen!" Mit der Avertindosis kann zurückgegangen werden. Butzengeiger kam regelmäßig mit 0,1 aus und bezeichnet diese Dosis als unbedenklich, neuerdings schlägt er aber bei Leuten über 60 Jahren 0,075 vor ($2^1/_2{}^0/_0$). Wir sind in diesem Alter oft mit 0,08 ausgekommen, wenn uns aus besonderen Gründen die Herabsetzung der Dosis erwünscht schien ($2^1/_2{}^0/_0$ige Lösung). Aus der Todesfallstatistik geht hervor, daß von den 17 sicheren und fraglichen Avertintodesfällen, die bei Dosierung um 0,1 herum vorgekommen sind, 9 über 60 Jahre alt waren. Danach ist im hohen Alter auch mit der Dosis 0,1 größte Vorsicht geboten.

Nur B. Martin dosiert auffallenderweise die 60jährigen prinzipiell nicht niedriger als die 35jährigen, ebenso Domanig (s. unten S. 486 und S. 474).

Bange berichtet über eine 91jährige Patientin, bei der ein 1 kg schwerer Tumor der Mamma in Avertinnarkose entfernt wurde. Dosis 0,085, im ganzen 3,6 g Avertin. Verlauf einwandfrei.

Es scheint also im Lebensalter bei vorsichtiger Dosierung weder eine Grenze nach unten noch nach oben zu geben!

Das schwierigste Problem ist die zutreffende Dosierung der jugendlichen und kraftvollen Patienten und Patientinnen zwischen 15 und 35 Jahren. Wenn man von der kindlichen Avertinnarkose absieht, werden von der großen Mehrzahl der Autoren bei diesen Altersklassen die relativ höchsten Avertindosen verabreicht, wenn keine subtrahierenden Faktoren vorhanden sind.

Butzengeiger dagegen erlebte gerade zwischen 30 und 40 Jahren bei sonst gesunden lebhaften Menschen, und zwar gerade bei mageren, sportliebenden beiderlei Geschlechts, eine besondere Avertinempfindlichkeit. Er warnt bei diesen vor einer höheren Anfangsdosis als 0,1 ($2^1/_2 \%$ Lösung)! Uns sind im Schrifttum keine weiteren derartig unterstrichenen Beobachtungen zu Augen gekommen. Wir haben auch selbst keine überraschenden Erfahrungen nach dieser Richtung gemacht.

B. Martin läßt mit dem 15. und auch nochmals mit dem 35. Jahre eine Dosenreduktion eintreten, was auch Domanig, mit dem wir weitgehend übereinstimmen, vorschlägt. Ganz allgemein aber wird angegeben, daß junge und kräftige Menschen zwischen 20—40 Jahren beiderlei Geschlechts besonders widerstandsfähig gegen Avertin sind; bei ihnen braucht man auch die größten Inhalationszusätze und findet die meisten Versager (Unger, Rumpf, Roith, Melzner, Hahn, Schulze-Treplin), womit auch unsere Erfahrungen übereinstimmen.

Nur bei Friedmann, dessen Material allerdings aus einer psychiatrischen Klinik stammt, findet sich die Bemerkung, daß der beste Avertinschlaf erreicht würde im Alter um das 20. Jahr herum.

Das Geschlecht. Schon gleich bei den ersten Versuchen zeigte sich, was ja, wie vieles andere noch auch, von der Inhalationsnarkose her bekannt war, die größere Empfänglichkeit der Frauen dem Avertin gegenüber. Nordmann gab bereits im Anfange seiner großen Erfahrungsreihen die Dosen für Frauen mit 6—8 g an, ebenso für Männer bis zu 18 Jahren, dagegen für die älteren Männer mit 8—10 g in toto. Nur Hahn fand keinen Unterschied in der Avertinempfindlichkeit zwischen beiden Geschlechtern, was schwer zu verstehen ist. Interessant sind die Feststellungen, die Seiffert aus dem großen Avertinmaterial der Greifswalder Klinik (1000 Fälle) bezüglich Alter und Geschlecht gemacht hat.

Im Alter von Jahren	Vollnarkose bei Männern %	Vollnarkose bei Frauen %
0— 9	15,4	50,0
10—19	46,4	53,0
20—29	41,3	52,3
30—39	55,0	58,7
40—49	55,5	62,2
50—59	63,5	90,0
60—80	78,8	68,0

Aus dieser Aufstellung erhellt wiederum deutlich die bessere Narkosefähigkeit des weiblichen Geschlechts gegenüber dem Avertin.

Die Zusammenstellung zeigt das Optimum der Avertinvollnarkose für Männer zwischen 60—80 Jahren, für Frauen dagegen zwischen 50 und 59 Jahren. Seiffert zieht selbst keine weiteren Schlüsse aus dieser Feststellung — mit Recht, denn die seiner Prozentberechnung zugrunde gelegten Zahlen sind doch recht klein. Es wäre gar nicht zu verstehen, warum bei gleich berechneten Dosierungen die älteren Frauen weniger gute Avertinnarkose haben sollten, wie die gleich alten Männer? Zur Aufklärung müßte man mindestens erkennen können, um welche Art Operationen es sich bei Männern und Frauen der verglichenen Altersklassen gehandelt hat.

Die Tabelle bestätigt auch die eben besprochene allgemeine Beobachtung, daß junge Männer zwischen 20 und 30 Jahren weniger leicht in Avertinnarkose kommen. Bei den Frauen ist der Unterschied in dieser Altersklasse weniger deutlich.

Mintz bringt eine Tabelle, in der 100 Avertinbasisnarkosen nach Alter und Geschlecht geordnet sind, mit genauer Angabe der durchschnittlich gebrauchten Avertinmengen in Gramm und der „Äthernarkoseminuten", einem Koeffizienten, der errechnet wird durch die Division der verbrauchten Äthermenge durch die Narkosendauer in Minuten.

Alter	28 Männer			72 Frauen		
	Zahl	Avertinmenge	Äther Minuten	Zahl	Avertinmenge	Äther Minuten
1—14	1	—	—	4	3,0	1,4
15—24	4	5,7	2,6	25	5,4	1,3
24—34	8	6,4	1,8	24	5,6	1,4
35—60	13	6,3	1,7	19	6,0	1,3
über 60	2	7,2	1,0	—	—	—

Auch in dieser Zusammenstellung wiederum eindeutig die größere Avertinempfänglichkeit der Frauen! Sie haben weniger Ätherzusatz zur Vollnarkose gebraucht als die Männer, die im Alter von 15—24 Jahren die größten Ätherzusätze, mehr als doppelt soviel wie die über Sechzigjährigen, doppelt soviel wie die Frauen brauchten. Diese zeigten in den Altersklassen keine Unterschiede.

Es ist natürlich schwer, für die verschiedene Avertinempfindlichkeit eine Erklärung zu finden. Man muß daran denken, daß im Alter zwischen 20 und 30 Jahren der Fettansatz im allgemeinen noch nicht so oft vermehrt angetroffen wird wie in den höheren Altersklassen. Bei der allein aus dem Körpergewicht berechneten Avertinmenge bekommen beim Fettarmen die aktiver am Stoffwechsel beteiligten Zellen relativ mehr Avertin als beim Fettreicheren. Im ersteren Falle, jugendlich Fettarme: schnellere Avertinbindung resp. Entgiftung; im letzteren Falle, ältere fettreiche: langsamere Avertinbindung und Entgiftung. Dazu kommt noch — oder vielleicht ist es sogar das Wesentliche: die Lebhaftigkeit der Stoffwechselvorgänge im jugendlicheren Organismus. So würde sich vielleicht auch die Notwendigkeit weit höherer Avertindosen im kindlichen Alter erklären und das Absinken der Empfindlichkeit im höheren trotz Fettschwund. Diese Ausführungen stimmen im großen und ganzen überein mit den im pharmakologischen Teil über die Avertinbindung gemachten. Dort wurde festgestellt, daß man wohl nicht die Leber allein als Ort der Avertinbindung oder Entgiftung ansehen kann (S. 435). Jeder, der sich tiefer mit den Fragen der Avertinnarkose befaßt, stößt auf diese ungelösten Probleme. „Avertinfressende Vorgänge" nennt sie Straub, ohne sie zu erklären oder lokalisieren zu können. Nicht ganz zu unserer Hypothese stimmt die aus manchen Aufstellungen hervorgehende und mehrfach beobachtete Tatsache, daß bei den jungen Mädchen und Frauen der gleichen Altersklassen keine oder keine so ausgesprochenen Unterschiede in der Avertinempfindlichkeit vorliegen. Der Alkohol- oder Nicotinabusus kann nicht die Ursache sein, denn dieser ist in höheren Altersklassen doch wohl gleich oder größer und er fehlt bei den Kindern. Die stärkere Muskelentwicklung des jungen Mannes trifft hinwiederum nicht für den Säugling und das Kleinkind zu. Bezüglich der „psychischen Abwehrstellung" befinden sich junge Männer und Frauen in gleicher Lage. Wir stehen also gegenüber den Tatsachen, daß die jugendlich kräftigen Männer weniger avertinnarkosebereit sind als höhere Altersklassen vor einem ungelösten Problem. Aber hier spielen auch noch, wie wir sehen werden, zur Zeit schwer überblickbare, anatomisch-physiologische Fragen hinein, welche die Ausbreitung des Avertineinlaufs, die Art und Schnelligkeit seiner Resorption und den Resorptionsweg bestimmen (S. 508). Bei den Inhalationsnarkosen sind die Erfahrungen insofern anders, als hier das kindliche Alter sehr stark und die weibliche Jugend gleichen Alters normal narkoseempfindlich ist.

Die Narkoseeignung. Sehr interessant sind die Versuche von Sievers, die Avertinempfänglichkeit der Kinder in Parallele zu bringen mit ihrer Schlaftiefe.

Diese wurde mit Hilfe von methodischen Weckversuchen (Chloräthyl-Kältereiz auf die Schläfengegend eine Stunde nach dem Einschlafen) geprüft und danach die Kinder in fünf Gruppen eingeteilt (siehe Original). Nachdem festgestellt worden war, daß die Schlaftiefe bei den verschiedenen Kindern eine konstante Eigenschaft darstellt, wurde die Schlaftiefe in Parallele gesetzt zu dem Ausfall der Avertinnarkose, bei der auch wieder fünf Gruppen gebildet wurden. Dabei ergab sich eine weitgehende Übereinstimmung oder Irrtum zum günstigen in $71^0/_0$ der Fälle. Grobe Divergenzen wurden nur in $9^0/_0$ festgestellt, ließen sich aber meist durch besondere Vorkommnisse erklären.

Sievers glaubte auf diesem Wege einen Anhaltspunkt für die Avertindosierung bei Kindern gewinnen zu können und fand seine Vermutung auch praktisch bestätigt: bei ungünstigem Weckversuch gibt er entweder sogleich 0,15 in Einzeldosis oder nach Versagen Intervallnarkose (S. 481).

Beim Erwachsenen würden derartige Weckversuche kaum konstante Werte ergeben, sein Schlaf ist zumal im Krankenhaus oft sehr labil, so würde die Feststellung seiner Schlaftiefe noch um vieles unsicherer sein als bei Kindern.

Wir hatten gedacht, aus der Reaktion auf das abends vorher gegebene Schlafmittel (Veronal, Phanodorm) ähnliche Schlüsse auf den Avertinerfolg ziehen zu können, sie ergeben nicht immer Zuverlässiges, bei starker Reaktion sind sie zu beachten.

Wohl aber haben wir öfters die anamnestische Angabe über die normale Schlaftiefe bei der Berechnung der Avertindosis berücksichtigt. Auch Domanig hat, wie wir sehen werden, beim Erwachsenen die Tiefe des normalen Schlafes bei der Avertindosierung in Rechnung gestellt, offenbar auch ohne besondere Schlafprüfung. Auch Christ legt großen Wert auf die Bewertung der Schlafbereitschaft.

Zum Teil werden sich diese Angaben decken mit dem **Eindruck von dem psychischen Verhalten des Patienten.** Immer wieder findet man ausgesprochen, daß ruhige Leute bessere Narkoseeignung haben als erregbare, Kohler weist ganz besonders darauf hin, daß die psychische Einstellung der Patienten der Avertinnarkose gegenüber auf deren Erfolg und auch auf die Dosierung von Einfluß ist. Er denkt folgerichtig an die Möglichkeit der Unterstützung der Avertinnarkose durch Hypnose. Die Vermeidung der psychischen Abwehr wurde im Kapitel „Vorbereitung" besprochen, gelingt die Vermeidung nicht, so muß eventuell Dosensteigerung dafür eintreten oder frühzeitiger vorübergehender Chloräthylzusatz gemacht werden.

Als starker Gegenfaktor gegen die Narkose stellte sich auch beim Avertin bald die **Gewöhnung an Alkohol, Nicotin, Narkotica und Schlafmittel** heraus. Flörcken und Butzengeiger halten in manchen dieser Fälle die Avertinnarkose für unzureichend. Melzner, Lobenhoffer sahen trotz hoher Dosen das gleiche.

Großen Wert legen wir bei der Berechnung der Avertindosis auf die Beobachtung der individuellen Reaktion gegenüber dem vor der Avertinnarkose gegebenen **Pränarkoticum,** Unterstützungsnarkoticum, Morphium, Pantopon, Scopolamin usw. Und zwar im zweifachen Sinne: Einmal glauben wir nach dieser Reaktion Rückschlüsse auf die Avertinnarkoseeignung ziehen zu können, zugleich aber können und müssen wir bei stärkerer Wirkung des Pränarkoticums die Avertinmenge im ganzen vermindern. Zu ihrer vollen Auswirkung muß die Injektion 1 Stunde vor dem Einlauf liegen. Wir haben wegen der Nichtbeachtung einer starken Reaktion auf Laudanon-Scopolamin einen Zwischenfall allerschwerster Atemstörung erlebt. Offenbar, weil für diesen Zustand die vorher berechnete an sich niedrige Avertindosis von 0,11 immer noch zu hoch war (S. 533). Mancher Avertinnarkose-Zwischenfall — besonders bei älteren Leuten — mag auf Nichtbeachtung dieses für die Dosierung ungemein wichtigen Momentes zurückzuführen sein. Wir empfehlen dringend bei starker Wirkung des Pränarkoticums die vorher berechnete Gesamtmenge des Avertins zu vermindern. Wir kommen auf diese Fragen ausführlich im Kapitel „Störungen der Avertinnarkosen" zurück. Ob man bei sichtlich geringerer Wirkung des Pränarkoticums die Avertinmenge erhöhen soll, erscheint fraglich.

Wir möchten an die Erfahrungen von E. Gläsmer mit reiner Avertinnarkose erinnern, von denen wir im Kapitel Vorbereitung der Avertinnarkose berichteten (S. 453). Ihren Warnungen vor Kombinationen des Avertin mit anderen Narkoticis glaubten wir nicht folgen, sondern mit Verminderungen der Avertindosen entsprechen zu sollen. Das Laudanon-Scopolamin haben wir, so gut es oft wirkt, seither für die Vorbereitung der Avertinnarkose aufgegeben und durch Pantopon ersetzt (S. 455).

Nur bei Butzengeiger findet sich einmal eine Andeutung über die Beziehungen zwischen der Wirkung des Pränarkoticums zur Dosierung des Avertins, die er in dem uns freundlichst zur Verfügung gestellten Bericht über seine neuesten Erfahrungen wiederholt.

Der beste Gradmesser für die Avertinempfänglichkeit dürfte die seinerzeit von Killian vorgeschlagene intravenöse Zuführung einer kleinen Avertintestmenge sein. Das Verfahren ist aber zu dieser Erprobung allein zu umständlich, anders liegen die Verhältnisse, wenn es in der exakten Methodik von Kirschner zur Rauschnarkose gesteigert und selbständig als solche oder zur Einleitung der Inhalationsnarkose verwendet wird.

Wunderbarerweise hat man bisher nicht versucht, an vorhergehenden Tagen mit geringen rectal gegebenen Avertinmengen die individuelle Avertinempfindlichkeit vor der Avertinnarkose zu prüfen. Offenbar steht das Avertin noch im Rufe, auch in kleinen Dosen als Hypnoticum gefährlich zu sein. Wir könnten uns vorstellen, daß man späterhin, wenn die Angst vor dem Avertin als Schlafmittel überwunden sein wird, aus dessen hypnotischer Wirkung am Tag vor der Operation zuverlässige Rückschlüsse auf die Avertinempfindlichkeit des Patienten machen könnte. Kohler hat die Prüfung des Individuums auf seine Avertinempfänglichkeit praktischerweise in seine fraktionierte Narkotisierungsmethode hineingenommen.

Kohler gibt an, daß man die optimale Avertindosis am besten bei der fraktionierten Darreichung aus der Wirkung einer ersten kleinen Testdosis folgern könne. Aus der Zeitspanne, die zwischen Einlauf und Schlafbeginn eventuell auch noch zwischen Einschlafen und dem ersten Verschwinden des Cornealreflexes liegt, lasse sich schnell und schon nach kurzer Übung erkennen, ob der Patient noch eine eventuell aber auch zwei Nachdosen nötig habe, um für die Operation in tiefer Narkose zu sein. Die Zahl von 91% Avertin-vollnarkose und nur 9% Ätherzusatz spricht für die Richigkeit von Kohlers Beobach-tungen. Weiteres im Kapitel „fraktionierte Dosierung" (S. 480), Kohlers Methode (S. 486).

Einen anderen Weg geht Sievers bei Kindern, bei denen die Avertinnarkose nach Gaben von 0,125—0,15 versagt hat. Er setzt dann kein Avertin mehr zu, gibt auch keinen Äther, sondern gibt nach 1—2 Stunden nochmals 0,1—0,12, meist mit bestem Narkoseerfolg (Intervallnarkose). Es sind das praktisch wie theoretisch hochinteressante Feststellungen, die auf verschiedene Weise erklärt werden können.

Die hohe Anflutung des Avertin im Blut ist ja nach 2 Stunden im kindlichen Organismus sicher vorüber, nach 1 Stunde kann die Welle aber noch ziemlich hoch sein. Nur genaue Bestimmungen der Blutkonzentration des Avertins, wie Sebening es getan, könnten hier sichere Aufschlüsse geben. Ein Avertinzusatz von 0,1—0,125 nach 1—2 Stunden würde die neue Welle in jedem Falle wieder hochbringen, wohl höher als sie nach der ersten Anflutung war. Der ganze Vorgang könnte also als eine additive hohe Dosierung erklärt werden, die man wagen darf, weil man beim ersten Avertineinlauf die geringe Empfindlichkeit des Individuums gegen Avertin festgestellt hat. Wir haben das in einem späteren Kapitel die Überwindung des Avertinversagers genannt (S. 502).

Andererseits liegt die Erklärung wohl auch mit in dem, was Straub als Automatie der Steuerung der Avertinnarkose bezeichnet: hat die Avertinnarkose einmal ein-gesetzt, so wird sie (wie jede andere Narkose) durch relativ kleine Gaben unterhalten. Sievers selbst sieht den Erfolg in der Steigerung der Schlaffähigkeit der Kinder. Und Bier teilt, an die interessanten Beobachtungen von Sievers anknüpfend, ähnliche mit, die er bei der Wirkung des Novocain in der Lumbalanästhesie gemacht hat. Er glaubt in diesen Vorgängen die Bestätigung einer pharmakologischen Regel zu finden: daß die Vorgabe eines Mittels die Nachgabe desselben Mittels in erwünschter Weise beeinflussen kann.

Wir berücksichtigen dann für die Berechnung der Grunddosis noch beson-ders den **Allgemeinzustand und die Widerstandskraft des Individuums,** Fak-toren, die sich in vielen, aber nicht in allen Fällen zum Teil wohl auch im Körper-gewicht auswirken. Über die Beurteilung der Konstitution werden wir uns später noch äußern.

Die intuitive Erfassung der Avertindosierung. Wenn wir oben von kom-mensurablen und inkommensurablen Faktoren bei der Avertinnarkose sprachen, so waren wir uns darüber klar, daß eigentlich nur Körpergewicht, Alter und Geschlecht exakt feststellbar sind, aber auch nicht sicher abschätzbar bezüg-lich der A-Wirkung. Immerhin sind bei der Feststellung der Narkoseeignung, des Allgemeinzustandes und der Konstitution die Anhaltspunkte für die Avertin-dosierung noch viel weniger kommensurabel. Und der Faktor „persönlicher Ein-druck" ist völlig inkommensurabel.

Man kann in konsequentem Durchdenken dieser Verhältnisse dazu kommen, daß man wie Butzengeiger in jedem Falle mit kleiner Grunddosis beginnend und je nach Erfolg fraktionierend weitergeht oder resignierend bei der prin-zipiellen Avertinbasisnarkose stehenbleibt: Avertinvollnarkose ist Fehler, ent-hält die Gefahr der Überdosierung! Oder man kann, wie oben beschrieben, wie Kohler die optimale Avertindosis nach einer ersten kleinen Testdosis ab-schätzen. An dem Punkt, wo Butzengeiger aufhört, setzt Kohler die Avertin-gaben fort, zielbewußt und konsequent die Avertinvollnarkose erstrebend, die er ohne Gefahr in 90% der Fälle erreicht hat. Man kann auch, wie gezeigt, mit Sievers den interessanten, aber zeitraubenden Weg der „Intervallnarkose" gehen.

Wer aber mit Einzeldosis zu arbeiten für praktischer hält, muß von allen den aufgezählten Gesichtspunkten aus die Grunddosis fixieren und mit dem Körpergewicht multiplizieren oder die Gesamtmenge des Avertins ohne Rechenexempel festsetzen.

Nordmann hält, wie gesagt, nichts von der Berechnung nach Körperkilo, er nimmt keine Multiplikation einer Grunddosis vor, sondern er versucht das Dosierungsproblem „durch Erfahrung und Intuition" zu lösen. 2600 Avertinnarkosen mit befriedigendem Erfolg ohne Todesfall stellen seiner Dosierungskunst ein vorzügliches Zeugnis aus! Sehr viele Autoren geben Nordmann recht, manche erklären, daß man sich in die Dosierung der Avertinnarkosen mit der Zeit einfühlt — auch wir haben gelernt.

Hahn betont wohl am stärksten von allen Autoren die gefühlsmäßige Dosierung. Es war ihm aufgefallen, daß diejenigen Kranken, bei denen aus besonderen Gründen das Körpergewicht vorher nicht hatte bestimmt werden können, die besten Avertinnarkosen hatten. Bei diesen war die Avertinmenge nur „gefühlsmäßig" nach Alter, Konstitution und Operationsart bemessen worden. Bei 300 Avertinnarkosen hatte er 54% Avertinvollnarkosen 14% Versager (Ätherzusatz über 100 g). Dadurch, daß es ihm weder durch die übliche Berechnung nach Körpergewicht noch durch die beschriebene gefühlsmäßige Dosierung gelang, in größerer Zahl Avertinvollnarkose zu erreichen, schließt er auf eine individuelle Aufnahmehemmung bei vielen Menschen dem Avertin gegenüber. Die Zahl der Avertinvollnarkose ist bei Hahns Dosierung die fast immer auf 0,15, ja bis 0,175 ging erstaunlich gering! Da Hahn sehr oft fraktioniert dosiert hat, kann man ihm wohl die 90% Avertinvollnarkose und 10% Ätherzusatz Kohlers gegenüberstellen oder die 1000 Fälle von Els-Jäger mit $1,3\%$ Versagern (Ätherzusatz über 100 g) bei Einzeldosierung 0,125, sehr oft darunter, sehr selten 0,15. Einen Beweis für den Wert der gefühlsmäßigen Erfassung der Avertindosis bieten die Zahlen und Ausführungen von Hahn also nicht!

Wer wollte nicht auf dem Gebiete der Narkotisierungskunst im allgemeinen und dem der Avertinnarkose im besonderen der Auswertung der Beziehung „Körperbau und Charakter" neben den festeren Anhaltspunkten Gewicht, Alter, Geschlecht einen mehr oder weniger weiten Einfluß einräumen. Es gibt „geborene" Narkotiseure für Äther und Chloroform, warum soll es sie nicht auch für Avertin geben? Der optimale Erfolg jeder Narkose hängt ab von dem richtigen Erfassen des psychophysischen Zustandes des Individuums gegenüber dem betreffenden Narkoticum. Bei der Inhalationsnarkose lassen sich Irrtümer des Erfassens und Zustandsänderungen während der Narkose nach der Plus- wie nach der Minusweite hin korrigieren, der „Narkotiseur fühlt sich ein". Bei der Avertinnarkose gibt es dieses dauernde Sichein- und Nachfühlen nicht, hier gibt es nur logisches und gefühlsmäßiges einmaliges Erfassen vor der Narkose.

Die Avertindosierung erheischt vom Chirurgen eine eingehendere Erforschung des Individuums, als er sie bisher bei den leicht steuerbaren Inhalationsnarkosen gewöhnt ist. Wir haben schon früher einmal bei aller Anerkennung der Nordmannschen Erfolge den Wunsch ausgesprochen, das Gefühlsmäßige bei der Erfassung der optimalen Avertindosis möglichst durch objektive Anhaltspunkte und exakte Meßmethoden ersetzt zu sehen (Anschütz 1928). Namentlich für den auf dem Gebiete der Avertinnarkose noch weniger Erfahrenen oder weniger Begabten wäre das wünschenswert.

Wenn dies auch nur einigermaßen gelingen würde, so könnte zwar in anderem Sinne als bisher, aber doch von einer gewissen Steuerungsmöglichkeit der Avertinnarkosen gesprochen werden. Das Steuer würde dann bei dem Avertin vor der Narkose in möglichst genau berechnetem Winkel einigermaßen exakt festgelegt werden — während es bei der Inhalationsnarkose je nach Bedürfnis dem Moment angepaßt, gedreht — gewendet werden kann. Einfacher ist wohl die Fahrt bei freispielendem Steuer — aber auch mit festgelegtem Ruder kann bei gleichbleibenden Winden der Kundige zu einem bestimmten Ziele kommen.

Daß unter diesen Umständen eifrig weitergesucht werde, nach Methoden und Mitteln zur freieren Steuerung der Avertinnarkose ist allgemeiner dringender Wunsch. Die Avertinnarkose steckt noch in den Kinderschuhen! Die neuen Methoden des intravenösen Avertinrausches, der rectalen Avertinkurznarkose, die Fraktionierung, die Intervalltechnik lassen sich vielleicht doch noch weiter praktisch ausbauen. Kirschner bezeichnet seine intravenöse Methode geradeswegs als steuerbar. Und das mit Recht. Ähnliches leistet vielleicht Baum mit der rectalen unterbrochenen Zufuhr. Und unter den Medikamenten erwecken die Beobachtungen über den Einfluß des Thyroxins auf die Avertinnarkose von Lendle und von Pribram einige Hoffnungen (S. 437, 551).

Versuche einer exakteren Erfassung der Avertindosierung. Das Bedürfnis einer exakteren und individuelleren Berechnung der Avertindosis ist mit uns von vielen Autoren empfunden worden, erst Domanig (Grazer Klinik) hat es unternommen, unseren ausgesprochenen Wunsch nach einer zahlenmäßigen Grundlage bei der Avertindosierung zu erfüllen.

Bei Domanig bildet das Körpergewicht nur eine „lockere Grundlage" für die Errechnung der Avertingesamtmenge. Denn auf die endgültige Festsetzung der Avertingrunddosis wirken bei ihm auch andere Faktoren zahlenmäßig erheblich ein. Die Avertingrunddosis gewinnt er neben Geschlecht, Alter auch noch aus dem Allgemeinzustand, der Konstitution und der Narkoseeignung der Patienten. Und zwar dadurch, daß er diese einzelnen Faktoren je nach Graden zensiert zugunsten oder zuungunsten der Dosengröße. Die durch Addition der einzelnen Rubriken gefundene Klassifikationszahl entspricht einer erfahrungsgemäß wirksamen Avertingrunddosis, deren Multiplikation mit dem Körpergewicht die Avertingesamtmenge angibt.

Noch mehr als auf die oben ausführlich besprochenen Faktoren Geschlecht und Alter legt Domanig bei seinem Dosierungsschema Gewicht auf das Verhalten des Allgemeinzustandes, d. h. ob und inwieweit der Kranke durch die Erkrankung oder andere Umstände in seiner Widerstandskraft geschwächt ist. Die Eignung zur Narkose wird ebenfalls berücksichtigt. Sie wird beurteilt nach der psychischen Einstellung der Patienten (robuste Natur, sehr erregter oder ruhiger Charakter), ferner danach, ob der Patient an Alkohol, Narkotica und Hypnotica gewöhnt ist oder nicht. Auch die Schlaftiefe nach Sievers wird dabei in Rechnung gezogen. Leider ist nicht angeführt, wie ein Urteil über die Schlaftiefe gewonnen werden kann beim Erwachsenen, aus der Anamnese, der klinischen Beobachtung oder dem Sieverschen Weckversuch. Fettreichtum wird auf das Normalgewicht reduziert.

Daraus ergab sich Domanig folgendes Schema:

Geschlecht	Alter	Allgemeinzustand	Konstitution	Narkoseeignung
Mann 2	unter 35 Jahren 2	sehr gut 3	widerstandsfähig 2	ungeeignet 2
Frau 1	über 35 Jahren 1	mittelmäßig 2	schwächlich 1	geeignet 1
—	—	schlecht 1	—	—

Aus den erhobenen Einzelbefunden errechnet man für den Patienten die Klassifikationszahl.

Es entspricht die Klassifikationszahl:

	5	6	7	8	9	10	11
eine Avertindosis p. K. von.	0,06	0,065	0,07	0,075	0,08	0,09	0,1

In der Grazer Klinik lehnt man die Avertinvollnarkose streng ab, man will nur eine völlig ungefährliche Avertinbasisnarkose, als Zusatz wird Lachgasnarkose verwendet.

Wir begrüßten dieses Dosierungsschema von Domanig als einen ersten Versuch nach der gewünschten Richtung hin. Er sagt selbst, daß dieses Schema nur Anhaltspunkte geben kann. Zur wirkungsvollen Ausfüllung der drei letzten Rubriken gehört Erfahrung und guter ärztlicher Blick — also auch hier wieder das Intuitive! Darin behält Nordmann recht, letzten Endes wird man um diesen individuellen variablen Faktor beim narkotisierenden Arzt auch bei der Avertinnarkose nicht herumkommen. Aber mancher für die Avertindosierung wichtige Umstand läßt sich doch wohl auf dem Wege Domanigs exakter einschätzen als mit der Intuition allein.

Die Rubrik bei Domanig „Konstitution" haben wir fallen lassen. Wenn man über diesen Begriff in praktischer Beziehung zur Avertinnarkose nachdenkt, so muß er in seine zwei Hauptteile — den physischen und den psychischen — zerlegt werden. Der physische Teil findet zuvörderst seine Anrechnung, und zwar in vollem Maße durch den Hauptmultiplikator „Körpergewicht", dann aber auch wieder in der Rubrik „Allgemeinzustand". Der psychische, nervöse Teil der Konstitution wird auch schon bei der Narkoseeignung mit berücksichtigt, denn hier wird der geistige Typ des Menschen, seine Reaktionsart, die sogenannte Persönlichkeit, mit ausgewertet werden.

Wir vermißten in dem Schema die Berücksichtigung des kindlichen Alters, welches, wie oben des weiteren ausgeführt, einer höheren Dosis zur Avertinvollnarkose, also wohl auch zur guten Avertinbasisnarkose bedarf. Ferner wird das Alter über 60 Jahre nicht besonders herausgehoben, von dem das Umgekehrte gilt wie von den Kindern. Auch die Rubrik Narkoseeignung erschien uns zu wenig variabel. Der Gegensatz zwischen einem aufgeregten Potator und einem ruhigen alkoholfremden Menschen kommt unseres Erachtens bei der Berechnung nicht genügend zur Geltung. Wir legen ferner, wie gesagt, noch großen Wert auf die Wirkung des Pränarkoticums. Aber vergessen wir nicht, daß Domanig seine Klassifikation nur für die Avertinbasisnarkose geprüft und bewährt gefunden hat. Vielleicht ist unsere Kritik, die auch nur Kleinigkeiten betrifft, hinfällig bezüglich der Bewährung des Schemas bei prinzipieller Basisnarkose mit Avertin.

Wir stehen auf anderem Standpunkte, dem eingangs (S. 426) unter Nr. 5 festgelegten! Wir freuen uns über jede Avertinvollnarkose, halten aber einen mäßigen Inhalationszusatz keineswegs für einen Versager der Methode. So haben wir in starker Anlehnung an das von Domanig das beistehende Avertindosierungsschema in unserer Klinik in Gebrauch. Da dieses für die sanft erstrebte Avertinvollnarkose vorsichtiger und deshalb detaillierter sein muß als für die Nurbasisnarkose, glaubten wir 17 Klassifikationszahlen (Domanig hat nur 7!) aufstellen zu müssen.

Für gesunde Kinder nehmen wir stets die höchste Klassifikationszahl und dosieren sie als ungeeignet. Auch die kräftigen jungen Männer von 15—35 Jahren werden als ungeeignet gewertet. Besonders kräftige Kinder erhalten eine Addition von zwei Punkten (Rubrik 5).

Unsere niedrigste Dosis war bisher 0,08. Diese verabreichen wir alten Leuten in schlechtem Allgemeinzustande, von denen wir ja erfahrungsgemäß voraussetzen können, daß sie sehr gut für die Avertinnarkose geeignet sind.

Schema der Kieler Klinik zur Errechnung der optimalen Avertindosis
(modifiziert nach Domanig).

Geschlecht	Alter	Widerstandskraft Allgemeinzustand	Narkoseeignung	Kräftige Kinder
Kinder 4	1—15 : 4	robust 3	ungeeignet 4	1 und 2
Männer 3	15—35 : 3	kräftig 2	wenig 3	—
Frauen 2	35—60 : 2	mäßig 1	gut 2	—
Alte Leute 1	60—80 : 1	schlecht 0	sehr gut 1	—

Klassifikationszahl	3	4	5	6	7	8	9	10
Dosis pro kg . . .	0,08	0,085	0,09	0,0095	0,1	0,105	0,11	0,115

Klassifikationszahl	11	12	13	14	15	16	17
Dosis pro kg	0,12	0,125	0,13	0,135	0,14	0,145	0,15

Beispiel I.

Zahl

Alte Frau 1
73 Jahre 1
Mammacarcinom, schlechter Allgemeinzustand 0
Narkoseeignung sehr gut 1

3

Klassifikationszahl 3 = 0,08, Körpergewicht 50 kg, also 4 g Avertin.

Beispiel II.

Zahl

Kräftiger junger Mann 3
25 Jahre 3
Struma, sehr guter Allgemeinzustand 3
Wenig geeignet zur Avertinnarkose 3

12

Klassifikationszahl 12 = 0,125, Körpergewicht 70 kg, also 8,75 g Avertin.

Die höchsten Dosen werden besonders kräftige Kinder erhalten, die ja besonders ungeeignet sind für Avertinnarkosen, zumal wenn sie sehr aufgeregt und ängstlich sind. Bei derartigen Fällen muß erfahrungsgemäß eine außerordentliche Additionszahl von 1 bis 2 Punkten hinzugefügt werden.

Beispiel III.

Zahl

Kind 4
10 Jahre 4
Sehnenplastik, sehr guter Allgemeinzustand 3
Ungeeignet 4
Sehr kräftiges Kind (Sonderaddition) 2

17

Klassifikationszahl 17 = 0,15, Körpergewicht 30 kg, also 4,5 g Avertin.

Bei vermehrtem Fettansatz (S. 464) nehmen wir keine Reduktion des Körpergewichts vor, sondern vermindern die Gesamtdosis des Avertins, wir sind aber dabei nicht ängstlich. Aber mehr als 10 g Avertin geben wir äußerst selten.

Eine besondere Anrechnung bei der Dosierung erheischen auch schließlich noch manche Begleitumstände, die konditionellen Faktoren der Avertindosierung, wie akute Blutverluste, Blutarmut, höheres Fieber, Kachexie, Pulslabilität, Schwangerschaft usw.

Sind diese auch schon unter der Rubrik Allgemeinzustand und Widerstandskraft mit berücksichtigt, so tut man doch gut, sie bei Festsetzung der AvertinGesamtmenge nochmals subtrahendo oder addendo (z. B. Basedow) in Anrechnung zu bringen. Ebenso sollte man bezüglich der Art und der Dauer des geplanten Eingriffs verfahren und muß man, wenn man nach der vorherigen Mengenberechnung nachträglich überraschende Wirkungen des Pränarkoticums feststellt. Wir verweisen warnend auf das oben (S. 471) Gesagte.

Selbstverständlich bleibt dem persönlichen ärztlichen Ermessen und Empfinden auch bei einer derartigen detaillierten Schematisierung der Avertindosisberechnung noch ein weiter Spielraum und wir möchten auch noch besonders darauf hinweisen, daß bei unserer Dosierung keineswegs in jedem Falle Vollnarkose erzielt wird. Wir wünschen kurze, nicht allzu tiefe Avertinvollnarkose und sind, wie wiederholt gesagt, gar nicht gegen Avertinbasisnarkose, wenn wir mäßige Mengen Äther zu deren Vollendung gebrauchen. Sogenannte Versager erleben wir auch jetzt noch manchmal, aber weit seltener als früher. Es bleibt natürlich jedem überlassen, ob er bei einem derartigen Schematisieren mit der Grunddosis 0,08 oder lieber mit 0,06 oder 0,01 beginnen will.

Der auf dem Gebiete der Avertinnarkose Erfahrene wird dieses Schematisieren und komplizierte Berechnen vielleicht belächeln und unseren Vorschlag für akademisch halten, aber ein derartiges Schema hat doch den Vorteil, daß es auch dem Erfahrenen einige Anhaltspunkte gibt für methodisches, kontrolierbares Weiterarbeiten und ganz besonders dem Anfänger das Einarbeiten auf dem Gebiete der Avertinnarkose erleichtert. Wir halten, wie gesagt, das Vorgehen Domanigs für fruchtbar und sind ihm gefolgt. Wir glauben, daß aus der vergleichenden Zusammenstellung derartiger Protokolle manches Wichtige für die Avertinnarkose gelernt werden kann.

Aus all dem Gesagten geht aber das mit Sicherheit hervor, daß man heute bei der Anwendung des Avertin zur Narkose in der Dosierung individualisieren muß, ganz besonders, wenn man mit Einzeldosis auf Vollnarkose oder tiefere Avertinbetäubung hinarbeitet. Daß das Individualisieren auch für die Avertinbasisnarkose erwünscht ist, wurde ebenfalls dargelegt. Wir haben unser Schema und das von Domanig als ein gleitendes bezeichnet, auch das von B. Martin muß durchaus so benannt werden, denn es stellt zwar als Hauptmoment die Altersklassen auf, hat aber in diesem gleitende Dosierung (S. 486) und auch Nordmann (S. 484), Kreuter (S. 485), Els und Jäger (S. 487) arbeiten ebenfalls in hohem Maße individualisierend mit gleitenden Avertindosen. Andere nur insofern, als sie die Dosis mehr als Ganzes erfassen und mehr gefühlsmäßig festsetzen.

B. Die Avertinnarkosen mit fraktionierter Dosierung, Wiederholungen der Avertinnarkose

wurden von Butzengeiger eingeführt, als er merkte, daß man infolge der außerordentlich variablen Avertinwirkung bei den einzelnen Menschen mit einer hohen Grunddosis (0,15) nur allzuleicht überdosiert. Er erniedrigte deshalb die allgemeine Grunddosis auf 0,1, bei gebrechlichen alten Leuten auf 0,075 bis 0,08, und zwar in $2^1/_2 \%$iger Lösung. Trat nach 15—20 Minuten kein tiefer Schlaf ein, was er mit Reflexbewegungen auf Kältereize mit Äthertupfer oder

mit Schmerzreiz durch Tuchklemmen prüfte, so wurde 0,025 nachgefüllt und
wiederum 15—20 Minuten abgewartet. Manchmal wurde auch noch eine zweite
Nachfüllung in gleicher Dosis und Konzentration verabreicht. Es werden also
bei der fraktionierten Methode im ganzen 0,1—0,125—0,15 gegeben. Butzengeiger benutzt für die Einläufe ein besonderes Darmrohr, welches das Auspressen und Auslaufen bei beginnender Erschlaffung verhindert.

Das Ablassen des Einlaufs vor der Nachfüllung hält er zum Erreichen einer Basisnarkose
für völlig überflüssig — entgegen Straub. Butzengeiger hat nie gesehen, daß die Zusatzdosis ungenügende Wirksamkeit hatte (n. b. wohl für seine Basisnarkose). Andererseits werde
die Berechnung der Avertingesamtdosis durch das Ablassen unsicher, denn der Avertingehalt des abgelassenen Rückstandes schwanke nach Straubs eigenen Angaben in weiten
Grenzen.

Butzengeiger hat seine fraktionierte Methode erdacht, um Überdosierungen
zu vermeiden, auf Grund weiterer Erfahrungen ist er dann dazu gekommen,
jede Vollnarkose mit Avertin für unerwünscht zu halten. Er will nur die Basisnarkose mit Avertin. „Die Gipfelführung der Narkose erfolgt dann durch
Äther." Seine Erfolge sind in der Tat, was die Gefahrlosigkeit betrifft, sehr gute.
Von dem Thema Basis- oder Vollnarkose mit Avertin wird in einem späteren
Kapitel noch ausführlich die Rede sein (S. 494). Hier interessieren in erster Linie
die Fragen, erstens ob die fraktionierte Dosierung unter geringerer
Gefahr in höherem Prozentsatz Avertinvollnarkose erreicht und
zweitens, ob sie sich sonst praktisch bewährt hat.

Man sollte denken, die fraktionierte Dosierung müßte sogleich oder bald
nach ihrer Bekanntgabe die Methode der Wahl für die Avertinnarkose geworden
sein. Denn sie gestattet theoretisch genommen doch eine bessere, nach Sievers
sogar eine genaue individuelle Dosierung und durch den wiederholten Zusatz
auch eine Art Steuerung der Avertinnarkose. Das ist aber nicht der Fall gewesen.
Und zwar nicht nur deshalb, weil dem fraktionierten Verfahren eine gewisse
Umständlichkeit anhaftet, sondern offenbar weil es sich zur ungefährlichen
Erreichung eines höheren Prozentsatzes von Vollnarkosen praktisch nicht recht
bewährt hat. Als erster ist ja doch wohl Butzengeiger selbst von diesem
Ziele abgeschwenkt, denn man darf doch wohl annehmen, daß auch ihm anfangs
bei der Fraktionierung der Avertindosis die Erreichung der vollen Avertin-
dosis vorgeschwebt und daß erst weitere Erfahrung und sein gesunder praktischer
Blick ihn zum Prinzip der völlig ungefährlichen Avertinbasisnarkose gebracht hat.

Straubs wiederholt erwähnte wichtige Feststellungen über die Abhängigkeit
der Resorption des Avertins aus Wasserlösungen von dessen Konzentrations-
höhe schienen wiederum einen wichtigen Schritt vorwärts zugunsten der fraktionierten Dosierung zu bedeuten. Er riet beim Versagen der ersten Dosis nach
15 Minuten etwa ein Viertel Volum des ersten Einlaufs, wiederum in 3%iger
Lösung nachzufüllen, aber vorher den Rückstand des ersten Einlaufs abzulassen,
um sicher wieder die günstige Anfangskonzentration von 3% zu haben. „Die
Praxis müsse das Richtige finden".

Tatsächlich haben aber nur wenige Autoren konsequent versucht, auf dem
Weg der fraktionierten Dosierung die Avertinvollnarkose zu erreichen. Streng
genommen eigentlich nur Kohler! Denn Sievers bemüht sich doch möglichst
schon durch die Anfangsdosis Vollnarkose zu bekommen. Seine Methode der
Intervallnarkose ist eine besondere wesentliche Modifikation der Fraktionierung
von größtem Interesse, auf die wir bald zu sprechen kommen.

Dreessen hat ebenso wie Kohler und Sievers nach Straubs Vorschriften gearbeitet, mit einer Grunddosis von 0,1 hat er auf 0,13—0,15 aufgefüllt im ganzen höchstens 11 g Avertin. Es wurden aber nur 33% Vollnarkose erreicht.

Rumpf dosiert, wie es scheint, häufig fraktioniert mit 0,1 als Probedosis beginnend in 3% Lösungen und wenn nötig 0,025 zusetzend. Bei größeren Operationen in jedem Fall. Abwarten 30 Minuten. Erfolge gut. Versager nur in der ersten Zeit infolge zu frühen Beginnens der Operation. Es handelte sich um gynäkologische Fälle.

Schulze (Klinik Lexer) ging genau nach Straubs Vorschriften vor. Grunddosis 0,1 resp. 0,125, Nachfüllungen in Dosen von 0,025 bis insgesamt maximal 0,175 bei kräftigen Männern. Dazwischen stets nach 10 Minuten Ablassen des Einlaufs. Er bekam zum Teil gute, tiefe Narkosen, aber auch Cyanosen und Blutdrucksenkungen. Auch vermehrte Hautblutungen. Diese Methodik erschien aber doch gefährlich, weil die trotz des Ablassens zurückbleibenden Avertinreste unbekannt sind. Seit Übergang zur Martinschen Methode volle Zufriedenheit.

E. Mühsam ging von 0,1 und 0,125 aus, nie über 10 g. Er hatte nur 8% Versager, aber auch er ist der fraktionierten Methode nicht treu geblieben.

Goßmann lehnt die Nachfüllung ab, weil sie zu wenig Avertinvollnarkosen gibt, sie verzettele die Dosen. Auch Els kommt nach seiner reichen Erfahrung zur Ablehnung der fraktionierten Zufuhr, weil sie nicht einfach genug sei und nicht sicher genug, das Ziel der Vollnarkose erreiche und deshalb oft Zeitverlust bringe. Heynemann fand keine genügende Verbesserung der Narkosentiefe nach Avertinzusatz von 0,025 zur Grunddosis 0,1 bei gynäkologischer Operation.

Melzner fand trotz hoher Anfangsdosis bei weiterem Zusatz oft ungenügende Narkosentiefe, dabei aber keine Beseitigung der Gefahren. Dieser Meinung ist auch Lobenhoffer.

Nordmann hat sich nach einigen mißglückten und gefahrbringenden Versuchen gänzlich von der fraktionierten Methode abgewendet. Er glaubt, daß durch den ersten Einlauf das Gewebe sensibilisiert wird. Auch wenn man Straub folgend den Resteinlauf von dem Avertinzusatz ablasse, so bestehe die Gefahr, daß aus der halben Avertinwirkung des ersten Einlaufs durch den Avertinzusatz Folgen entstehen, die man nur schwer beherrschen könne. Demgegenüber ist doch auf die hervorragende Statistik von Kohler hinzuweisen, und vor allen Dingen auf das Vorgehen von Sievers, der ja gerade die Sensibilisierung des Gehirns durch den ersten Einlauf für die Intervallnarkose ausnützt. Wir vermögen nicht einzusehen, warum eine verständig ausgeführte fraktionierte Dosierung gefährlich sein soll. Eher das Gegenteil ist theoretisch anzunehmen, die Einzeldosierung ist gefährlicher, denn sie hat nicht die erste kleine Dosis, die als Testprobe die Avertinwirkung bei dem Patienten feststellt.

Nachteilig könnte der zweite Einlauf vielleicht einmal dadurch wirken, daß er die Avertinlösung in höhere Darmabschnitte hinaufdrückt, wo sie überschnell resorbiert wird. Dies wäre aber wohl nur dann anzunehmen, wenn der erste Einlauf nicht abgelassen worden wäre. Die Verdünnung der Avertinwirkung beeinträchtigt in höheren Darmabschnitten nicht deren überschnelle Resorption (s. Kapitel Avertinlösung und -resorption, S. 508). Aber vor ernstlichen Zwischenfällen sollte unserer Meinung nach die aus dem ersten Einlauf bei genügend langer Wartezeit erwiesene, relative Avertinempfindlichkeit des betreffenden Patienten schützen.

Auch die Avertinbroschüre der I. G. Farbenindustrie wirft der fraktionierten Dosierung neben ihrer Umständlichkeit vor, daß sie weder an Zusatzinhalationsnarkoticum spare, noch einen wesentlich höheren Prozentsatz von Vollnarkosen erziele. Letzteres trifft weder theoretisch noch experimentell zu, denn die Versuche von Straub und Pribram und die Statistiken von Kohler, Sievers, E. Mühsam liegen vor. Wir geben aber gern zu, daß das Ausnahmestatistiken sind und daß die allgemeine Praxis mit der fraktionierten Dosierung keine guten, sogar sehr enttäuschende Erfolge erlebt hat. Das kommt unserer Ansicht nach daher, daß die fraktionierte Methode ebensowenig grob schematisch gehandhabt werden darf, wie die Einzeldosierung. Handelte sich es sich um einfache Addition von schematischen Dosen, so hätte sich das an sich sehr wertvolle Prinzip der fraktionierten Dosierung für die Avertinnarkosen längst durchgesetzt. Nein — die wesentliche Ursache, warum die fraktionierte Dosierung so im Stich gelassen hat, liegt nicht nur in den angeführten Gründen (Umständlichkeit, Zeitverlust, Unsicherheit), sondern hauptsächlich einerseits darin, daß die Einzeldosierung individueller geworden, mehr erreicht und gefährliche Dosen besser vermeiden gelernt hat und daß man andererseits zu den unvollkommenen Avertinnarkosen prinzipiell eine andere Stellung einnimmt als früher. Man betrachtet sie nicht mehr als Versager oder Fehler, sondern benutzt sie als gute Basis für die Inhalationsnarkose und bucht auch sie als Gewinn.

Die Hauptsache ist eben auch bei der fraktionierten Methode, wenn sie Avertinvollnarkose erzielen will, daß die erste Dosis möglichst dem Individuum angepaßt gewählt wird, den kleinen fehlenden Avertinrest kann man dann durch einen Zusatzeinlauf ersetzen.

So fassen wir die ausgezeichneten Erfolge auf, von denen Kohler berichtet. Er hat sich wohl von allen Autoren am ausdauerndsten und erfolgreichsten bemüht, mit der fraktionierten Dosierung eine möglichst hohe Zahl von Avertinvollnarkosen zu erzielen.

Eine Zeitlang hat Kohler vergleichsweise die Avertinnarkose mit Einzeldosis und fraktionierter Dosierung nebeneinander durchgeführt. Bei 206 Fällen mit fraktionierter Zufuhr bekam er 83% Avertinvollnarkosen; 17% brauchten Ätherzusatz. Bei 94 Fällen mit einmaliger Dosis 54% Avertinvollnarkosen und 46% Ätherzusatz. Bei beiden Verfahren waren die verwendeten Avertinmengen ungefähr gleich hoch.

Man könnte den besseren Avertineffekt bei fraktionierter Dosierung vielleicht durch eine Art Sensibilisierung im Sinne von Sievers oder von Bier erklären (S. 472). Aber vielleicht liegt der bessere Erfolg auch nur im längeren Zuwarten, das Kohler in ausgesprochener Weise einhält. Für letzteres spricht eine Tabelle von Hahn, die wir an dieser Stelle einschalten wollen:

Fraktionierte Dosierung Grunddosis 0,1 Zusatz 0,025 Lösung 3% 81 Fälle

Avertinvollnarkose ohne Zusatz	bis 10 g Ätherzusatz	bis 25 g Ätherzusatz	bis 100 g Ätherzusatz	darüber
44 Fälle = 55%	3 Fälle = 3,8%	7 Fälle = 8,8%	20 Fälle = 26,2%	5 Fälle = 6,2%

Einzeldosierung durchschnittlich etwa 0,15 Lösung 3% 219 Fälle

118 Fälle = 53,6%	10 Fälle = 4,5%	14 Fälle = 6,4%	41 Fälle = 18,6%	37 Fälle = 16,8%

Also bei fraktionierter Dosierung mit erheblich kleinerer Dosis (0,125) weniger Versager: 6,2%. Bei höherer Einzeldosis (0,15) erheblich mehr Versager: 16,8%! Aber bei genauerem Studium der Vorgänge stellt sich heraus, daß Hahn bei den Einzeldosierungen anfangs zu kurz nur 20 Minuten abgewartet hat, als er länger wartete, 30—45 Minuten, hatte er bei 53 größeren Operationen nur 6% Versager. So hat auch Hahn die fraktionierte Methode aufgegeben.

Zuletzt ist Kohler auf eine Zahl von 90% Avertinvollnarkosen, nur 10% Ätherzusatz mit der fraktionierten Dosierung gekommen, nur 1% der Fälle bekam Äther über 100 g! Aber wir möchten bei diesem Erfolg doch seine persönliche Leistung, seine außergewöhnliche individualisierende Sorgfalt in der Wahl der Dosen und bei der Ausführung der Avertinnarkosen an erste Stelle rücken. Man sollte meinen, daß Kohler berufen wäre, mit Einzeldosen auch ohne die umständliche zeitraubende Fraktionierung bald zu einer sehr großen Zahl von Avertinvollnarkosen zu gelangen ohne Mehrgefährdung seiner Patienten. Dem entspricht auch, was Kohler selbst einmal sagt: daß sich mit großer Erfahrung die Technik der Avertinnarkosen wohl auf das Eindosensystem vereinfachen lasse, daß aber zunächst nur das sorgsam durchgeführte fraktionierte Dosierungsverfahren gute Narkoseresultate liefere und die persönliche Vertrautheit mit dem Avertin gewinnen lasse. Er sei deshalb von dem Eindosenverfahren wieder zum fraktionierten zurückgekehrt.

Hätte die fraktionierte Dosierung eine erhebliche höhere Erfolgsicherheit bezüglich der Avertinvollnarkose, so würde man die Unbequemlichkeiten dieses Verfahrens gern in Kauf nehmen. Aber beim Mißglücken der fraktionierten Avertinnarkose wird der Zeitverlust, der notwendigerweise beim weiteren Abwarten auf den Zusatzeinlauf entsteht, doppelt unangenehm und ärgerlich empfunden. Kohler hebt ausdrücklich hervor, wie viel Geduld und Zeit ihm persönlich die Avertinnarkose koste und daß sie sich wohl besser für kleinere Betriebe eigne.

Wir haben an unserer Klink die fraktionierte Methode wegen der unvorhersehbaren Stockungen im Operationsprogramm nicht durchführen können. Auch B. Martin erklärt sie für praktisch undurchführbar. Butzengeiger und Flörcken empfinden die fraktionierte Dosierung nicht störend, aber sie gehen nicht auf Vollnarkose aus. Das ist ein großer Unterschied!

Auch gelegentliche mit der Nachfüllung verbundene Störungen in der Asepsis werden von Nordmann, Haas, Kuthe u. a. gegen die fraktionierte Dosierung angeführt. Diese ließen sich aber wohl auf irgendeine Weise umgehen. Das wesentliche Moment gegen die Fraktionierung bleibt die lange Abwartezeit bei nicht ganz sicherem Erfolg — da greifen die meisten mit Avertinnarkose arbeitenden Chirurgen eben lieber zur Inhalationszusatznarkose — die ja für den Patienten immer noch einen Vorteil bedeutet. Zur Zeit gibt es jedenfalls nur wenige so überzeugte Anhänger der Avertinvollnarkose, daß sie zur Verminderung der Gefahr derselben die Umständlichkeiten der fraktionierten Zufuhr auf sich nehmen.

Wir glauben, daß das letzte Wort in der Frage der fraktionierten Dosierung noch nicht gesprochen ist. Die neueren anatomisch-physiologischen Gesichtspunkte bei der Avertinresorption lassen es möglich erscheinen, daß man mit einem zweiten Einlauf von größerem Volumen aber geringerer Konzentration das erwünschte Ziel der vollen oder tieferen Avertinnarkose erreichen kann. Die bisher geübte Methodik konnte von dem Zusatzeinlauf wenig erwarten, weil er, wie oben gesagt, nur die unterste schlecht resorbierende Darmpartie ausfüllt. Vorsichtige Versuche sind bei uns im Gange, es ist aber nicht leicht, zu einem endgültigen Urteil zu kommen.

Zu den überzeugten Anhängern der Fraktionierung gehört Sievers, der das Prinzip weiter ausbildete zur **Intervallnarkose.** Er beobachtete an einem Knaben, der 2 Stunden nach der ersten Avertinnarkose eine zweite erhalten mußte, daß diese nach sehr mangelhaftem Verlauf der ersten eine geradezu ideale Narkose darstellte. Seine Deutung dieses Tatbestandes ging dahin, daß die vor der ersten Avertinnarkose bestehende, höchst ungeeignete Erregung gewichen und für die neue Avertinnarkose Schlafbereitschaft eingetreten war (Steigerung der Avertinaffinität des Cehirns). Aus dieser Einzelbeobachtung entstand die Methode der Intervallnarkose. Wenn nach den ersten üblichen Dosen von 0,125—0,15 eventuell auch fraktioniert, keine ausreichend tiefe Narkose erreicht oder durch Auspressen verhindert wird, wird nach Abwarten von 20—30 Minuten das Rectum ausgespült und 1—2 Stunden nach Beginn der ersten Injektion, je nach dem Schläfrigkeitsgrad des Kindes, eine neue Volldosis 0,1 oder 0,125 verabfolgt (S. 472). Besonders bei ungünstigem Ausfall des Weckversuches wird gern die Intervallnarkose gewählt. Unter 32 Fällen gelang es 26 mal mit Intervallnarkose die Avertinversager aus dem Felde zu schlagen ohne jede Gefahrsteigerung. Ob sich diese Grundsätze auf den Erwachsenen übertragen lassen, vermag Sievers nicht zu beurteilen, es wäre aber eigentlich anzunehmen.

Eine Modifikation der fraktionierten Dosierung wurde von Goecke als **Avertinrectaltropfnarkose** angegeben. Er glaubte durch die Tröpfchenzufuhr die Rectalnarkose der Inhalationsnarkose angleichen zu können.

Zuerst läßt man schneller tropfen, sobald 0,1 erreicht ist oder wenn schon vorher Schlaf eintritt, verlangsamt man das Tempo. Es wurden auf diese Weise mit 0,08—0,15 brauchbare Narkosen erzielt. Um den Verlauf abzukürzen, kann man in geeigneten Fällen von vornherein 0,08—0,1 im üblichen 3% Einlauf geben und dann noch die Tropfmethode bis zur gewünschten Schlaftiefe hinzufügen.

Der Vorteil des Goeckeschen Verfahrens soll das sichere Vermeiden von Überdosierungen sein. Ob es außer Haak viele Nachahmer gefunden hat, geht aus der Literatur nicht hervor. Wir glauben es nicht. Der Vorwurf des Zeitverlustes und der Umständlichkeit wird erhoben. Dabei wird die Unsicherheit bezüglich der Vollnarkose noch erhöht sein gegenüber der ursprünglichen Fraktionierung. Domrich, der das Verfahren an sich selbst hat ausführen lassen, setzt an ihm aus, daß es nicht die genügend schnelle Anflutung und hohe Blutkonzentration des Avertin gewährt. Auch Roedelius hat nach einigen Versuchen den Avertintropfeinlauf wieder aufgegeben.

Bei dieser Gelegenheit sei festgestellt, daß **Wiederholungen der Avertinnarkose** ohne jeden Nachteil des öfteren am gleichen Patienten ausgeführt worden sind. Butzengeiger hat einen Patienten 6 mal, Unger 4 mal in Avertinnarkose operiert. Petermann machte bei einem 69 jährigen Manne mit Carcinoma coli in 5 Wochen drei Avertinnarkosen stets mit gleich gutem Erfolg. Schulze hebt hervor, daß die bei Plastiken so häufigen Nach- oder Teiloperationen ohne jeden Schaden immer in gleicher Avertindosis ausgeführt werden konnten. Daß man bei den Wiederholungen der Avertinnarkosen auch dem veränderten Zustand des Patienten Rechnung tragen muß, zeigt der folgende Fall von M. Borchardt. Er ist ein eindringliches Beispiel für die Notwendigkeit einer individualisierenden, der jeweiligen Lage angepaßten Dosierung.

Ein 70 jähriger fetter Diabetiker mit Myodegeneratio cordis wurde unter 0,125 wegen Gangrän amputiert mit ausgezeichnetem Verlauf der Narkose. Nach einiger Zeit mußte die Reamputation des Unterschenkels bei diesem Patienten vorgenommen werden, dessen Allgemeinzustand sich erheblich verschlechtert hatte. Es wurde trotzdem die gleiche Dosis 0,125 gegeben und es trat nun ein bedrohlicher Zustand ein, von äußerster Blässe, Pulslosigkeit, Atemstillstand, der unter CO_2-Atmung wieder zurückging. Borchardt sagt selbst, daß man in diesem Falle bei der zweiten Operation hätte versuchen sollen, mit 0,08 oder 0,1 auszukommen.

Es tritt weder eine Gewöhnung an das Avertin noch eine Kumulierung desselben ein. Letzteres ist erwiesen nicht nur durch das Tierexperiment, sondern auch durch die bei der Behandlung des menschlichen Tetanus gemachten Erfahrungen. Laewen konnte im Verlauf von 13 Tagen im ganzen 154 g Avertin verabreichen ohne irgendeine organische Schädigung oder nachbleibende Störung (S. 583). Noch größer sind die Tagesdosen und die Gesamtmengen — 205,5 g Avertin, — die Enke und Westphal bei einer Manie einer 19jährigen Frau 11 Tage lang hintereinander verabfolgt haben. Auch nach derartigen gewaltigen Avertingaben sind keine Schädigungen aufgetreten, ein Beweis dafür, daß die gesunden Organe jedenfalls unter der für die Avertinnarkose üblichen Dosis nicht leiden. Wie es mit den kranken Organen in dieser Beziehung steht, ist allerdings eine zweite, später zu erörternde Frage (Kapitel Störungen, Todesfälle, Kontraindikationen).

V. Die Praxis der Avertindosierung und die Typen der am häufigsten gebrauchten Methoden der Avertinnarkose.

Unter den besprochenen Umständen ist es bei den heutigen Kenntnissen von der Avertinresorption und -wirkung nicht möglich, eine allgemein gültige bestimmte Dosis für das Avertin anzugeben, welche einerseits sicher zur Narkose ausreicht, andererseits sicher ungefährlich ist. Als Minimaldose wird 0,06—0,1 gegeben, als Maximaldose gilt für die meisten heute 0,125, selten 0,15. Dosen von 0,175 und 0,2 sind ganz aufgegeben. Im ganzen werden meist 10 g als maximale Avertingabe bezeichnet; sie wird von manchen aber auch ruhig überschritten. Wir persönlich arbeiten, wie gezeigt, mit einer sehr gleitenden Dosierung möglichst dem Individuum und der besonderen Lage angepaßt, wir erzielen in der überwiegenden Mehrzahl der Fälle volle oder fast volle Avertinnarkose, bei denen nur zeitweise Chloräthyl oder Äther hinzugegeben zu werden braucht. Und wenn auch manchmal Äther in etwas reichlicherer Menge — 100—150 ccm — benötigt wird, so ist auch das noch bei einer größeren Operation für den Patienten ein Gewinn. Nur die „Versager", die eine unverändert große Menge von Zusatznarkoticum erfordern, sind ärgerlich, zeitraubend und vielleicht auch nicht völlig gleichgültig für den Patienten. Sie sind aber bei unserer Methodik der Dosierung und der Zusatznarkose sehr viel seltener geworden. Und auch in der Allgemeinheit werden sie durch Geduld und verbesserte Technik in der Zusatznarkose, vor allem aber auch durch vermehrte Geduld von seiten des Operateurs an Zahl sehr erheblich zurückgehen. Wir halten die Frage des Versagers bei Avertinnarkose für so wichtig, daß wir ihr ein eigenes Kapitel gewidmet haben (S. 502). Welche Fortschritte nach dieser Richtung gemacht werden können, zeigen die Tabellen von Els-Jäger (S. 487).

Zum Schluß dieses Kapitels wollen wir in schematischer Darstellung einige der verschiedenen Typen des Verfahrens bei Avertinnarkose bringen, die sich praktisch besonders bewährt haben. Die nachfolgenden Beschreibungen der Avertinnarkosemethoden von Nordmann, Kreuter, Butzengeiger, Sievers, Kohler, B. Martin wurden uns für unsere besonderen Zwecke von den Autoren persönlich in den wichtigsten Punkten aufgestellt. Wir sind dafür allen diesen Herren zu großem Danke verpflichtet. Die von der herstellenden Fabrik empfohlene Avertinmethodik stammt aus der soeben erschienenen neuen Auflage der Einführungsbroschüre für das Avertin.

A. Richtlinien der I. G. Farbenindustrie A. G., für die Avertinnarkose (II. Auflage).

In erster Linie Basisnarkose erstrebt, Vollnarkose soll nicht erzwungen werden. Einzeldosierung.

Am Abend a. op. ein Abführmittel (Istizin) oder ein Klystier und ein Schlafmittel (Phanodorm, Veronal).

Am Morgen etwa 1 Stunde a. op. Morphium 0,01—0,02.

Bei Verwendung von Avertin fest: Anwärmung der für eine $2^1/_2{}^0/_0$ige Lösung nötigen Menge von Aqua destillata auf 35—40°. Einbringen des abgewogenen Avertins, Schütteln etwa 5 Minuten bis völlig klare Lösung.

Bei Verwendungen Avertin flüssig: Die im Meßzylinder abgemessene Menge Avertin flüssig muß in das vorher auf 35—40° angewärmte Quantum destillierten Wassers ($2^1/_2{}^0/_0$ige Lösung) eingegossen und unter kräftigem Schütteln gelöst werden. Es dürfen bei durchfallendem Licht in der fertigen Lösung keine ölartigen Tröpfchen mehr sichtbar sein.

Obligatorische Prüfung der Lösung mit 1—2 Tropfen wässeriger Kongorotlösung (1 : 1000), die in sauberem Reagensglas zu 5 ccm des fertigen Einlaufs zugesetzt werden. Die Farbe muß rein orangerot sein, Umschlag nach blau zeigt unbrauchbare Lösung an. Diese Farbreaktion liefert nur bei Verwendung von Aqua destillata einwandfreie Resultate. Etwaige Zusätze zum Avertineinlauf dürfen erst nach Anstellung der Kongoprobe gemacht werden.

Grunddosis: 0,08—0,1 unter Berücksichtigung des Allgemeinzustandes. Bei alten decrepiden und wasserarmen Patienten 0,08.

Einlauf in Körpertemperatur $^1/_2$ Stunde vor der Operation. Abwarten bis 30 Minuten möglichst in ruhigem dunklem Zimmer.

Über das Ablassen des Einlaufs ist nichts Grundsätzliches gesagt.

Als Zusatznarkoticum kleine Mengen Äther, Solästhin oder Chloräthyl.

B. Verfahren nach Nordmann.

Vollnarkose nicht in jedem Falle erstrebt, nie erzwungen. aber auch nicht zu vermeiden gesucht. Einzeldosierung.

Am Tage a. op. Ricinusöl. Am Abend a. op. Einlauf. Als Schlafmittel am Abend a. op. Veronal, Phanodorm, Allional.

Am Morgen 1 Stunde a. op. Morphium 0,01 bei jugendlichen Männern und bei Frauen, 0,02 bei kräftigen Männern. Kein Einlauf am Operationstage.

Es wird nur Avertin flüssig verwendet. $2^1/_2{}^0/_0$ige Lösung in destilliertem Wasser. Erwärmung bis auf 41°, kontrolliert mit Thermometer, Prüfung mit Kongorot selten. Alle Zusätze wie Salepschleim, Magnesiumsulfat, Kaliumchlorid wieder aufgegeben, weil zwecklos.

Die Avertinlösung wird für jeden Fall frisch hergestellt Zum Einlauf wird das von Nordmann angegebene Darmrohr benutzt.

Dosierung: Frauen und jugendliche Männer erhalten 6—8 g, kräftige Männer 8—10 g. Die Dosierung erfolgt im Einzelfalle unter Berücksichtigung der Konstitution, der Krankheit usw. Maximalgabe 10 g. Avertin wird nicht benutzt bei akuten septischen Leberschädigungen (z. B. bei akuter septischer Cholecystitis, beim Ikterus, bei schwerer Kachexie (Leberverfettung!), bei Erkrankungen der Nieren (bei einer vollfunktionsfähigen Niere Avertinnarkose). Keine Avertinnarkose bei Operationen, die zu plötzlichen Verkleinerungen der Atemfläche führen, nie bei länger bestehendem Darmverschluß.

Einlauf frühzeitig, 20—30 Minuten Abwarten. Möglichst Ruhe beim Einschlafen.

Als Zusatznarkoticum meist Solästhin oder Chloräthyl, in ganz seltenen Fällen Äther. Nordmann hat eine besondere Technik der Zusatznarkose bei Avertinnarkose ausgebildet (siehe S. 490).

Ablassen des Einlaufs und Darmspülung mit Kochsalz grundsätzlich nach jeder Avertinnarkose.

Bei fast 2500 Fällen etwa zwei Drittel Vollnarkosen, völlige Versager etwa $1^0/_0$, dann Äthertropfnarkose.

C. Verfahren nach Kreuter.

Ziel ist Basisnarkose. Vollnarkose wird aber auch nicht vermieden, niemals erzwungen. Einzeldosierung.

Am Tage a. op. kein Abführmittel, am Abend vorher nur Einlauf. Als Schlafmittel am Abend a. op. Veronal 0,5 g.

Am Morgen, $^1/_2$ Stunde a. op. 0,02 g Morphium. Kein Einlauf am Tage der Operation.

Nur flüssiges Avertin. 3%ige Lösung in Aqua destillata bei 45°. Kontrolle bei jeder Erhitzung mit Thermometer. Jedesmal Kongoprobe. Kein Zusatz zur Avertinlösung.

Die Avertinlösungen werden am Morgen a. op. im ganzen vorbereitet, aber für jeden Fall einzeln in Thermosflaschen bis zum Gebrauch warmgehalten.

Grunddosis: 0,125 g, Maximaldosis 0,15 g, im ganzen nie über 10 g. Bei der Dosierung wird neben dem Körpergewicht vor allem der Blutdruck berücksichtigt. Kontraindikationen sind schwere Leber- und Nierenschädigungen. Ikterus bei Cholelithiasis, Erkrankung nur einer Niere bei guter Funktion der anderen sind keine Gegenanzeigen. Große Vorsicht bei Wasserverarmung (Pylorusstenose). Einlauf stets in Temperatur von 41°.

Zusatznarkosen werden mit Äther, nach Bedarf auch mit etwas Chloroform durchgeführt.

Grundsätzlich nach jeder Avertinnarkose Darmspülung Bei etwa 1600 Fällen befriedigende und Avertinvollnarkosen: 65%, Versager: 35%, d. h. Ätherzusatz von mehr als 50 g.

D. Verfahren nach Butzengeiger.

Stets nur Basisnarkose erstrebt. Vollnarkose nach Möglichkeit vermieden. Eventuell fraktionierte Dosierung.

Am Tage a. op. Ricinusöl (morgens), am Abend a. op. Schlafmittel Veronal 0,5—0,75 (je nach Kräftezustand, Alter, Nervensystem, Gewöhnung).

Am Morgen 1 Stunde a. op. Pantopon, kein Einlauf.

Es wird nur festes Avertin angewendet, gut zerstoßen, Lösung $2^1/_2$% in Aqua destillata von 40°, Kontrolle durch Thermometer. Stets Prüfung mit Kongorotlösung. Wichtig ist Vermeidung stärkerer Abkühlung. deshalb Thermosflaschen. Zusatz von einigen Eßlöffeln Milch zum fertigen Einlauf.

Die Lösung wird für alle am Tage vorgesehenen Avertinnarkosen hergestellt und in Thermosflaschen aufbewahrt.

Anwendung eines von Butzengeiger konstruierten Einlaufrohres.

Grunddosis: 0,1 als Norm, Maximaldosis 0,125 Nachfüllung 0,025, wenn binnen 15—20 Minuten kein Schlafzustand eingetreten. Sie war nur in 5% der Fälle erforderlich. Avertinnarkosen stets im Bett. Verminderung der Dosis bei höherem Alter (über 60 Jahre), Fettsucht, Wasserverarmung, Blutverlust, chronischer schwächender Krankheit, Kachexie, Status thymolymphaticus und auffallend starker Wirkung des vorher verabreichten Veronal oder Pantopons.

Als Zusatznarkoticum Äther.

Ablassen des Einlaufs p. op. außerdem Nachspülung.

Ungefähr 1500 Fälle. Davon 98—99% Erfolge der Basisnarkose im Sinne von Butzengeiger, d. h. volle Amnesie. Seit zielbewußter Anwendung der Basisnarkose in den letzten 1200 Fällen wurde eine wirkliche Avertinvollnarkose nicht mehr gesehen.

E. Verfahren nach Sievers für Kinder.

Vollnarkose wird in jedem Falle erstrebt. Oft fraktionierte Dosierung.

Am Tage a. op. nur ausnahmsweise Abführmittel, nur ausnahmsweise Einlauf. Am Abend a. op. als Schlafmittel 2—3 Luminaletten.

Am Morgen a. op. 1 Luminalette, kein Einlauf.

Nur flüssiges Avertin. 3%ige Lösung in Aqua destillata von 41°. Kontrolle durch Thermometer. Regelmäßige Prüfung mit Kongorotlösung. Keine Zusätze zur Avertinlösung.

Die Avertinlösungen werden am Morgen im ganzen vorbereitet.

Grunddosis (Kinder!) 0,125, wenn Schmerz- und Kälteempfindung nach 10 Minuten nicht ganz aufgehoben, einmaliger Zusatz von 0,025. Ist auch dann noch keine ausreichende

Narkose vorhanden, entweder sogleich Intervallnarkose (S. 481) oder Absetzen vom Programm. Dann wenn möglich Einschaltung eines Weckversuches zur Bestimmung der Schlaffähigkeit des Kindes (S. 470) und dann sogleich als Anfangsdosis 0,15 bei Ausbleiben der Narkose, dann Intervallnarkose.

Dosierung rein schematisch nach Körpergewicht. Gegenanzeigen gegen Avertinnarkose bilden nur septische Zustände und schwer darniederliegender Kreislauf, außerdem wegen des langen Nachschlafs Affektionen der Lungen.

Zusatznarkosen meist mit Chloräthyl, Äther nur sehr selten.

Ablassen des Avertineinlaufs p. op. nur ausnahmsweise.

Bei etwa 1200 Fällen meist Vollnarkosen. Wenn genau nach der Vorschrift und unter Anwendung der Intervallnarkose gearbeitet wird, nur ganz vereinzelte Versager.

F. Verfahren nach Kohler.

Vollnarkose wird erstrebt, aber nicht erzwungen. Fraktionierte Dosierung.

Am Tage a. op. Ricinus und Einlauf. Kein Schlafmittel am Abend a. op., bei Nervösen Tinctura valerianae.

Am Morgen 1 Stunde a. op. erhalten Männer über 18 Jahren 0,02 Morphin + 0,0004 Scopolamin, Frauen und sehr alte Männer 0,02 Morphin + 0,003 Scopolamin. Patienten von 14—16 Jahren 0,01 Morphin + 0,0002 Scopolamin, Patienten unter 14 Jahren gar nichts. Kein Einlauf a, op.

Es wird festes und flüssiges Avertin verwendet, kein Unterschied in der Wirkung beobachtet. Lösung in Aqua destillatata von 40—45°. Persönliche Zubereitung der $2^1/_2$ bis $3^0/_0$igen Lösung. Stichproben mit Kongorotlösung. Keine Zusätze zur Avertinlösung.

Anwendung eines besonderen von Kohler konstruierten Einlaufrohres.

Die Avertinlösung wird von Fall zu Fall frisch bereitet.

Grunddosis besteht nicht. Am häufigsten 0,1. Aus der Reaktion des Patienten 10 Minuten nach dem ersten Einlauf wird dann ersehen, ob noch eine Nachdosis (0,025) nötig erscheint, nach weiteren 10 Minuten eventuell noch eine. Bei alten, schwachen Patienten wird mit 0,08 begonnen, bei kräftigen, jungen Leuten auch mit 0,125. Bei Säuglingen und Kleinkindern einmalige Dosis (0,15—0,16), keine strenge Maximaldosis. Dosen von 0,175 aufgegeben. Die Dosierung nach Körpergewicht bildet die Grundlage, mitberücksichtigt wird Geschlecht, Alter, Fettleibigkeit, Allgemeinzustand, Grundkrankheit, etwaige Blutverluste (dabei kleinste Dosis!). Außer schweren Lungentuberkulosen bestehen keine Gegenanzeigen für die Avertinnarkosen.

Als Zusatznarkose wird Ätherrausch verwendet.

Nach kurzdauernden Operationen wird der Avertineinlauf abgelassen, sonst nicht, keine Spülung.

Bei etwa 500 Fällen $90^0/_0$ Erfolge, $10^0/_0$ Versager, d. h. Ätherzusatz, bei $1^0/_0$ mehr als 100 ccm Äther.

G. Verfahren nach B. Martin.

Stets Vollnarkose erstrebt. Einzeldosierung.

Am Tage a. op. kein Abführmittel, kein Einlauf. Kein Schlafmittel am Abend a. op.

Am Morgen a. op. kein Unterstützungsmittel für die Avertinnarkose, kein Einlauf.

Es wird festes und flüssiges Avertin verwendet, $2^1/_2^0/_0$ige Lösung in Aqua destillata von 40°, Kontrolle durch Thermometer. Prüfung durch Kongorotlösung nicht regelmäßig.

Die Lösung wird für jeden Fall frisch bereitet.

Regelmäßig Zusatz von Magnesiumsulfatlösung ($20^0/_0$) und Narkophinlösung ($3^0/_0$) zur Avertinlösung vor dem Einlauf. Dosierung nach folgendem Schema:

1—14 Jahren 0,17—0,18 Avertin $2^1/_2^0/_0$ 30 cm $20^0/_0$ MgSO$_4$ 0　cmm Narkophin $3^0/_0$
15—24　　,,　　0,15—0,17　　,,　　　,,　　30 ,,　　,,　　　,,　1,0 ,,　　　　,,　　　　　,,
25—34　　,,　　0,14—0,15　　,,　　　,,　　30 ,,　　,,　　　,,　1,0 ,,　　　　,,　　　　　,,
35—60　　,,　　0,13—0,15　　,,　　　,,　　30 ,,　　,,　　　,,　1,0 ,,　　　　,,　　　　　,,
über 60　,,　　0,13—0,15　　,,　　　,,　　30 ,,　　,,　　　,,　1,0 ,,　　　　,,　　　　　,,

Bei der Dosierung des Einzelfalles wird noch berücksichtigt vorzeitiges Altern, Widerstands- und Reaktionsfähigkeit, Schwere, Art und Ort des Eingriffes.

Abwarten 30 Minuten.

Als Zusatznarkoticum wenn nötig Äther.

Kein Ablassen des Einlaufes p. op.

Bei ungefähr 1900 Fällen fast stets Vollnarkose.

Drei Kranke reagierten überhaupt nicht auf Avertin.

H. Das Verfahren nach Els und Jäger.

Vollnarkose unter feinster Einfühlung erstrebt, nicht durch hohe Dosierung erzwungen. Einzeldosierung.

Am Tage a. op. mildes Abführmittel oder Einlauf. Unruhige Kranke erhalten am Abend a. op. Veronal 0,5.

Am Morgen $^1/_2$ Stunde a. op. 0,02 Pantopon. Kein Einlauf. Kinder erhalten keine Narkotica.

Avertin flüssig, gelöst in Aqua destillata, gründlich geschüttelt. Prüfung mit Kongorotlösung. Keine Zusätze zum Einlauf. Vorbereitung jedes Einlaufs für sich, unmittelbar a. op. Lösung früher $3^0/_0$, jetzt $2^1/_2{}^0/_0$.

Grunddosis: Kräftige Leute 0,125 mal Körpergewicht, nie über 8,0 g bei Frauen, nie über 9 g bei Männern, 0,15 nur bei Kindern. Abrundung der Avertingesamtmenge nach oben oder unten je nach Abschätzung des Gesamteindrucks: Verminderung bei Fieber, Ikterus, Carcinom, Austrocknung usw. Alte Leute 0,07—0,08. Außer schweren Lungentuberkulosen und vielleicht schweren Lebererkrankungen keine Kontraindikationen. Selbstverständlich erfordern viele Krankheitszustände eine vorsichtige Dosierung.

Als Zusatznarkose Äther, Abwarten auf Avertinnarkose bis 30 Minuten.

Nach der Operation stets Darmspülung wenn weniger als $1^1/_2$ Stunden vorüber, sonst belanglos.

1000 Fälle ohne Pneumonie, ohne Todesfall.

Es lohnt die von Jäger aus dem Elsschen Krankenhause bekanntgegebenen Zahlen anzuführen.

Tabelle 1.

	I	II	III	IV	V	Summe
1. Extremitäten	73	36	8	6	1	124
2. Hernien und Bauchbrüche	80	24	3	5	—	112
3. Kopf, Hals, Brust, Thorax	131	26	17	5	—	179
4. Blase, Prostata, Niere	14	7	4	6	1	32
5. Anus, Rectum, Damm	60	31	1	5	2	99
6. Laparotomien	311	121	2	11	9	454
	669	245	35	38	13	1000

I bedeutet reine Avertinnarkose, II Ätherzusatz bis 20 g, III bis 50 g, IV bis 100 g, V über 100 g (Versager).

Wie sehr es bei der Anwendung der Avertinnarkose ankommt auf individuelle Dosierung, geht aus den beiden folgenden Aufstellungen hervor.

Bei dem dritten Hundert der Avertinnarkosen (April, Juni 1928) ergab sich die Tabelle 2.

Tabelle 2.

	I	II	III	IV	V	Summe
1. Extremitäten	7	4	3	1	—	15
2. Hernien und Bauchbrüche	2	2	1	—	1	6
3. Kopf, Hals, Brust, Thorax	21	3	1	—	—	25
4. Blase, Prostata, Niere	1	3	—	—	1	5
5. Anus, Rectum, Damm	4	—	—	—	—	4
6. Laparotomien	30	4	7	3	1	45
	65	16	12	4	3	100

Bei dem zehnten Hundert der Avertinnarkosen ergab sich Tabelle 3.

Tabelle 3.

	I	II	III	IV	V	Summe
1. Extremitäten	11	3	—	—	—	14
2. Hernien	9	3	—	—	—	12
3. Kopf, Hals, Brust, Thorax	19	2	1	—	—	22
4. Blase, Prostata, Niere	1	1	—	—	—	2
5. Anus, Rectum, Damm	7	1	1	1	1	11
6. Laparotomien	36	3	—	—	—	39
	83	13	2	1	1	100

Gruppe I und II auf Tabelle 2 = 81 %, auf Tabelle 3 = 96 %! Der beste Beweis dafür, was Übung in der Dosierung und das Sicheinfühlen in die Psyche des Patienten leisten kann. Die Zahl der Fälle, die mehr als 20 g Äther nötig hatten, hat in letzter Zeit immer mehr abgenommen. Ein Versager ist im letzten Hundert nicht eigentlich mehr vorgekommen, denn in dem einen Falle, wo mehr als 100 g Äther in der letzten Serie zugegeben wurden, handelt es sich um eine Inkontinenz infolge totalen Dammrisses, so daß der Einlauf nicht ganz gehalten werden konnte.

VI. Avertinrausch bei intravenöser und rectaler Zufuhr. Rectale Avertinkurznarkose. Steuerung der rectalen Avertinnarkose.

A. Der intravenöse Avertinrausch nach Kirschner.

Kirschner ging darauf aus, eine Betäubungsart zu finden, die 1. dem Kranken ohne unangenehme Empfindungen beigebracht werden kann, deren Wirkung und Nachwirkung 2. nach wenigen Minuten vollständig vorüber ist und die 3. relativ ungefährlich, also steuerbar ist. Ein derartiges Mittel scheint ihm das intravenös beigebrachte Avertin zu sein. Die Steuerungsmöglichkeit ist dadurch gegeben, daß bei schnellem intravenösen Einlauf einer 3 %igen Avertinlösung sich das Avertin im Blut anhäuft und stark wirkt, bei langsamen Einläufen schwach. Wenn die errechnete Avertinmenge (0,03 g auf 1 kg Körpergewicht) in 3 %ige Lösung durch eine Nadel von bestimmtem Lumen innerhalb 45 Sekunden eingelaufen ist, so tritt in der Regel Bewußtlosigkeit ein und die Avertinzufuhr wird abgebrochen. Aber diese Avertindosis wird dem Kranken nicht schematisch einverleibt, sondern es wird ihm gerade soviel zugeführt, daß die gewünschte Avertinwirkung eintritt. Manchmal wurde die Hälfte, manchmal aber auch das Anderthalbfache der errechneten Dosis zur Herbeiführung des Rausches gebraucht. Es soll bei diesem Verfahren weder Überdosierungen noch Versager geben.

Der Kranke verliert sein Bewußtsein, ohne irgend etwas zu merken und zwar plötzlich, meist ohne Ermüdungsgefühl, nie unter Beängstigung und — was im Gegensatz zum Inhalationsrausch sehr wesentlich ist — nie unter Excitation. Der Blutdruck sinkt um 20—40 ccm Hg, ist aber wenige Sekunden nach Beendigung der Infusion wieder auf der früheren Höhe, der Puls bleibt unverändert, ebenso die Atmung. Das Aussehen ist frisch und rosig. Die Pupillen reagieren. Die Muskeln sind mehr oder weniger entspannt, die Reflexe erhalten.

Dieser „reine Avertinrausch" kann an sich zur Ausführung kurzdauernder Eingriffe verwendet werden, besonders wenn er tief gehalten wird. Man kann ihn auch durch Hinzufügen eines Chloräthyl- oder Ätherrausches verlängern. Vielleicht auch durch Wiederholung der Avertininfusion. Doch hat Kirschner das bisher noch nicht erprobt. Der Avertinrausch kann auch sehr zweckmäßig mit Lokalanästhesie kombiniert werden, um während dieser besonders schmerzhafte Phasen einer Operation zu überwinden (z. B. bei der Oberkieferresektion). Eine Störung bedeutet das für den Operateur nicht, denn binnen 45 Sekunden ist die erwünschte Betäubung eingetreten. Sie hält 2—3 Minuten an, nach 5—10 Minuten pflegen die Patienten völlig wach zu sein. Es besteht volle Amnesie des Vorgefallenen. Nach einer halben Stunde können ambulante Kranke entlassen werden. Nachwehen gibt es bei dieser Narkose nicht.

Dieses kurzdauernde Avertinbetäubungsverfahren kann nun auch zur Einleitung der regelrechten Äthernarkose benutzt werden, wobei Kirschner die Ombrédannemaske bevorzugt. Der Kranke erlangt niemals das Bewußtsein wieder bis zum Eintritt der Äthervollnarkose, selbst wenn sehr vorsichtig und langsam narkotisiert wird. Wenn, was selten ist, Ätherexcitation eintritt, weiß der Kranke davon nachher nichts. Bei Eingriffen, wo leichtes Spannen nicht stört, kann man alsbald nach Aufhören der Avertinzufuhr mit dem Operieren beginnen. Die tiefe Toleranz für Laparotomien wird bei richtiger Äthergabe schon binnen 3—5 Minuten erreicht. Da, wie oben geschildert, die Avertinwirkung binnen 3—5 Minuten völlig vorüber ist, verläuft die weitere Narkose wie jede andere mit Äther herbeigeführte, Ätherersparnis tritt nur durch wesentliche Verkürzung des Einschlafens ein.

Kirschner hat keine üblen Zufälle, die dem Avertin zugeschrieben werden könnten, bei dieser Art der Avertinbetäubung erlebt, auch nicht bei hinzugefügter Äthernarkose. Anfangs traten zweimal Thrombosen auf. Wenn auch keine anderen Nierenschädigungen als die sonst nach Äthernarkosen üblichen gesehen werden und einmal versehentlich die Betäubung bei einem Nephritiker ausgeführt wurden, ohne Schaden zu stiften, hält Kirschner doch die chronische Nephritis für eine und zwar für die einzige Gegenindikation seines Verfahrens. Er hat es bei schwerem Ikterus, Coma diabeticum, Ileus, Blutungen, Kachexie ohne Schaden verwendet.

Der Hauptvorteil der intravenösen Methode ist nach Kirschner ihre vollkommene Steuerbarkeit und damit ihre Ungefährlichkeit. Sie gibt bezüglich der Amnesie keine Versager, die Schnelligkeit der Avertinwirkung bedeutet Zeitgewinn. Ihr zugegebener Nachteil ist eine gewisse Umständlichkeit der intravenösen, genau abzumessenden Infusion, die Kirschner aber durch einen zweckmäßigen Apparat vereinfacht hat.

Die Technik des intravenösen Avertinrausches.

Die Darmvorbereitung fällt weg. Man kann Morphium 0,01—0,015 vorher geben, auch Atropin. Bei der Lösung des Avertin muß peinlichst darauf gehalten werden, daß man nicht mit heißen Gläsern oder Spritzen arbeitet, weil man bei den relativ kleinen Flüssigkeitsmengen sonst leicht über die kritische Temperatur von 40° kommt. Von der 3%igen Lösung sind soviele Kubikzentimeter erforderlich, wie viel Kilogramm der Patient wiegt. 150 ccm der 3%igen völlig klaren Avertinlösung in Kochsalz oder Kalorose werden mit Kongolösung geprüft und in den Kirschnerschen Infusionsapparat (zu beziehen bei Erbe in Tübingen) gebracht. Dieser ist so eingerichtet, daß eine einzige Person die Infusion allein ausführen und abbrechen kann. Wenn die Nadel in der Vene liegt (manchmal ist Freilegung nötig), wird zugleich mit dem Einlauf eine Stoppuhr in Gang gesetzt, nach der man die Schnelligkeit desselben vom Apparat aus reguliert und zwar so, daß die errechnete Dosis voraussichtlich in 45 Sekunden einläuft. Sobald der Kranke aufhört zu zählen, wird die Avertinzufuhr eingestellt. Manchmal ist weniger, manchmal mehr als die errechnete Dosis nötig. Soll Vollnarkose gemacht werden, so wird sofort nach Abbrechen der Infusion Äther gegeben wie sonst auch.

In seiner Wirkung ist der intravenöse Avertinrausch dem mit Äther, Chloräthyl, Solästhin usw. zweifellos überlegen. Denn abgesehen von der fast auf die Sekunde einsetzenden Anästhesie und dem vollkommen ruhigen Einschlafen hat er die absolut zuverlässige Amnesie vor allen bisher bekannten Inhalationsrauschnarkosen voraus. Auch bei diesen wird das Geschehen während des Rauschzustandes nicht unangenehm oder schmerzhaft empfunden, aber es ist doch sehr oft noch traumhaft nach dem Erwachen vorhanden. Beim Avertinrausch ist es völlig ausgelöscht. Auch fehlen danach fast regelmäßig die störenden Nachwirkungen (Unruhe, Aufregung, Erbrechen).

Als einziger Nachteil bleibt die komplizierte Apparatur und die intravenöse Zufuhr. Für die Kliniken macht sich dies vielleicht weniger geltend, für die allgemeine Praxis ist es aber doch recht erheblich. Ob bei allgemeiner Anwendung häufiger lokale Störungen an der Injektionsstelle entstehen, bleibt abzuwarten. Kirschner selbst hat in dieser Beziehung keine ungünstigen Erfahrungen gemacht.

Von allergrößtem theoretischen und praktischen Interesse sind die Beobachtungen, die Kirschner betreffs der Dosierung bei der intravenösen Avertinzufuhr gemacht hat. Sie stimmen voll mit denen bei rectaler Anwendung überein: Die für die Narkose notwendige Avertinmenge ist im Gegensatz zum Tier, das „an der Spritze regelmäßig zusammensinkt" (S. 428) und auch bei rectaler Anwendung keine gröbere Schwankungen der für die Art festgestellten Grunddosis gegenüber zeigt — beim Menschen sehr verschieden, auch bei intravenöser Injektion: In einigen Fällen bleibt bei der nur aus dem Körpergewicht errechneten Dosis der gewünschte Narkoseeffekt aus, in anderen tritt er unerwartet schnell und tief ein, mitunter so schnell, daß man die Avertinresorption sofort abbrechen muß. Auch bei der intravenösen Avertinnarkose würde man durch möglichst genaue Errechnung der individuellen Dosis immer mehr Treffer bekommen. Aber Kirschner braucht bei seinem der Avertinwirkung ideal angepaßten Verfahren keinen Wert auf die vorher schematisch errechnete Zahl (0,3 g Körperkilo) zu legen: er bleibt je nach Bedarf darüber oder darunter.

B. Der rectale Avertinrausch. Die rectale Avertinkurznarkose. Die Steuerung der rectalen Avertinnarkose.

Es ist nun die Frage, ob man einen schnell vorübergehenden Avertinrausch nicht auch bei rectaler Zufuhr erzielen kann, und ob man einen derartigen Zustand in gleichem oder fast gleichem Maße steuerbar machen kann wie bei intravenöser Zufuhr? In der Tat finden wir bei Straub eine Tabelle mit Angaben darüber, daß Straub bei zwei Patienten rauschartige Zustände oder sehr kurzdauernde Narkosen bei rectaler Avertinzufuhr erzeugt hat.

Es wurde bei einem Kranken 0,15 g Avertin in 3%iger Lösung, im ganzen 9,1 g Avertin rectal gegeben, nach 13 Minuten der Einlauf abgelassen; 5 g Avertin waren resorbiert = 55%

der Gesamtmenge. Im Moment des Auslaufs bestand tiefer Schlaf, aber noch keine Vollnarkose. Der Kranke war zwar völlig bewußtlos, reagierte aber noch stark auf Hautkneifen.
10 Minuten nach Ablassen der Avertinlösung war er wieder erwacht. Daß in diesem Falle
volle Amnesie vorhanden war, ist zwar nicht ausdrücklich erwähnt, aber selbstverständlich.

Der zweite Fall war nach 25 Minuten dauernder Resorption (gleiche Lösung, gleiche
Dosis) in Vollnarkose — aber auch schon 15 Minuten nach dem Auslauf wach.

Der dritte Fall in Straubs Tabelle war trotz 0,15 per Kilogramm und 120 Minuten
Abwarten ein „Versager". Dieses Urteil bezieht sich aber doch wohl nur auf das Ausbleiben
der Vollnarkose, wohl nicht auf das Ausbleiben der Amnesie? Wenn ja — dann wäre dieser
Fall als große Seltenheit anzusehen, da Butzengeiger, Wilhelm, neuerdings Baum
bei ihren zahlreichen Fällen mit ihren kleinen Dosen 0,1—0,12 keine oder nur 1—2 %
Amnesieversager erlebten!

Bewußt wurde Avertinrausch- oder besser **Kurznarkose auf rectalem
Wege** auch ausgeführt von Eldering und Samuel, und zwar für kleinere
Operationen im gynäkologisch-poliklinischen Betriebe.

Die Kranke wird zu Hause gewogen, die mit Kongorot geprüfte Avertinlösung,
in einer besonderen Flasche (s. S. 459) mitgebracht. Dosierung 0,125 in 3 %iger Lösung.
Einlauf mit Butzengeigerschem Darmrohr. Kein Morphium oder Pantopon vorher.
Nach Lagerung des Patienten wird der Einlauf abgelassen. Nach dem kurzen Eingriff
der Darm ausgespült. Danach auffallend frühes Erwachen, manchmal schon nach 10 bis
30 Minuten.

Auch wir haben Avertinkurznarkosen erzielt, aber nicht ganz zuverlässig.
Als typisches Beispiel kann der folgende Fall gelten.

Frau, 45 Jahre, Zahncyste in die Kieferhöhle übergehend. Lokalanästhesie wird von
der sehr ängstlichen Patientin verweigert. Sie wünscht dringend, wie bei früherer Appen-
dicitisoperation, Avertin. Dosis 0,11, im ganzen 6,7 g. $2^1/_2$ %ige Lösung, $^1/_2$ Stunde vorher
Pantopon 0,01. Nach 4 Minuten erster Schlafbeginn. Ablassen des Einlaufs 80 ccm. 2mal
Ausspülung mit je 1 l Wasser. Entleerung von 1680 ccm. Vollnarkose: 12 Minuten, Operationsbeginn: 20 Minuten, Schlußbewegungen: 25 Minuten, volles Erwachen: 35 Minuten
nach Einlauf.

Aus einem neuerlich erschienenen Artikel **„Steuerung der rectalen Avertinnarkose"** geht hervor, daß auch Baum schon seit längerer Zeit auf
rectalem Wege seiner Meinung nach ebenso steuerbar, aber noch mehr die Psyche
schonend wie Kirschner mit Avertin und Äther narkotisiert. Baum macht
in dieser Arbeit der intravenösen Methode den Vorwurf, sie habe das Avertin
gerettet, die rectale Narkose jedoch geopfert. Mit dem Augenblick, wo
die rectale Zufuhr fallen gelassen werde, gehe der ursprüngliche Zweck und der
ganze Reiz der Avertinnarkose verloren, der ja hauptsächlich in der Ausschaltung jeder psychischen Belastung liege. Ein Einlauf erscheine auch dem erregten
und dem mißtrauischen Kranken unverdächtig und ein Infusionsapparat mit
Stauung und Venenpunktion würde ängstliche Patienten stets beunruhigen.

Nach 20 Minuten wird der Avertineinlauf meist 0,1 in 3 % Lösung abgelassen
und **ausgespült**, der Patient auf den Operationstisch gelegt und wenn nötig typische
Äthernarkose eingeleitet. Treten schon innerhalb der ersten 20 Minuten Zeichen der
Cyanose auf, so wird die Avertinresorption durch Ablassen und Spülung sofort unterbrochen,
sonst wird der Einlauf erst nach Beendigung ausgespült.

Nach den Ergebnissen der neuesten Untersuchungen von Specht, Sebening und
Treplin, die die Ausbreitung des Avertineinlaufs auf höhere Darmteile beweisen, würde
aber, wenn man die Avertinresorption unterbrechen will, eine sehr gründliche hohe und wiederholte Darmspülung nötig sein. Denn es ist klar, daß der Rest des Einlaufs aus den
höheren Darmteilen gar nicht oder nur unvollkommen abläuft. Durch die hohen Darmspülungen wird der Avertinrest größtenteils entfernt und so stark verdünnt, daß auch ein
teilweises Zurückbleiben unwirksam wird.

Da nach den Straubschen Untersuchungen nach 20 Minuten etwa Dreiviertel der Gesamtmenge des Avertins resorbiert ist, was bei der Dosierung von 0,1, also etwa 0,075 entspricht, so könne man, meint Baum, innerhalb dieser Zeit eine relative Steuerung der Avertinresorption vornehmen. Auch bei der intravenösen Methode sei die Steuerung keine absolute, die binnen 45 Sekunden in die Blutbahn gebrachten 0,05 g Avertin könnten auch nicht schnell aus dem Körper herausgeschafft werden. Baum stellt den 150 Fällen des Kirschnerschen Verfahrens seine steuerbare rectale Avertinnarkose gegenüber, die sich ihm an über 600 Fällen ohne jeden Zwischenfall bewährt hat. Baum legt, wie Butzengeiger und andere Chirurgen bei der Avertinnarkose in erster Linie Wert auf die Ausschaltung der Psyche. Erst in zweiter Linie auf Narkose, resp. auf die Einschränkung der Ätherzufuhr. Die benötigten Ätherzusatzmengen seien kaum größer als bei völliger Ausnutzung des Einlaufs. 600 Avertinnarkosen bei den verschiedensten Krankheiten — besonders bei Basedow und anderen erregten Patienten — ohne jeden Zwischenfall ließen ihm seine Verwendung des Avertin zu Narkosezwecken als durchaus vorteilhaft erscheinen.

In einem kleinen Nachsatz fügt Baum höchst interessanterweise hinzu, daß er neuerdings bei $2^1/_2^0/_0$iger Lösung bei genau dem gleichen Vorgehen mehr Avertinvollnarkosen und im allgemeinen weniger Ätherzusatz habe.

Wenn man ganz objektiv die aufgezählten Verfahren miteinander vergleicht, so scheint eine Avertinrauschnarkose mit voller Amnesie und Anästhesie nicht nur auf intravenösem, sondern auch auf rectalem Wege möglich zu sein. Bei seinem ersten Fall sah Straub relativ schnell eintretenden rauschartigen Zustand mit relativ schnellem Erwachen, aber mit Erhaltung des Schmerzreflexes, beim zweiten nach relativ spät eintretender Rauschnarkose relativ schnelles Erwachen, beim dritten Fall weder Rausch noch Narkose trotz 2 Stunden langen Zuwartens. Es ist nicht zu zweifeln, daß zwischen Fall 1 und 2 die ideale rectale Rauschnarkose liegt. Aber ob man auf rectalem Wege zu einem für die tägliche klinische und ambulante Praxis zuverlässig brauchbaren Avertinrausch gelangen kann, scheint uns nach Straubs und vielfachen eigenen Versuchen zur Zeit fraglich.

Zu dem Avertinrausch, den Kirschner auf intravenösem Wege zuverlässig und gefahrlos herbeiführt, bedarf es der schnellen hohen Anflutung und der schnellen Abflutung des Avertins im Blute. Beides ist bei rectaler Zufuhr nicht mit der für den Rausch praktisch gewünschten Präzision zu erreichen. Die für die hohe Anflutung rectal benötigte Menge einigermaßen exakt vorher zu bestimmen, ist kaum möglich. Man würde Mißerfolge bezüglich des Rauscheffektes nach beiden Seiten hin zu erwarten haben: Fehlschläge sowie längere Narkosen. Man könnte sich gegen die Fehlschläge nur schützen durch prinzipielle Anwendung hoher Dosen. Denn die von Straub in seinen Versuchen gewählten 0,15 müssen wir schon als hoch bezeichnen. Eine Gefahr würde bei der prinzipiellen Hochdosierung erstens dadurch vermieden, daß man selbstverständlich stets individuell hochdosierte, nicht etwa jedem Patienten 0,15 oder mehr verabfolgt, zweitens dadurch, daß man das Avertin sofort bei Eintreten der ersten Symptome schnell und gründlich aus dem Darm entfernte. Aber eben die Schnelligkeit und Gründlichkeit der Entfernung des Avertins aus dem Darm ist nicht zuverlässig genug für ein Rauschnarkoseverfahren:

wenn auch das im Darm befindliche freie Avertin bis auf einen kleinen Rest
herausgespült werden und bis zur Unwirksamkeit verdünnt werden kann, so
bleibt immer noch das im Beginn der Resorption begriffene, in der Schleimhaut
befindliche Avertin im Körper zurück, welches die prompte Abflutung verhindert. Dabei wollen wir gar nicht in Rechnung stellen, daß beim Ausspülen der
ganze Dickdarm mit verdünnter Avertinlösung auf einige Minuten überflutet
wird, in denen auch noch einiges resorbiert wird. Gewiß, in einem Teil der Fälle
würde bei diesem Vorgehen der rectale Avertinrausch (oder nennen wir ihn
besser die sehr kurze rectale Avertinnarkose?) glücken; in einem anderen Teil
würde es gar nicht dazu kommen infolge von Unterdosierung; in einem dritten
Teil würde regelrechte länger dauernde Narkose entstehen.

Die für den Rausch praktisch erforderliche schnelle und exakt kontrollier-
bare und jederzeit unterbrechbare hohe Avertinanflutung wird eben nur auf
intravenösem Wege mit Kirschners oder einer anderen derartigen Apparatur
gewährleistet. Wenn man bei rectaler Applikation prinzipiell überdosierte,
wäre das anders, aber das dürfte man nur wagen, wenn man ein Mittel in der
Hand hätte, welches das Avertin im Einlauf schnell und sicher zu einer unschäd-
lichen Verbindung neutralisiert. Auch dann würde noch bezüglich des in der
Schleimhaut befindlichen Avertins eine gewisse Sorge bestehen, aber sie würde
in der Praxis wohl bald überwunden werden. Denn auch beim intravenösen
Verfahren kommen nach den ersten Zeichen des Avertineffektes weitere Mengen
der Substanzen zur Wirkung. Es würde beim rectalen Avertinrausch noch
mehr als bei dem intravenösen darauf ankommen, die allerersten Symptome
der Avertinwirkung zu erkennen und dann schnellstens die Resorption zu
unterbrechen. In dieser Richtung liegen unserer Ansicht nach vielleicht doch
noch Möglichkeiten einen rectalen Avertinrausch zu bekommen. Die retrograde Amnesie zeigt, daß der Avertineffekt sehr oft 5—10 Minuten vor dem
Schlafbeginn einsetzt. Es würde nun darauf ankommen, die dem Schlafzustand
voraufgehenden psychischen Einwirkungen des Avertins frühestens zu erkennen
und dann schon die weitere Resorption zu unterbrechen. Das in der Darmschleimhaut befindliche Avertin würde wohl meist zur Herbeiführung eines
Avertinrausches genügen. Diese Erwägungen sind mehr theoretischer Natur,
denn auch auf diese Weise wird kaum die für den Avertinrausch praktisch
erforderliche Präzision zu erreichen sein.

Coenen behauptet, daß die rectale Avertinnarkose keinen Rauschzustand im Anfang zeigt. Die Anästhesie trete erst nach dem Erlöschen der Reflexe ein. Theoretisch
müssen wir das bestreiten, denn wenn auf intravenösem Wege ein Rauschzustand erreicht
wird, mit Avertin (s. o. Kirschner: Anästhesie bei erhaltenen Pupillen- und Muskel-
reflexen), so ist das gleiche auch bei rectaler Zufuhr möglich.

Wir verkennen aber nicht, daß beim Avertin der sogenannte Rausch unabgrenzbar
in die Kurznarkose übergeht, während man beim Äther ein wohl abgrenzbares Stadium
anaestheticum hat, welches von der eigentlichen Narkose deutlich getrennt ist. Wir behalten aber den von Kirschner gewählten Namen bei, um diese Narkose-
methode für die Praxis zu fixieren.

Avertinkurznarkosen kann man, wenn man es für nötig hält, auf rectalem Wege mit ziemlicher Sicherheit erzielen. Man kann in der Tat durch
frühzeitiges Ablassen und gründliches Ausspülen des Darmes die Avertinresorption und damit die Avertinnarkose einigermaßen steuern. Bei weitem nicht
mit der Präzision wie Kirschner mit seinem Apparat, aber doch mit einer für

die Gefahrlosigkeit und für die wesentliche Abkürzung hinreichenden Sicherheit. Das beweisen die Beobachtungen von Eldering und Samuel und unsere eigenen dahin angestellten Versuche.

Wenn man nun die Avertinnarkose nur als psycheschonende Einleitung zur üblichen Avertinnarkose haben will, so ist das von Eldering und Samuel und das von Baum angewandte rectale Verfahren durchaus dafür geeignet. Als Einleitung für eine Äthernarkose ist das rectale Verfahren psycheschonender als das intravenöse und steuerbar ist die Avertinresorption dabei auch — aber nur durch gründliche Darmausspülungen und weniger präzis als bei der intravenösen Zufuhr mit Kirschners Apparatur. Aber bei den kleinen, nur Basisnarkose vertretenden Avertinmengen kommt es ja auch gar nicht auf die Präzision der Unterbrechung an. Denn jedenfalls sind diese beiden vorsichtigsten Arten der Avertinverwendung, die unterbrochene rectale und intravenöse Zufuhr sicherlich gefahrlos. Sie übertreffen darin theoretisch noch die Nurbasisnarkose von Butzengeiger, die ja aber nachgewiesenermaßen bei 1200 Fällen auch noch mit keinem Unglücksfall belastet ist. Und Butzengeiger läßt den Einlauf nicht einmal frühzeitig ab, aber er dosiert individuell und niedrig. Amnesieversager dabei $1-2^0/_0$.

Die Gefahren der Avertinnarkose liegen, wie wir sehen werden, erstens in der absoluten Überdosierung — dieser begegnet man erfolgreich mit sofortigem Ablassen des Einlaufs und hoher Darmspülung bei überstürztem Einsetzen der Narkose. Ferner liegen sie in der relativen Überdosierung, wenn die Avertinwirkung nachteilig vermehrt wird durch Zwischenfälle vor und bei der Operation. Z. B. übermäßige Wirkung des Pränarkoticums, mechanische Atemstörungen, Shockwirkung während oder nach dem Eingriff. Diese Zwischenfälle können bei der rechtzeitig unterbrochenen intravenösen und rectalen Avertinrauschnarkose überhaupt nicht oder nur ganz vorübergehend auftreten, jedenfalls nicht zu Lasten des Avertin, denn dessen Abflutung resp. Bindung setzt sehr schnell nach der kurzen Anflutung ein.

VII. Avertinbasis oder Avertinvollnarkose?

Wie Butzengeiger mit Avertinvollnarkose schon frühzeitig zur Avertinbasisnarkose gekommen ist, ist oben auseinandergesetzt worden (S. 478). Er hat seitdem an diesem Prinzip in Wort und Schrift festgehalten. Er will den Kranken mit dem Avertin nur in einen Schlafzustand, nicht in tiefe Narkose versetzen und „die Gipfelführung der Narkose durch ein Inhalationsnarkoticum in der Hand behalten".

Beim Abwägen der Avertinbasisnarkose und Avertinvollnarkose gegeneinander spricht er der Avertinvollnarkose folgende Vorteile zu: durch Wegfall der Maske Erleichterung der Eingriffe am Kopf, Hals, Brust, Wirbelsäule, wohl auch wesentliche Verminderung des postnarkotischen Erbrechens, vielleicht wegen Wegfallen des Äthers Verminderung der Lungenkomplikationen. Demgegenüber könne aber vielleicht auch angeführt werden, daß der der Avertinvollnarkose folgende langdauernde Nachschlaf das Entstehen den Lungenkomplikationen wieder begünstige. Der Hauptnachteil der Avertinvollnarkose ist nach Butzengeiger ihre mangelhafte Steuerungsmöglichkeit. Dieser bestehe so lange fort, als wir kein sofort wirksames Gegenmittel besitzen.

Die zur Vollnarkose nötigen Avertinmengen hätten häufig schwere Kreislauf-
und Atemstörungen und Todesfälle herbeigeführt. Sie solle zudem einen länger
als bei Äthernarkose andauernden Absturz der Alkalireserve verursachen:
„Erst große Zahlenreihen müssen beweisen daß die Avertinvollnarkose das Lebensrisiko nicht erhöht. Eine glatt verlaufende
Avertinvollnarkose bedeutet geradezu eine Idealnarkose, aber ihre
Gefahren sind größer als ihre Vorteile."

Der Hauptgewinn jeder Avertinnarkose ist allseitig zugegebenermaßen die
Schonung der Psyche des Patienten und diesen erreicht auch die Avertinbasisnarkose in ganz gleicher Weise wie die Avertinvollnarkose, denn von der Zusatznarkose wird nichts gemerkt. Volle Amnesie fehlte nur in $1-2\,^0/_0$ der Fälle
Butzengeigers, das sind die einzigen Versager, von denen man bei der Basisnarkose sprechen kann (Amnesieversager). Das wichtigste aber ist die Ungefährlichkeit der Avertinbasisnarkose, die Butzengeiger durch die fraktionierte
Zufuhr des Avertin noch gesichert hat. Er freut sich, in den letzten 1200 Fällen
keine Vollnarkose ohne Zusatz von Äther usw. zu haben. Sein Verfahren ist
in der Tat noch durch keinen Todesfall belastet. Als günstig für die Basisnarkose
werden auch die Ergebnisse der Untersuchungen von Achelis angeführt, der
feststellte, daß bei Ätherzusatz zur Avertinbasisnarkose die Alkalireserve sich
schneller wieder hob als nach Avertinvollnarkose. Auch der kürzere und oberflächliche Nachschlaf ist ein Vorteil von ihr.

Die Methodik von Butzengeiger ist oben S. 485 genau angegeben.

Butzengeiger fordert, daß man sich bei der Avertinnarkose zielbewußt entweder der Voll- oder der Basisnarkose zuwende — die meisten Autoren versicherten,
daß sie die Avertinvollnarkose nicht erzwingen wollten, erstrebten sie aber
trotzdem! Ja, so ist es in der Tat! Ist diese Stellungnahme aber denn ein Fehler?
Ist sie mit nachweisbaren Nachteilen für die Patienten verbunden, wenn vorsichtig und individuell dosiert wird? Wir können das nicht zugeben. Wir verweisen auf die großen günstigen Erfahrungen von Nordmann, Kreuter,
Els-Jäger, Momburg, Grosser u. a., die auch keine Vollnarkose erzwingen,
aber sie doch keineswegs prinzipiell zu vermeiden suchen. Auch wir sind Anhänger dieses Vorgehens. Man sieht den Grund nicht ein, warum man diese
Tendenz bei der Avertinnarkose abändern sollte. Butzengeiger fühlte wohl
selbst das etwas Dogmatische seiner Ausführungen, denn wie wir sehen werden,
überläßt er schließlich die endgültige Entscheidung der Frage Avertinbasis- oder
-vollnarkose der Praxis.

Wir haben oben (S. 424) den Standpunkt der obligaten Avertinbasisnarkose,
den wir voll würdigen, als einen resignierenden bezeichnet. Wir können uns
nicht zu ihm bekennen, wir hoffen immer noch, daß die Gefahr der Avertinvollnarkose durch Verbesserung der Dosierungstechnik vermindert werden kann.
Bei vorsichtigem individuellen Dosieren und genügend langem Abwarten kann
man sicherlich ohne wesentliche Gefahr $50-60\,^0/_0$ und mehr Avertinvollnarkosen
erreichen (Nordmann, Kreuter, Anschütz u. a.). Der Rest sind dann Avertinbasisnarkosen oder Versager, d. h. Fälle, wo man an dem Inhalationsnarkoticum nichts spart. Es ist nicht einzusehen, warum man auf ungefährliche
Avertinvollnarkosen von vornherein verzichten soll. Butzengeiger führt
für die Sicherheit seiner konsequenten Avertinbasisnarkose seine von Todesfällen unbelastete Statistik an. Zwischen seinen und dem prinzipiell Vollnarkose

erstrebenden Verfahren steht das von Nordmann, Kreuter, u. a. von Anfang an proklamierte, das wir oben geschildert, mit noch größeren, ebensowenig belasteten Erfolgszahlen. Dieser Standpunkt, zu dem auch wir uns bekennen, wird heutzutage, wo überhaupt die Avertinnarkose gebraucht wird, am häufigsten vertreten. Nach der Literatur zu urteilen, hat Butzengeiger recht wenig unbedingte Anhänger seines Verfahrens gefunden, resp. behalten, wenn man darunter nur solche Avertinnarkotiseure versteht, die von Avertin wirklich in keinem Falle mehr verlangen als Amnesie und mehr oder weniger tiefe Schlafwirkung und konsequent jede Vollnarkose ablehnen.

Polano steht seit der Einführung des Avertins, 1927 bis heute, auf einem ähnlichen Standpunkte (Flessa). Die Amnesiewirkung der kleineren Dosen nutzt er für gynäkologische klinische Untersuchungen aus, zu größeren Operationen gibt er stets Ätherzusatznarkose — aber er dosiert nicht fraktioniert. Auch Nehrkorn tut das nicht. Er stellt das Avertin in Parallele, aber weit über die zu gleichen Zwecken gebräuchlichen Mittel wie Hedonal, Veronal, Isopral, Morphin, Pantopon, Scopolamin usw. Er hatte aber noch $12\,^0/_0$ Avertinvollnarkosen trotz geringerer Dosis als Butzengeiger. Flörcken gibt an, ganz nach der Methode von Butzengeiger zu verfahren, hat aber $64\,^0/_0$ Avertinvollnarkosen.

Sehr energisch ist neuerlich Domanig auf Grund pharmakologischer Überlegungen und klinischer Beobachtungen für die prinzipielle Avertinbasisnarkose eingetreten. Auch er dosiert nicht fraktioniert, sondern er individualisiert sehr genau nach dem oben (S. 464) ausführlich besprochenen Schema. Butzengeiger[1] ist vom gleichen Prinzip aus zu durchschnittlich wesentlich höheren Dosen gekommen. Domanig ist 0,1 und 0,08 als Grunddosis nicht ungefährlich genug, sie gilt ihm als Maximum und er geht in voller Konsequenz bis auf 0,06 herunter. Natürlich wird in allen Fällen Zusatznarkose gebraucht — dabei hat sich Lachgas aufs beste bewährt.

Durch die oben geschilderte Avertinrausch- oder Avertinkurznarkose, auf intravenösem (Kirschner) oder auch auf rectalem Wege (Straub, Eldering und Samuel, Baum) ist die Butzengeigersche Basisnarkose noch unterboten worden! Bei diesen Verfahren wird noch konsequenter als bei Butzengeiger und Domanig (wenigstens im Prinzip und der Theorie nach) eine Minimalnarkose erstrebt — durch niedrige Dosierung einerseits oder Unterbrechung der Avertinzufuhr andererseits.

Straub hat schon frühzeitig die Möglichkeit der Zweiteilung der rectalen Avertinbasisnarkose erkannt. Er stellte die beiden Methoden scharf einander gegenüber:

1. Nach Ausnützung der seeleschonenden Wirkung des Avertins unter Verzicht auf weitere Narkoseeffekte. Man gibt eine höhere Dosis, läßt den Einlauf aber sofort bei den ersten Zeichen der Avertinwirkung ab. Gute Basis für Inhalationsnarkose, aber weniger Ätherersparnis.

2. Ausnützung der seeleschonenden Wirkung des Avertins unter Ausnützung eines geringeren Narkoseeffektes. Man gibt eine niedrige Avertindosis 0,075 bis 0,1 und beläßt den Einlauf zur vollen Avertinresorption. Gute Basis für Inhalationsnarkose, größere Ätherersparnis.

Über das erstere Verfahren haben wir im vorigen Kapitel ausführlich gesprochen unter Anführung der Experimente von Straub und der Fälle von Eldering und Samuel. Baum hat es zur Methode erhoben auf einfachem rectalem

---

[1] Nach brieflicher Mitteilung hatte Butzengeiger auch nur noch $5\,^0/_0$ fraktionierte Dosierungen nötig, als er prinzipiell die Avertinvollnarkose vermied (s. S. 485).

Wege und Kirschner noch exakter aber weniger einfach auf intravenösem Wege. **Das Wichtige und Neue dieser Verfahren ist die Steuerung der Avertinbasisnarkose durch Unterbrechung der Avertinzufuhr bei Einsetzen des ersten Avertineffektes.** Darin unterscheiden sie sich prinzipiell und theoretisch von dem zweiten, dem Butzengeigerschen Verfahren, welches zwar die Inhalationsvollnarkose steuert, aber nicht die Avertinwirkung bei der Basisnarkose. Praktisch, in ihren Folgen sind beide Verfahren weniger scharf voneinander geschieden!

Die Vollnarkose mit Avertin hat außer den oben schon von Butzengeiger eingeräumten Vorzügen eben doch auch das Prinzipielle für sich, das Einheitliche, das uns bei jedem Verfahren als das Ideale vorschwebt und unwillkürlich anzieht! Uns scheint die Zeit bis jetzt noch nicht gekommen, daß wir uns diesem Streben nach der Avertinvollnarkose rückhaltlos hingeben dürften, aber als „höheres Ziel" sehen auch wir sie an! Verfolgt haben wir diesen Weg bisher an unserer Klinik aber nicht, denn mit fraktionierter Dosierung wollen wir nicht arbeiten und mit Einzeldosis scheint er uns zu gefährlich. Was schadet auch schließlich eine mäßige Menge Zusatzinhalationsnarkose?

Ausgesprochene Vertreter der Avertinvollnarkose gibt es zur Zeit nur noch wenige. Oder gewinnen sie neuerdings wieder etwas mehr an Boden? Die Hauptvertreter dieser Richtung sind: Sievers und Kohler, beide wie oben geschildert mit fraktionierter und Intervallnarkose, B. Martin, Pribram mit Einzeldosierung. Auch sie blicken schon auf große günstige Erfahrungsreihen zurück.

Pribram hat immer die Avertinvollnarkose angestrebt und ist dabei vor hohen Dosen, allerdings unter weitgehender Individualisierung und fraktionierter Dosis — nicht zurückgeschreckt. [Ein Basedowfall erhielt nach und nach 21 g Avertin! (siehe S. 504).] Am energischsten von allen Autoren hat sich aber B. Martin für die prinzipielle Avertinvollnarkose mit Einzeldosierung eingesetzt. Unter Vollnarkose versteht er: vollen Schlaf mit so ausgeschalteten Reflexen, daß die Operationen ungestört durchgeführt werden können. Unter der ersten Serie von 259 Fällen mit 96% Vollnarkose waren 104 Laparotomien. Er verwandte zur Unterstützung der Avertinnarkose Scopolamin und Narkophin. Später ersetzte Martin das unbeliebte Scopolamin durch $MgSO_4$. Diese seine neue Methode ist oben (S. 486) genau angegeben.

Die Lexersche Klinik wendet sie offenbar mit gleich gutem Erfolg an (Schulze). Seefisch bezeugte die Ungefährlichkeit dieses Verfahrens und gab auch 96% Vollnarkosen an. Hahn sah 3mal schwere Atemstörungen.

B. Martin führt seine zahlreichen guten Avertinvollnarkosen auf die richtige Auswahl und genaue Dosierung der Fälle zurück und glaubt auch dem muskelentspannenden Magnesiumsulfat und dem atmungsanregenden Narkophin eine wesentliche Rolle dabei zuweisen zu sollen. Die richtig gewählte hohe Avertindosis sei nicht gefährlich, 30% der Avertintodesfälle hätten sich bei Avertindosen von 0,08—0,0106 ereignet! Darüber im Kapitel „Todesfälle" ausführlicher (S. 577). Wir sehen, die Frage Basis- oder Vollnarkose ist für das Avertin noch nicht entschieden. Auch Butzengeiger lehnt den Versuch prinzipieller Avertinvollnarkosen nicht völlig ab: es habe schon oft die Praxis über die Theorie gesiegt. Uns scheint Nordmanns, Kreuters und unser oben geschilderter vermittelnder Standpunkt der beste Weg zu sein, um vorsichtig tastend immer besser und besser die Avertinwirkung ausnützen zu lernen. Wir halten die radikale Stellungnahme der Extremisten der Avertinnarkose auf beiden Flügeln für dogmatisch und praktisch nicht für richtig — warum nennt man auf der einen Seite jede, auch die ungefährliche Avertinvollnarkose eine Überdosierung, einen Fehler, warum bezeichnet man andererseits jeden geringen Chloräthyl- oder Ätherzusatz von 50—100 g als Versager? Der Erfolg der Avertinnarkose spricht sich, unserer Ansicht nach, zur Zeit nicht in der möglichst hohen Zahl der sog. reinen Vollnarkosen und der sog. reinen Basisnarkosen aus — beides sind zudem, wie die Literatur zeigt, höchst subjektive, recht dehnbare Begriffe! — sondern in der möglichst hohen Zahl von glücklichen Avertinnarkosen ohne oder mit sichtlich herabgesetzter Inhalationsnarkose.

Wenn wir alle besprochenen Avertinbetäubungsverfahren noch einmal kurz aufzählen, so ergibt sich etwa folgende Skala:

Avertinvollnarkose beabsichtigt mit individueller hoher Einzeldosierung.
Avertinvollnarkose beabsichtigt mit fraktionierter oder Intervalldosierung.
Avertinvollnarkose mehr zufällig bei vorsichtiger Einzeldosierung.
Avertinbasisnarkose beabsichtigt bei rectaler, niedriger Einzeldosierung.
Avertinbasisnarkose beabsichtigt bei rectaler fraktionierter Dosierung.
Avertinbasisnarkose beabsichtigt bei rectaler unterbrochener Einzeldosierung.
Avertinbasisnarkose beabsichtigt bei intravenöser unterbrochener Dosierung.
Avertinkurznarkose bei geringer Dosis oder Unterbrechung der rectalen Zufuhr.
Avertinrauschnarkose bei rectaler unterbrochener Avertinzufuhr (?).
Avertinrauschnarkose bei intravenöser unterbrochener Avertinzufuhr.
Avertinamnesie, Avertinschlaf.

VIII. Der Zusatz von Inhalationsnarkose oder Lokalanästhesie zur Avertinnarkose.

Schon bei den ersten Versuchen stellte sich heraus, daß die unvollkommene Avertinnarkose durch Zusatz eines Inhalationsnarkoticums leicht und ohne Gefahr zur erwünschten Tiefe gebracht werden kann. Die Kombination dieser beiden Narkosearten gab so günstige Erfolge, daß sie überall angewendet, ja von Butzengeiger unter Ablehnung jeder Avertinvollnarkose zum festen Prinzip der Avertinnarkose erhoben wurde. Dieser strengen kategorischen Stellungnahme haben sich zwar nicht viele Autoren angeschlossen, sie hat aber jedenfalls mehr Anhänger als die prinzipielle Avertinvollnarkose. Die beiden verschiedenen Standpunkte bei der Durchführung der Avertinnarkose sind im vorigen Kapitel ausführlich erörtert worden. Man findet in der Literatur wohl Einwände gegen das Prinzip der kombinierten Avertinnarkose (Avertinbasisnarkose und Inhalationsnarkose) und Ausstellungen wegen gewisser technischer Nachteile oder wegen des Wiederauftretens der unangenehmen Narkosenfolgen, aber nur bei Sievers findet man die Angabe, daß die Zusatznarkose mit Äther als solche nach seinen Erfahrungen bei Kindern schädlich wäre. Goßmann, der auch über ein großes Material von Avertinnarkosen bei Kindern berichtet, gab in 25% der Avertinnarkosen Ätherzusatz bis 30 g ohne Nachteil. Auch Ebhardt äußert diese Bedenken nicht. Wohl mit Recht, denn man hat bisher kleinere Mengen von Äther oder Chloräthyl — und um solche handelt es sich immer bei der mit Avertin geschaffenen Basis — bei Kindern und Säuglingen nicht gefürchtet.

Als Zusatznarkoticum wird am häufigsten Äther und Chloräthyl, etwas seltener Solästhin, sehr selten Chloroform und neuerdings sich beachtlich vermehrend, Gasnarkose (Lachgas, seltener Narcylen) gewählt. Auch von der Hinzufügung von Lokalanästhesie oder Lumbalanästhesie zur Avertinnarkose muß gesprochen werden.

Der **Ätherzusatz** ist unserer Ansicht und Erfahrung nach wohl deshalb bei der Avertinnarkose so beliebt, weil er so schnell die Narkose zur gewohnten Tiefe bringt. Manchmal wirkt er auch beruhigend für den Operateur und für den Narkotiseur insofern, als sich durch den Ätherzusatz der ungewohnte, mitunter etwas unheimliche Avertinnarkosezustand alsbald ändert: Atmung und Blutdruck heben sich hörbar resp. sichtbar, das Aussehen des Patienten belebt sich! Der Ätherzusatz wirkt pharmakologisch gesehen, solange er sich auf kleine Mengen beschränkt, günstig, ganz gewiß nicht als Nachteil bei der Avertinnarkose! Als Vorteil wird auch noch angeführt, daß Achelis nachweisen konnte, daß der dem Chloroform ähnliche Verlauf der Avertinnarkose bezüglich des Absinkens der Alkalireserve durch Ätherzusatz zur Avertinnarkose wesentlich günstiger, äthernarkoseähnlicher gestaltet wurde. Ob man auf diese Tatsache aber großen Wert zu legen hat, werden wir später noch erörtern. Das im allgemeinen vom Ätherzusatz Gesagte gilt wohl auch von Chloräthyl und Solästhin.

Sehr wichtig ist, was Nordmann ganz allgemein von der Ausführung der Inhalationszusatznarkose sagt.

„Das Narkoticum darf nicht wie sonst, wenn man auf volle Narkose hinzielt, in größeren Mengen und kontinuierlich verabreicht werden, sondern immer nur in kleinen Portionen tropfenweise wie zur Rauschnarkose, dann wieder unterbrechend, wenn Toleranz eintritt. Bei besonders schmerzhaften Phasen der Operationen, namentlich beim Hautschnitt, Zug an Eingeweiden oder an Nerven oder Gefäßen usw. reagieren die Patienten oft stärker, einige Tropfen Zusatznarkoticum genügen dann, den Schlafzustand wieder herzustellen.“ Nordmann bezeichnet es mit Recht als einen Fehler, wenn bei den kleinen Zusatznarkosen die Maske dauernd liegt. „Auch am Schluß der Narkose, namentlich nach Laparotomien bei der Bauchdeckenhautnaht, muß nicht selten etwas nachgeholfen werden.“

Wir unterschreiben und unterstreichen diese Ausführungen von Nordmann und erinnern an die Kunst der Zusatznarkose bei der großen Lokalanästhesie, bei der wir es ja gelernt haben, daß einzelne und welche Manipulationen schmerzhaft sind und daß die Patienten keineswegs während der Dauer des ganzen Eingriffs volle tiefe Toleranz brauchen. Polano leitet bei jeder Avertinnarkose von vornherein Ätherzusatznarkose ein, wenn es sich um operative Eingriffe handelt. Einige raten zur sofortigen vollen Zusatznarkose, wenn der Schlaf nicht ganz tief genug ist. Wir teilen diese Ansicht nicht; immer erst soll man versuchen, mit Tropfen oder kleinen Mengen auszukommen. Es ist erstaunlich, wie wenig Zusatz oft volle Toleranz herbeiführt. Nach reicher eigener Erfahrung möchten wir die Zusatznarkose zur Avertinnarkose mit Nordmann als eine besondere Kunst bezeichnen; geschickte Narkotiseure brauchen weit weniger des Narkoticums als ungeübte. In diese Zusatznarkose muß man sich im wahren Sinne des Wortes einfühlen. Zu der von Nordmann und auch von uns empfohlenen Art der sparenden Zusatznarkose gehört aber auch eine gut dosierte Avertinbasisnarkose. Sonst werden eben größere Äthermengen gebraucht. Also: auch von diesem Gesichtspunkte kommt man um die individuelle, möglichst angepaßte Avertindosierung auch bei der Avertinbasisnarkose nicht herum!

Man soll und kann sehr gut sparen mit dem Zusatznarkoticum, nicht so sehr aus Sorge wegen einer augenblicklichen Mehrgefährdung des Patient, sondern mehr wegen des Auftretens der von der Inhalationsnarkose hinlänglich bekannten unangenehmen postnarkotischen Störungen. Bekommt man diese in größerer Zahl und alter Stärke, so ist ein Teil des von der Avertinnarkose erhofften Gewinnes wieder verloren. Über die Häufigkeit des Auftretens der postnarkotischen Störungen bei Avertinbasisnarkose mit Ätherzusatz lauten die Berichte recht verschieden (S. 522). Wir glauben aber doch, daß sie ungefähr der Menge des verbrauchten Inhalationsnarkoticums parallel gehen. Avertinnarkose allein macht bekanntlich außerordentlich selten postnarkotische Störungen und wenn man jedes Pränarkoticum vermeidet, nach E. Gläsmer überhaupt keine.

Frauen brauchen seltener und weit weniger Zusatznarkose als die Männer. Mit zunehmendem Alter wurde bei wohlberechneter Dosierung von Roedelius weniger Zusatz gebraucht, auffallend ist dabei aber seine Bemerkung, daß Frauen unter 30 Jahren in $70^0/_0$ der Fälle Ätherzusatz brauchten, die Männer gleichen Alters dagegen nur in $30^0/_0$!

Was die einzelnen Zusatznarkotica betrifft, so wäre zunächst vom Äther zu sagen, daß er wie zur allgemeinen Narkose so auch als Zusatz zum Avertin das beliebteste Mittel ist. Seine atmung- und blutdruckhebende Wirkung wurde oben bereits erwähnt — mit dem Äther ist man wohl auch allgemein am vertrautesten. Die verbrauchten Mengen sind ungemein schwankend, je nach der Avertinschlaftiefe und diese hängt neben der Kunst der Dosierung, wie oben besprochen, von vielen bekannten und unbekannten Faktoren ab. Man kann beinahe kategorisch behaupten, daß jede Avertinnarkose, auch wenn sie nur Basisnarkose ist, bei guter Narkosetechnik ein gewisses Ätherersparnis herbeiführt. Das bucht M. Borchardt als einen sicheren Gewinn für die Avertinnarkose. Manche Autoren schätzen den Verbrauch auf die Hälfte, ja auf das Viertel der sonst üblichen Äthermenge. Fründ dagegen war so unzufrieden mit der Menge des benötigten Ätherzusatzes, daß er zur Gaszusatznarkose überging (s. unten). Er glaubte dadurch auch die Pneumoniegefahr zu vermindern. Von den sog. Versagern sprechen wir in einem besonderen Kapitel (S. 502).

Bei der Ätherersparung kommt es in erster Linie auf die Narkotiseure an, nicht wenig aber auch auf die Herren Operateure! Wer zu jeder Operation tiefste Toleranz verlangt und bei jeder kleinen vorübergehenden Reaktion des Patienten nach Vertiefung der Narkose ruft, wird naturgemäß bei den Avertinnarkosen größere Inhalationszusatzmengen haben als ein geduldiger, auf die Eigenarten der Avertinnarkose eingestellter Operateur. Die Avertinnarkose verlangt in der Tat eine bestimmte Einstellung vom Operateur, darin hat Nordmann wiederum sehr Recht! Die reine Avertinnarkose, resp. die mit sparendem Inhalationszusatz liegt unserer Ansicht nicht in den Möglichkeiten jeder operierenden Persönlichkeit, immerhin aber doch noch mehr als die Lokalanästhesie bei großen Operationen.

Ruge und auch Dzialoszinski empfehlen besonders die Ombrédanne Maske für die Ätherzusatznarkose bei Avertin. Auch wir haben sie früher benutzt und glaubten gewisse Vorteile bei dieser Narkosetechnik feststellen zu können. Aber später haben wir dieselbe wegen der unnötigen kontinuierlichen Ätherzufuhr wieder aufgegeben.

Das **Chloräthyl** ist ebenfalls sehr beliebt und für gewisse Fälle zur vorübergehenden Vertiefung der Avertinnarkose in höherem Maße geeignet als der Äther. Der leichte Chloräthylrausch kommt bei Avertinbasisnarkose schneller und kann auch mit Erfolg öfter wiederholt werden als ohne Avertin. Oft genügen einige Tropfen beim Hautschnitt und die ganze Operation geht in voller Toleranz bis zum Ende. Lobenhoffer hat dabei einige Male plötzliche Cyanose mit Weitwerden der Pupillen erlebt — Momburg und Rotthaus warnen vor Kombination der Avertinnarkose mit Chloräthyl wegen dessen Ähnlichkeit mit dem Chloroform. Sonst wird nur Gutes vom Chloräthyl bei Avertinnarkose berichtet. Natürlich dürfen nur kleine Mengen davon gebraucht und nicht etwa dauernde und Vollnarkosen damit gemacht werden. Diese sind weit ungefährlicher mit Äther auszuführen.

Nordmann, Roith, Grewing, Hillebrand u. a. bevorzugen das **Solästhin** — dessen mehrfach wiederholbare und verlängerte Rauschwirkung es vielleicht besonders geeignet für den Zweck der Avertinnarkose macht. Uns fehlen persönliche Erfahrungen mit diesem Mittel.

Gegen **Chloroform oder Chloroformgemische** als Zusatz zur Avertinnarkose sprechen sich Butzengeiger, Nordmann u. a. aus. Die wenigsten Chirurgen denken heutzutage überhaupt noch an diese Mittel! Heufelder hat größere Erfahrungen bekanntgegeben. Der Inhalationszusatz wurde bei Avertinnarkose 41mal mit Äther, 66mal mit Ätherchloroformmischung, 44mal mit Chloroform allein ausgeführt. Nur 7% Versager (größere Zusatzmengen), keine schweren Störungen. Kreuter wendet Chloroform auch jetzt noch hin und wieder an, aber auch nur in kleinsten Mengen, bisher ohne Nachteil.

Gewarnt wird vor der Kombination von Avertinnarkose mit **Lumbalanästhesie.** Polano hatte dabei zwei Todesfälle. Die starke Blutdrucksenkung bei der Lumbalanästhesie darf offenbar nicht zu der der Avertinnarkose hinzugefügt werden.

Anders ist es wohl mit der **Lokalanästhesie.** Von B. Martin wird zwar auch vor dieser bei Avertinnarkose gewarnt — aber in kleinen Mengen, um den Hautschnitt unempfindlich zu machen, wird sie von Madlener, Lobenhoffer, Roith u. a. besonders gern bei Strumen gebraucht. Sievers gab in seinen ersten Arbeiten an, daß er bei der Avertinnarkose der Kinder die Lokalanästhesie der Ätherzusatznarkose vorziehe. — Coenen glaubt, daß bei unvollkommener Avertinnarkose die Infiltration der Haut wegen der Überempfindlichkeit der Patienten gegenüber den Nadelstichen nicht zweckmäßig sei. Ebenso Nestmann und Fründ. Wir teilen die Bedenken Martins gegen die Kombination Lokalanästhesie mit Avertinnarkose, weil wir bei dieser doch gar nicht selten Störungen im Allgemeinbefinden auftreten sehen (Blutdrucksenkung, Schweißausbruch, Übelkeit usw.), die wir nicht gern der Avertinwirkung hinzugefügt sehen möchten. Wir kommen auf diesen Punkt noch einmal im Kapitel Störungen der Avertinnarkose gelegentlich der Erörterungen der Shockbereitschaft und Shockvermehrung bei Avertinnarkose zu sprechen.

Gros hält aus theoretischen Gründen die Kombination von Avertinnarkose mit **Lachgasnarkose** für die glücklichste. Auch Haffner ist dieser Ansicht, weil die Gasnarkosen oft allein nicht die nötige Toleranz geben. Flörcken spricht sich neuerdings auch sehr für Lachgas bei Avertinnarkose aus. Er gibt nur noch 4—5 g Avertin und kommt mit wenig Lachgas zum Ziel. Auch Domanig rühmt das Lachgas als Zusatznarkoticum für die Avertinnarkose, in der Sauerbruchschen Klinik hat es sich ebenfalls dabei gut bewährt (Röthig). Es ist sehr wohl denkbar, daß diese steuerbarste und flüchtigste aller Narkosen sich besonders gut als Zusatz zum Avertin eignet.

Besonders energisch hat sich Fründ für die Kombination mit Lachgas eingesetzt, die nach seiner Erfahrung alle Vorteile beider Narkosearten aufs Beste verbindet (psychische Schonung, leichteste Steuerung). Er ist nicht für Ätherzusatz, es wurden gar nicht selten fast die gleichen Mengen wie bei reiner Äthernarkose gebraucht. Äther verstärke die Acidose (nach Achelis verhält es sich anders, jedenfalls mit der Alkalireserve!). Die Gefahr der Pneumonie soll durch den Ätherzusatz vermehrt, durch Lachgas vermindert werden.

Fründ gibt Avertin 0,1 nach $^{1}/_{4}$ Stunde je nach Empfänglichkeit eventuell Zusatzdosis von 0,025, auf dem Operationstisch Lachgasnarkose, die meist binnen 1—2 Minuten, selten erst binnen 5—6 Minuten die gewünschte Narkosentiefe erzielt. Man beginnt mit $90^0/_0$ Konzentration des Lachgas, kann aber binnen weniger Minuten auf 50—60 heruntergehen. Bei dieser Konzentration bestehen keine Gefahren vom Lachgas aus. Man kann zu Beginn durch einige Tropfen Äther mitunter etwas nachhelfen. Bei Sinken des Blutdruckes unter 100 wird Ephetonin gegeben. Leider sind die Kosten der Lachgasnarkose immer noch sehr hoch. Ohne Wiederatmungsapparat kostet die Narkose für 1 Stunde etwa 9 Mark!

Kohler regt, wie schon erwähnt, an, zur Vervollkommnung der Avertinnarkose bei nervösen unruhigen Menschen es doch auch einmal mit der Hypnose zu versuchen.

IX. Die Versager der Avertinnarkose.

Straub kam bei seinen grundlegenden Studien über die Avertinresorption zu dem Schluß, daß die Ursachen des Versagers in den Vorgängen jenseits der Darmschleimhaut liegen, und zwar in den „avertinfressenden Stoffwechselvorgängen, die als individuell variable Gegenfaktoren der Avertinnarkose anzusprechen sind". — Ehe wir näher auf diese Fragen eingehen, muß aber zunächst einmal festgestellt werden, was man unter Versager bei der Avertinnarkose verstehen soll. Denn es wird sich zeigen, daß dieses Wort in der Avertinliteratur in verschiedenem Sinne angewendet wird.

Wenn man den Ausdruck in dem bei der Inhalationsnarkose üblichen Sinne gebraucht, so bezeichnet es die Fälle, welche mit dem betreffenden Narkoticum nicht zu der für die Operation nötigen Toleranz gebracht werden können. Man hat in diesem Sinne anfangs sehr oft von Versagern der Avertinnarkose gesprochen und tut es auch noch — allerdings zu Unrecht! Denn bei dem Avertin wagt man bei unvollkommener Betäubung gemeiniglich nicht, die Narkose durch Nachfüllungen des Mittels immer weiter zu steigern, bis endlich „der Versager" überwunden, d. h. volle Toleranz erreicht ist. Bei der Inhalationsnarkose mit ihrer leichten Steuerung kommen dem geübten Narkotiseur Versager so gut wie niemals vor. Allerdings ist auch dabei nicht zu vergessen, daß manche sehr erfahrene Narkotiseure es vorziehen, statt übergroße Äthermengen lieber ein wenig Chloroform beizugeben, um schneller und ungefährlicher die Patienten in das Toleranzstadium zu bringen. Aber in der ganz überwiegend großen Mehrzahl der Fälle wird bei der Inhalationsnarkose individuell bis zur Toleranz dosiert. Und das ist bei der Avertinnarkose nur ganz selten der Fall gewesen und so darf man bei ihr im strengeren Sinne des Wortes eigentlich nicht von Versagern sprechen. Die Avertinnarkose hat sich unter dem seit Anfang aufgestellten Imperativ: „**Vollnarkose darf nie erzwungen werden!**" auch gar nicht sehr nach dieser Richtung hin entwickelt und entfernt sich, wie es uns erscheint, im jetzigen Zeitpunkte ihrer Entwicklung noch weiter als anfangs von diesem Ziele.

Nur wenige Chirurgen haben sich, wie wir sehen, ernstlich um die Avertinvollnarkose bemüht. Begreiflicherweise! Denn diese kann nur erreicht werden: 1. durch generelle Erhöhung der Grunddosis, das ist gefährlich — oder 2. durch individuelle, vorsichtig steigernde Nachfüllungen, das ist schwierig und zeitraubend — oder 3. durch individuelle höhere Einzeldosierung, das ist noch schwieriger. Den ersten Weg haben im Versuchstadium der Avertinnarkose Kirschner und Melzner beschritten: sie bekamen bei 0,15 nur in 32% der Fälle Vollnarkose, bei 0,175 in 78% bei 0,2 in 81% (bei 48 Fällen). Also auch bei sehr hoher Grunddosis noch Versager! Auch bei fraktioniertem Vorgehen hatten sie keine besseren Erfolge. Kohler, der mit einer oder auch mehreren Nachfüllungen früher bis 0,175 kam, heute aber diese Höhe der Dosierung aufgegeben hat, hatte bis 90% Avertinvollnarkosen, 10% sind in seinem Sinne Versager, d. h. Fälle, wo Äther zugegeben werden mußte, mehr als 100 g waren es nur bei 1% seiner Fälle (S. 486). Sievers erreichte unter Anwendung von Zusatz- und Intervallnarkose bei 1200 Fällen fast immer genügend Toleranz, er brauchte nur sehr selten Ätherzusatznarkose (S. 486), B. Martin, der mit stark individualisierender Einzeldosis arbeitet (S. 486), geht bei $2^{1}/_{2}\%$ Lösung bis 0,18 und erzielte bei etwa 1900 Fällen fast stets Vollnarkosen, „nur drei reagierten überhaupt nicht" (Versager im Sinne Martins). Jäger-Els hatten bei 1000 Fällen $1,3\%$ Versager, d. h. Ätherzusatz über 100 g. Im letzten 100 der Fälle keinen Versager. Sie dosierten mit Einzeldosis 0,1 bis 0,125 maximal 0,15 bei Kindern in 3%iger Lösung (S. 430).

Es ist schwer zu verstehen, warum bei den 48 Fällen von Kirschner-Melzner mit der hohen Dosierung 0,2 nur 81% Avertinvollnarkosen erzielt wurden, während die großen Narkosereihen Anderer bei erheblich niederer Dosis weit bessere Ziffern bezüglich der Vollnarkose hatten. Möglich, daß im Anfang der Avertinära, aus der die sehr genauen Beobachtungen von Kirschner und Melzner stammen, das Präparat nicht so wirksam war wie später. Möglich auch, daß man im Anfang nicht hinreichend lang abwartete und manche Imponderabilien der Avertinnarkose noch unbekannt waren oder unbeachtet blieben. Aber es ist auch möglich, daß der sehr subjektive Begriff „Vollnarkose" von Kirschner und Melzner strenger, von den anderen Autoren weiter gefaßt ist.

Kann man nach dieser Mitteilung wirklich von Versagern der Avertinnarkose sprechen? Ich möchte an die Bemerkung von B. Martin anknüpfen, daß drei Patienten überhaupt nicht reagiert haben. Sind dies tatsächlich „Versager" gewesen? Ein Zweifel läßt sich diesem Urteil gegenüber nicht unterdrücken, wenn man das Protokoll eines von Straub veröffentlichten

Falles liest: Hernia inguinalis duplex, 66 kg, Dosis 0,125 Avertin 3%ige
Lösung.

| | Einlauf | | Konzen-tration % | Wirkung | Auslauf | | Konzen-tration % |
	Zeit Min.	Menge g			Zeit Min.	Volum ccm	
1.	00	8,2	3	noch keine volle Narkose	17	25	1,0
2.	18	3,0	3	tiefe Narkose Operationsbeginn	78	37	1,43
13.	79	2,5	3	tiefe Narkose	104	33	1,7
14.	105	2,5	3	tiefe Narkose	160	25	1,5

Der 2., 3. und 4. Einlauf mußte gemacht werden, weil der Kranke anfing, die Bauchdecken zu spannen. Unter dreimaligem Nachfüllen konnte die sehr schwierige Operation
ohne Ätherzusatz in etwa $2^{1}/_{4}$ Stunden ausgeführt werden.

Es ist in diesem Falle durch Nachfüllungen gelungen, den anfänglichen
Versager immer wieder zur Vollnarkose zu komplettieren.

Noch eindrucksvoller ist in dieser Beziehung der bekannte Fall von Pribram,
bei welchem bei einer Basedowkranken durch allmähliches Nachfüllen
bis zu 21 g Avertin die Vollnarkose schließlich doch erzwungen
wurde.

Es handelte sich um eine Basedowpatientin von 55 kg, welche 0,38 (!) Avertin pro Kilogramm bekommen mußte, bis Vollnarkose eintrat. Und zwar hat Pribram, wie er mir
freundlicherweise persönlich mitteilte, mit 0,1 begonnen und dann bei nichteintretender
Reflexlosigkeit nach Wartezeiten von 15 Minuten und darüber die Avertinmenge durch
Nachfüllungen allmählich gesteigert. In zwei anderen Basedowfällen von je 58 kg wurde
auf dieselbe Weise 0,26, also je 15 g Avertin gegeben. „Stets war die Narkose ungestört
und schön, das Aufwachen erfolgte schnell, bei der erstgenannten Patientin
schon nach zwei Stunden!“ Wir kommen auf die hohe prinzipielle Bedeutung dieser
Beobachtungen zurück. Pribram hat auf sie seine interessanten Versuche der Avertin-
narkosesteuerung durch Thyroxin aufgebaut, die mit Recht weitgehende Beachtung gefunden
haben.

In den angeführten Fällen hat man gewagt, die bisher proklamierte Maximaldosis weit, und zwar einmal sehr weit zu überschreiten und hat dabei das Versagen überwunden. Höchst interessant nach dieser Richtung hin sind auch
die Versuche und Erfolge von Sievers mit seiner oben ausführlich besprochenen
Intervallnarkose (S. 481). Es wäre interessant, zu versuchen, ob man mit
der Sieversschen Intervallnarkose auch beim Erwachsenen die Versager be-
zwingen könnte. Wir zweifeln nicht daran! Bei einem Basedowpatienten würde
gegebenenfalls das Vorgehen nach Sievers wohl weniger riskant sein als das
von Pribram. Es kostet allerdings viel Zeit, aber in einem derartig verantwortlichen Einzelfalle ließe es sich schon durchführen. Für uns ist aber an
dieser Stelle doch auch von Wichtigkeit, darauf hinzuweisen, daß Sievers
nicht alle seine Versager mit der Intervalltechnik aus dem Felde
schlagen konnte, unter 16 Kindern war 1, „das sich dem Avertin gegenüber
bei mehrfachen Narkosen und den verschiedensten Versuchen gegenüber vollständig refraktär verhielt“. Darf man aber aus den konsequent mit Avertin
bis zur Vollnarkose dosierten Fällen von Straub und Pribram nicht doch
schließen, daß es für das Avertin theoretisch wohl ebensowenig wirkliche Versager geben dürfte wie bei der Inhalationsnarkose mit Äther oder Chloroform?

Wie bei der letzteren hängt eben alles von der Kunst der Dosierung ab. Diese mehr theoretischen Erwägungen lassen aber für die Zukunft doch einige Hoffnungen bestehen.

In dieser Ansicht kann uns die von uns selbst und von anderen (Broschüre I. G. Farben, Nordmann, Winkler) gemachte Beobachtung, daß bei den Versagern die Zusatzdosis nicht immer Vollnarkose herbeiführt, nicht beirren. Es kommt, wie die oben zitierten Fälle zeigen, nach der ungenügenden Anflutung des Avertin im Blute aus dem ersten Einlauf, auf erneute und eventuell mehrfach wiederholte hohe Anflutungen an, die meist nur durch erhebliche Dosensteigerung bei $3^0/_0$iger Konzentration erreicht werden dürften, wenn man durchaus Avertinvollnarkose erzielen will. Praktisch wird bei unserer jetzigen geringen Kenntnis der Gegenfaktoren der Avertinnarkose ein derartiges Vorgehen nur äußerst selten angezeigt sein und dürfte sich auch gemeinhin als zeitraubend und operationshemmend verbieten. Kohler gibt das selbst an, auch die Intervallnarkose von Sievers kostet sehr viel Zeit und Mühe. Aber was die Zusatzdosen erreichen können, das zeigen eben doch die Statistiken dieser beiden Herren und die Experimenten gleichenden Fälle von Straub und Pribram.

Straub gibt an, daß der Versager binnen $^1/_4$ Stunde zu erkennen sei, soll heißen, das Nichterreichen der Avertinvollnarkose mit der verabfolgten Dosis. Aus der $3^0/_0$igen Avertinlösung ist in diesem Zeitpunkte eine $1^1/_2{}^0/_0$ige geworden und aus dieser erfolge der Nachschub zur Erreichung der Avertinvollnarkose zu langsam. Wir müssen aber doch nach eigenen Erfahrungen und denen anderer (Heilbronn, Haas, Benthin, Kreuter, Nordmann, Martin) raten, auch bei $3^0/_0$iger Lösung 20—30 Minuten zu warten. Die Praxis hat bei dem längeren Abwarten manchmal doch noch volle und praktisch ausreichende Narkosen ergeben. Für die $2^1/_2{}^0/_0$ige Lösung ist das wegen ihrer langsameren Resorption selbstverständlich noch mehr geboten. Die Begriffe volle und ausreichende Narkose wollen wir aber lieber unerörtert lassen.

Das Wort „Versager der Avertinnarkose" ist zu einem sehr relativen Begriff geworden; es hat, wie aus den besprochenen Beispielen hervorgeht, verschiedenen Inhalt bei den verschiedenen Autoren. Für den, der prinzipiell Vollnarkose erstrebt, ist jeder erhebliche Zusatz an Inhalationsnarkoticum ein Versager. So verwendet Straub das Wort Versager in dem oben zitierten Satz und so will es auch bei Kirschner und Melzner, bei Kohler, Sievers, B. Martin und bei Pribram verstanden sein. Dann gibt es eine Anzahl von Autoren, welche das Versagen der Avertinnarkose rein subjektiv bei Ätherzusatzmengen von 60, 100, 150 g konstatieren. Nordmann, Haas, Kuthe, Anschütz u. a. wollen nur diejenigen Fälle als Versager bezeichnet wissen, bei dem neben dem Avertin volle Äthernarkose nötig war, d. h. wo das Avertin als Narkoticum je nach Lage des betreffenden Falles nichts oder sehr wenig leistete. Bei der Diskussion des praktischen Wertes der Avertinnarkose (Zentralblatt für Chirurgie 1928) hat Anschütz festgestellt, daß derartige schwere Versager bei der Avertinnarkose im ganzen doch selten sind. Man denke auch, daß es sich in der nachfolgenden Zusammenstellung um ein Material handelt, das zumeist aus den Lehrjahren der Avertinnarkose stammt.

	Bevorzugte Dosis g	Fälle	Versager %		Bevorzugte Dosis g	Fälle	Versager %
Nordmann . .	6—10	2500	1	Knopp . . .	0,1	117	5
Kohler	frakt. Dos.	300	1	Dreesmann .	0,125—0,15	760	5
Madlener . . .	0,1—0,125	156	1,2	Haas	0,1—0,15	100	6
Els	0,08—0,125	630	1,6	Borchardt . .	0,125	100	6
Vorschütz . . evtl. Zusatz	0,1—0,125	430	2	Roith	0,12	214	7,9
				E. Mühsam .	0,1—0,125—0,15	310	8
Wilhelm . . .	0,1	400	2	Unger . . .	0,15—0,1	304	8
Heilbronn . .	0,1—0,14	200	2,5	Petermann .	0,125—0,14	870	8
Mues - Flörcken	0,1—0,13	630	3	Dreessen . .	0,1—1,15	176	10
Wolf	0,125, 0,15, 0,1	200	3	Hahn	0,125—0,15	300	14
Anschütz . . .	0,1—0,125—0,15	230	4	Winkler . . .	0,125	124	15
Kuthe - Seiffert	0,1—0,125—0,15	1000	4				

Wir sind uns des Summarischen dieser Prozentzahlen bei den Versagern voll bewußt. Ihr Schwanken hängt ab vom Alter der Patienten und der Art und der Dauer der Operation, von der Geduld des Operateurs und ganz wesentlich von der Kunst der Inhalationsnarkose bei Avertinschlaf.

Kuthe und Seiffert, auch Els rechnen schon den Verbrauch von mehr als 100 g Äther zu den Versagern.

Die Zahlen von Unger, M. Borchardt, Petermann, E. Mühsam, Roith, Haas stammen noch aus dem Jahre 1927 resp. Anfang 1928.

Auffallend hoch ist die Zahl von Dreessen 10%. Er hat fraktioniert dosiert mit 3%iger Lösung. Anfangsdosis 0,1, wenn nach 15—20 Minuten keine Wirkung, Ablassen. Nachfüllen auf 0,13—0,15. Dabei nur 33% Vollnarkose und 10% Versager! Das Material bestand allerdings zu einem sehr hohen Prozentsatz 73% aus großen Operationen, im besonderen Laparotomien (Magenoperationen 20% Versager).

Die große Zahl von Versagern bei Hahn erklärt sich, wie er selbst sagt, aus seinem anfänglich zu kurzen Abwarten des Avertineffektes. Als er später 30—45 Minuten wartete, hatte er nur 6% Versager (Äther über 150 g) bei großen Operationen.

Auch bei Winkler wurde anfangs fraktioniert dosiert, von 0,1 auf 0,125. Späterhin die letztere Menge als Einzeldosis gegeben. 15% waren trotzdem primäre Versager — die Schmerzempfindung blieb erhalten, auch die Zusatzdosis blieb erfolglos. Es war volle Äthernarkose nötig. Auch in diesem Material 70% Laparotomien, darunter die Magenoperationen mit 30% Versager.

Winkler vertritt in seiner Statistik den richtigen Standpunkt, daß man bei der Beurteilung der Ätherzusatznarkose die Dauer der Operation und nicht nur die Art derselben berücksichtigen müsse. Im allgemeinen brauchen Laparotomien größeren Zusatz von Inhalationsnarkose als andere Operationen. Namentlich die an Galle und Leber erfordern genau wie bei der Inhalationsnarkose tiefe Toleranz. Alle die Umstände, die der Avertindosierung Schwierigkeiten bereiten, spielen bei der Ursache des Versagens eine große Rolle. Es wird auch wiederholt über Fälle von Versagern der Avertinnarkosen berichtet, bei denen früher Inhalationsnarkosen auch schon Versager (Schildbach) oder höchst unangenehme Preßnarkosen gewesen waren (Els).

Nach Ansicht vieler und gewichtiger Autoren (Nordmann, Kreuter, B. Martin, Kohler u. a.), denen auch wir uns nach neueren Erfahrungen durchaus anschließen, liegt die Hauptursache der Versager bei der Avertinnarkose im ungenügenden Zuwarten und in dem überreichlichen Ätherzusatz, nicht zuletzt auch in der Ungeduld resp. der fehlenden Anpassung des Operateurs an die Avertinnarkose. Kurz gesagt in einer mangelhaften Organisation der Avertinnarkose im Operationsbetrieb!

Daß infolge von unbeachtetem Auspressen oder Ausfließen des Einlaufs mangelhafte Avertinnarkosen entstehen können, ist selbstverständlich. Derartige Versager sind einfach **Fehler der Technik und dürfen nicht gezählt werden.**

Besonders bei Meteorismus sollen diese Störungen auftreten. Das Auspressen kommt am häufigsten bei kleinen Kindern vor. Von Ebhard wird deshalb geraten, die Kinder an den der Operation vorausgehenden Tagen an das Halten von Einläufen zu gewöhnen, womit ihnen zugleich auch die Angst vor diesen Manipulationen genommen wird.

Nach unseren Erfahrungen ist das spontane Ablaufen kleiner Mengen des Einlaufs zu Beginn der tiefen Narkose, wenn die Erschlaffung eintritt, häufiger als man denkt. Es schadet in diesem Zeitpunkt zwar nicht mehr viel, weil ja die Hauptmenge des Avertin bereits resorbiert ist, aber es unterbleibt besser. Wir wenden auch aus diesem Grunde stets das Butzengeigersche oder Nordmannsche Darmrohr an.

Wer auf den Narkoseeffekt des Avertin gar keinen Wert legt, wie es Butzengeiger in seinen letzten — nicht in seinen ersten — Veröffentlichungen tut, bezeichnet ganz konsequent **nur die Fälle als Versager, wo die Amnesie ausbleibt,** wenn das Avertin also seine psychische Mission nicht erfüllt hat. In diesem Sinne hatte Butzengeiger in seinem großen Material von 1500 Fällen nur $1-2\%$ Versager bei seiner Methodik. Ebensowenig erlebte Kirschner bei seinem intravenösen Avertinrausch bei 150 Fällen Amnesieversager und auch Baum hatte bei der rectalen Zufuhr mit Wiederablassen des Einlaufs nach spätestens 20 Minuten unter 500 Fällen keinen[1].

Sollte es in der Tat echte Versager, avertinrefraktäre Fälle geben, so spielen sie in der geringen Zahl ihres Vorkommens von $1-2\%$ praktisch keine Rolle. Aber die mißglückten Anästhesien, die vollen Ätherzusatz bedürfen, sind bei der Avertinnarkose sehr unangenehm, ebensosehr oder vielmehr noch unangenehmer als bei der mißglückten großen Lokalanästhesie, denn die Patienten sind trotz aller Abwehr psychisch nicht klar (wie es die spätere Amnesie beweist) und lassen sich gar nicht beeinflussen. Derartige Vorkommnisse bei Operationen, speziell bei Laparotomien können einem die Avertinnarkose verleiden. Sie sind aber sehr selten und man sollte eine solche Operation nicht beginnen oder fortführen, ehe der Patient nicht die nötige Toleranz hat.

Das Erkennen der definitiven Versager wäre sehr erwünscht, um Zeit und Aufregung zu sparen. Das ist aber frühzeitig nicht möglich, gar nicht selten stellt sich der Avertineffekt noch nach einer halben Stunde Wartens ein[2]. Ist nach dieser Zeit keine Avertinwirkung festzustellen, dann mache man regelrechte Äthernarkose. In der Regel wird sich bei dieser eine Avertinbasis auch noch vorteilhaft bemerkbar machen. Besser ist es jedenfalls, und dringend anzuraten, in derartigen Fällen die Inhalationsnarkose vor als während der Operation zu beginnen. Wir verkennen aber nicht die Schwierigkeiten der Situation, denn jeder hat es erlebt, daß sich die Avertinnarkose während der Operation bei einem ganz geringen Zusatz von Inhalationsnarkose zu voll genügender Toleranz vertieft hat.

Wir wiederholen: Das Wort Versager wird in der Avertinliteratur in dreifachem Sinne gebraucht. 1. Im strengsten Sinne: durch wiederholten Dosenzusatz wird keine Avertinvollnarkose erreicht. 2. Trotz Avertinnarkose muß

---

[1] Wie mir Herr Dr. Stamm freundlichst mitteilt, sind bei der I. G. Farbenindustrie A. G. keine Fälle von Amnesieversagern bekannt geworden.

[2] Wir befinden uns hier nicht in scharfem Widerspruch zu Straub (siehe oben S. 505), denn dieser sagt nur, daß die relativen Versager (Ausbleiben der Avertinvollnarkose) nach $^1/_4$ Stunde zu merken seien.

Inhalationsnarkose in nicht verminderter Höhe hinzugefügt werden. 3. Das Avertin versagt auch bezüglich seiner Vergessen machenden Wirkung. Es erscheint wichtig, diese drei Arten von Versagern auseinander zu halten. Fälle, bei denen man große Operationen mit 100—200 g Ätherzusatz durchführt, sollte man nicht Versager nennen.

Am Schlusse dieser ausführlichen Erörterungen möchten wir aber noch ausdrücklich betonen, daß wir beim heutigen Stand der Avertinnarkose den Kampf gegen die Versager für weit weniger angezeigt halten als den gegen die Gefahren der Überdosierung.

X. Die Frage der Konzentration und Resorption der Avertinlösung.

Eng verbunden mit der Frage der Konzentration der Avertinlösung ist die Frage der Resorption, von der wiederum die Wirkung und Brauchbarkeit des Avertin zu Narkosezwecken, sein Narkoseeffekt abhängt. Aus diesem Grunde ist es zweckmäßig, noch einmal kurz über die Resorption des Avertin zu sprechen.

Alle pharmakologischen Untersuchungen, sowohl die von Straub und seinen Schülern, als auch die von Sebening wurden mit der $3^0/_0$igen Lösung vorgenommen. Diese $3^0/_0$ige Lösung ist für den tierischen Körper die optimale. Entsprechende Untersuchungen mit $2^1/_2{}^0/_0$iger Lösung, die jetzt klinisch meist angewandt wird, sind bisher nicht gemacht worden.

Straubs Untersuchungstechnik war folgende: Eine bestimmte Menge $3^0/_0$iger Lösung wurde in zunehmenden Zeitabständen abgelassen und aus dem Avertingehalt der einzelnen Portionen die Resorptionsgeschwindigkeit berechnet. Voraussetzung für die Zuverlässigkeit dieser Methode ist, da Straub von der Resorption des Avertin im Mastdarm spricht, daß die gesamte Flüssigkeitsmenge erstens innerhalb des Rectum geblieben ist und daß zweitens die zurückgebliebene Menge vollständig entleert wurde, was ja bei Voraussetzung der ersten Annahme technisch möglich ist. Gelangen aber mehr oder minder große Mengen des Einlaufs verschieden weit in höhere Darmabschnitte hinauf, so scheitert die Avertinbestimmung durch Messung des Gesamtauslaufs an dieser Tatsache. Die Ergebnisse Straubs sind bekannt: nach 10 Minuten ist etwa die Hälfte, nach 20 Minuten $^3/_4$ der Avertinmenge resorbiert, während die Resorption des Lösungswassers bedeutend langsamer erfolgt. Resultat: Nach 20 Minuten ist die anfängliche $3^0/_0$ige Lösung $1,5^0/_0$ geworden. Straub zieht aus diesen Untersuchungen theoretisch folgende Schlüsse: Die Resorption der $3^0/_0$igen Avertinlösung von der Rectalschleimhaut aus ist eine primitive Funktion des Organismus mit vermutlich wenig individuellen Unterschieden, sie wird für alle Menschen gleich sein. Versager bei der Avertinnarkose beruhen daher nicht auf Unterschieden in der Resorption, sondern in den „avertinfressenden" Vorgängen jenseits der Rectalschleimhaut, über die wir bisher noch fast nichts wissen. Der Erfolg der Avertinnarkose hängt in erster Linie von der Konzentration des Narkoticums im Einlauf ab. Die absolute Menge spielt eine nebensächliche Rolle. Es kommt auf die Beschleunigung der Resorption an, die von der Konzentration von $3^0/_0$ bis herab zu $1,5^0/_0$ dem Avertin erteilt wird. Straub hält daher die

$3\,^0/_0$ige Lösung für optimal; Erhöhung nach oben, eventuell möglich durch gewisse Zusätze (in praxi auch schon ausgeführt), ist wegen der Steilheit der Resorption, wegen der zu raschen Anflutung gefährlich. Auch nach unten soll nichts geändert werden, da dann die narkotische Wirkung sich verschlechtere; denn eine $1,5\,^0/_0$ige Lösung ist vom Mastdarm aus ohne jede narkotische Wirkung.

Zu anderen Ergebnissen bezüglich der Resorption kommt ganz neuerdings in einer hochinteressanten klinisch-experimentellen Arbeit Sebening. Seiner Ansicht nach erweitert sich die Resorptionsfläche (aus Gründen, die wir später hören werden) vom Mastdarm auf große Teile des Dickdarms. Die Resorption der ganzen Dickdarmschleimhaut einschließlich des Rectums setzt er gleich, aber er glaubt, daß die Resorption des Dickdarms individuell verschieden ist. Die Versager der Avertinnarkose beruhen auf dieser individuellen Verschiedenheit der Resorption und nicht auf der Gegenwirkung „avertinfressender Stoffwechselvorgänge" jenseits der Schleimhaut. Dazu kommen noch die besonderen anatomischen Verhältnisse des resorbierenden Blutweges vom Darm zur Leber, der verschieden ist, je nach dem das Avertin vom Mastdarm über die Venae haemorrhoidales inf. et mediae unter Umgehung des Pfortaderkreislaufs und der Leber unmittelbar in den großen Blutkreislauf gelangt, oder den Abflußwegen des gesamten Kolons folgend über die Mesenterialvenen in die Pfortader und damit direkt in die Leber kommt. Da die Leber ein Hauptentgiftungsorgan für organismusfremde Substanzen ist und seiner Ansicht nach auch die Avertinentgiftung dort stattfindet, sind Verschiedenheiten der Narkosewirkung möglicherweise auf diese Art zu erklären. Uns scheinen diese Probleme noch sehr wenig gelöst, praktische Erfahrungen stehen teilweise mit dieser theoretischen Annahme im Widerspruch.

Sebening kommt wie Straub zu der Ansicht, daß der Effekt der Avertinnarkose von der Konzentration der Lösung, von der Resorption, von der Schnelligkeit und Höhe der Anflutung des Avertin im Blut abhängig, daß dagegen die Gesamtmenge des Avertin daneben von untergeordneter Bedeutung ist. Neben diesem Hauptfaktor, der Resorptionsgeschwindigkeit, für die Konzentration des Avertin im Blut und dem davon abhängigen Narkoseeffekt wird die Narkose noch durch die Geschwindigkeit, mit der das Narkoticum ins Gewebe abströmt und durch die Schnelligkeit, mit der es im Körper unwirksam gemacht wird, bestimmt. Die Resorptionsgeschwindigkeit ist aber am wichtigsten.

In der Tat, alle diese Vorgänge hängen mit der Frage der Konzentration des Avertineinlaufs, nicht nur physiologisch, sondern auch anatomisch enger zusammen, als es auf den ersten Blick scheinen möchte.

Die $3\,^0/_0$ige Lösung, obschon optimal, ist in praxi zumeist verlassen worden. Die vorhin erläuterten physiologisch-chemischen Fragen gelten im wesentlichen wohl auch für die $2^1/_2\,^0/_0$, wenn auch einige Unterschiede mehr sekundärer Natur für sie speziell gelten mögen. Sowohl aus den Ausführungen Straubs als auch aus denen Sebenings geht hervor, wie sehr die Konzentration des Einlaufs für den Narkoseeffekt eine Rolle spielt. Die $3\,^0/_0$ige Lösung gelangt zur rascheren Anflutung im Blut und hat aus diesem Grunde in der Praxis wohl zu manchen Zwischenfällen der Narkose geführt, die von der langsamer ansteigenden

$2^1/_2\,{}^0/_0$igen Lösung anscheinend eher vermieden werden. Diese hat sich in der Praxis daher mehr durchgesetzt, die größten Serien von Avertinnarkosen (Nordmann, Butzengeiger, Seifert, B. Martin) sind mit ihr durchgeführt. (Daß die praktisch leichter auszurechnende Wassermenge zur Herstellung einer $2^1/_2\,{}^0/_0$igen Lösung mit zu ihrer Beliebtheit gegenüber der $3\,{}^0/_0$igen beigetragen hat, dürfte dabei keine Rolle spielen!) Der $3\,{}^0/_0$igen Lösung sind unter den aus der der Literatur bekannten Autoren mit größeren Zahlenreihen nur Kreuter und Sievers treu geblieben. Els, Baum u. a. sind in letzter Zeit von ihr abgekommen. Auch die Einführungsbroschüre der I. G. Farbenindustrie empfiehlt neuerdings die $2^1/_2\,{}^0/_0$ige Lösung, hauptsächlich wohl wegen ihrer größeren Gefahrlosigkeit. Denn es ist klar, daß sich in einer Zeit, wo man generell hoch dosierte und von der individuellen Dosierung noch nicht viel wußte, Vorzüge und Nachteile der Avertinnarkose bei $3\,{}^0/_0$iger Lösung stärker aussprechen mußten als bei $2^1/_2\,{}^0/_0$iger. So ist die $3\,{}^0/_0$ige Lösung mit einer Anzahl übler Zufälle belastet, für die sie nicht allein, sondern in Verbindung mit den anfänglichen technischen und Dosierungsfehlern schuld ist. Die $2^1/_2\,{}^0/_0$ige Lösung kam erst später recht in Aufnahme und gleicht Fehler in der Technik und der Dosierung wegen der langsameren Resorption eher aus.

Wie verhält es sich nun mit dem narkotischen Wert einer solchen schwächeren Lösung? Aus theoretischen Gründen hielt Straub ihn für geringer. Dagegen spricht aber die vielfache praktische Erfahrung! Es hat sich herausgestellt, daß die Zahl der „vollen" und „guten" Avertinnarkosen bei $2^1/_2\,{}^0/_0$iger Lösung nicht geringer, die Zahl der Versager nicht größer ist als bei $3\,{}^0/_0$iger Lösung. Dasselbe gilt für die Narkosedauer. Während für die $3\,{}^0/_0$ige Lösung die mittlere Narkose mit $1-2$ Stunden angegeben ist, werden in der Literatur als mittlere Dauer der $2^1/_2\,{}^0/_0$igen Lösung meist $2-3$ Stunden gerechnet. Das würde heißen: die $2^1/_2\,{}^0/_0$ige Lösung wird nicht nur langsamer resorbiert (der Eintritt des Schlafes ist bei ihr gegenüber der $3\,{}^0/_0$igen von 15 bis 20 Minuten auf $20-30$ Minuten verlängert), sondern sie wird offenbar auch langsamer entgiftet. Nach Sebening hängen ja die Blutkonzentration und damit die Narkosewirkung eines Narkoticums abgesehen von der Resorptionsgeschwindigkeit noch von zwei weiteren Faktoren ab: nämlich von der Geschwindigkeit, mit der es aus dem Blut ins Gewebe abströmt, und von der Schnelligkeit, mit der es im Körper unwirksam gemacht wird. Für praktische Bedürfnisse würde also die $2^1/_2\,{}^0/_0$ige Lösung einerseits weniger toxisch und andererseits pharmakologisch günstiger für Narkosezwecke sein. Eine Änderung eines solchen Mittels (geringere Toxizität und Zunahme der pharmakologischen Wirkung) bei geringerer Konzentration ist ja nichts Ungewöhnliches. Nach Untersuchungen von H. Braun z. B. wird die vierfache Menge einer Cocaindosis, die in $10\,{}^0/_0$iger Lösung schwere Symptome hervorruft, in $1\,{}^0/_0$iger Lösung ohne Schaden vertragen. In der Praxis wird also heute der $2^1/_2\,{}^0/_0$igen Lösung der Vorzug gegeben vor der $3\,{}^0/_0$igen, sie wird „besser vertragen" als die $3\,{}^0/_0$ige. Kotzoglu hat das in einfachem Exempel klar bewiesen.

Er geht von der Straubschen Regel aus, daß das Avertin aus seiner Lösung so lange stürmisch resorbiert wird, bis dasselbe auf $1^1/_2\,{}^0/_0$ gesunken ist.

Erhält ein Mensch 0,17 pro Kilogramm $= 8{,}5$ in $2^1/_2\,{}^0/_0$iger Lösung, so werden bei ihm, um die Lösung auf $1^1/_2\,{}^0/_0$ herabzusetzen $1\,{}^0/_0 = 3{,}4$ g Avertin schnell resorbiert werden.

Erhält derselbe Mensch 0,15 pro Kilogramm = 7,5 in 3%iger Lösung, so würden bei ihm, um die Lösung auf $1\frac{1}{2}\%$ herabzusetzen, die Hälfte also 3,75 schnell resorbiert werden.

Im Fall 1 kommen 3,4, im Fall 2 — 3,75 zu schneller Resorption. Man kann also bei der $2\frac{1}{2}\%$igen Lösung ohne Gefahr höher dosieren. Oder wie wir oben sagten, die Gefahren der hohen oder Überdosierung kommen bei der $2\frac{1}{2}\%$igen Lösung in geringerem Grade zum Ausdruck.

Bei Verfolgung dieses Gedankens könnte es naheliegen, noch weitere Verdünnungen: 2%ige, $1,5\%$ige und 1%ige Lösungen zu versuchen. Das ist auch geschehen (Goßmann 2%ige, Reinert $1,5\%$ige, B. Martin 1%ige). Der Erfolg ist im ersten Augenblick überraschend. Mit diesen Lösungen, vor allem auch mit $1,5\%$iger und mit 1%iger wurden Narkosen, ja sogar gute Narkosen erreicht. Wie ist das zu erklären? Nach Straub ist doch bereits eine $1,5\%$ige Lösung unwirksam, da sie von der Rectalschleimhaut nur noch in minimalen Mengen resorbiert wird, Mengen, die wegen ihres langsamen und geringen Konzentrationsanstiegs im Blut weit unter der Narkoseschwelle liegen? Hier spielen neben physiologischen auch anatomischphysiologische Besonderheiten eine Rolle, denn die zur Narkose benötigten Avertinlösungen bleiben nicht mehr im Rectum, sondern gelangen mit zunehmender Verdünnung in immer größerer Menge und immer höher hinauf in den Dickdarm.

Nach Untersuchungen mit Einläufen von stark verdünntem Bariumbrei, die Specht an einer Reihe von Patienten unter denselben Bedingungen wie beim Avertineinlauf machte, ließ sich bei röntgenologischer Kontrolle feststellen, daß man bei der $2\frac{1}{2}\%$igen Lösung in einigen Fällen an die obere Grenze der Faßbarkeit des Rectums kommt. Werden z. B. 10 g Avertin (wir dosieren im Durchschnitt 0,1—0,12, selten 0,125 pro Kilogramm) gegeben, so braucht man 400 ccm Lösungswasser. Normalerweise werden 400—500 ccm, in einigen Fällen weniger, in anderen etwas mehr bei langsamem Einlauf (2—3 Minuten) noch im Rectum behalten. Aber schon bei zu raschem Einlaufenlassen (abhängig vom Lumen des Verbindungsstückes zwischen Irrigator und Darmrohr) oder Einfließen unter zu hohem Druck gelangt von dieser Lösung ein Teil ins Kolon bis zur Flexura lienalis und weiter bis ins Coecum.

Erst recht handelt es sich bei der 1%igen Lösung also nicht nur um eine Rectal-, sondern auch um eine Dickdarmnarkose. Specht hatte schon früher darauf hingewiesen, daß die Resorption des Avertin vom Dickdarm mit seiner großen Resorptionsfläche und dem bekannten Vermögen, Wasser schneller aufzusaugen, eine ganz andere ist als die vom Rectum aus. Einer der Vorwürfe, den Kirschner anfangs (1927) gegen die Avertinnarkose erhob, war gerade der, daß der Einlauf unbekannt weite Flächen der Dickdarmschleimhaut beträfe und deshalb die Resorption des Avertin nicht vorherzubestimmen sei (Münch. med. Wschr. 1927, 179).

Aber wir wollen es ganz dahingestellt sein lassen, ob die Schleimhaut des Dickdarms an sich das Avertin schneller resorbiert als die des Rectums. Praktisch gesehen erfolgt sie viel rascher wegen der größeren Ausdehnung der benetzten Fläche und dadurch kommt es zu einer schnelleren Anflutung des Avertins im Blut. (Gläsmer und Amersbach setzen den Einlauf in den Dickdarm fast einer intravenösen Infusion gleich.) Nur so ist es überhaupt möglich, mit einer 1%igen Lösung einen Narkoseeffekt zu erzielen, der vom Rectum aus unmöglich ist.

Sebening hat gleichfalls durch Röntgenuntersuchungen nachgewiesen, daß mehr oder minder große Mengen Avertinlösung in den Dickdarm, manchmal bis ins Coecum gelangen. Auch wir hatten zunächst versucht, die Avertinlösung selbst röntgenologisch darzustellen, was aber natürlich daran scheiterte, daß die schwache Bromlösung keinen Schatten gibt. Sebening verwandte dann gleichfalls wie wir Bariumlösung. In noch stärkerem Maße als bei uns füllte sich bei seinen Versuchen der übrige Dickdarm mehr und minder mit. Vielleicht mag das daran liegen, daß seine Einlaufszeiten kürzer waren. Kleinere oder größere Mengen werden, wie wir damals schon annahmen, wohl bei jeder Narkose in den Dickdarm gelangen. Wodurch das wechselnde Verhalten der Menge der in den Dickdarm überfließenden Lösung und ihre Lokalisation (Flexura lienalis, hepatica, Coecum) zu erklären ist, konnte

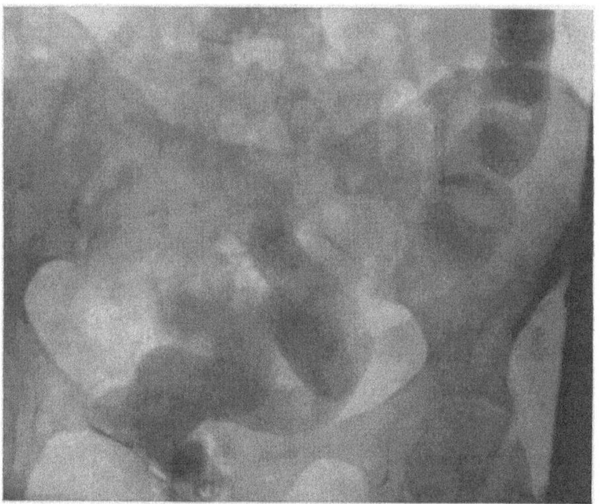

Abb. 5. Einlauf im Rectum und bis zur Flexura sigmoidea.

Sebening ebenfalls nicht immer mit Sicherheit erkennen. Neben individuellen Unterschieden in der anatomischen Ausbildung einzelner Darmabschnitte spielen nach Sebening Tonus, Reizbarkeit, sowie Gas- und Kotfüllung wohl eine Rolle.

Noch weiter geht Treplin. Er nimmt an, daß, wenn nicht ein mechanisches Hindernis (Stenose, Tumor usw.) vorliegt, jeder Einlauf in den ganzen Dickdarm gelangt, und daß nur das in höhere Abschnitte gelangende Avertin ausgiebig resorbiert wird, während das im Rectum zurückbleibende nicht resorbiert würde und infolgedessen auch keinen narkotischen Effekt ausüben könne.

Diese Annahme geht nach unseren Untersuchungen entschieden zu weit. Nach den neuesten Versuchen (Specht) reicht der Avertineinlauf bei $2^1/_2\,^0/_0$iger Lösung meistens bis zur Flexura lienalis, in einigen Fällen nur bis zur Flexura sigmoidea.

Diese Versuche wurden folgendermaßen angestellt: Der Avertineinlauf fand im Röntgenzimmer unter den üblichen Bedingungen (horizontale Lagerung, langsamer Einlauf usw.) statt. Der Avertinlösung waren mehrere Eßlöffel Citobarium zugesetzt und innig vermischt. Es wurden so viel Kontrastmittel zugesetzt, daß ein deutliches Röntgenbild entstand. Zu einer Änderung der Resorption des Avertin durch das Kontrastmittel kam es nicht; Einschlafzeiten und Eintritt tiefer Narkose (es wurde in allen Fällen mindestens $^1/_2$ Stunde nach dem

Einlauf gewartet), ferner Art und Dauer des Avertinschlafes änderten sich nicht. In den meisten Fällen lief der Brei sofort im langsamen Strom bis zur Flexura lienalis, in wenigen Fällen machte er an der Flexura sigmoidea Halt, beziehungsweise blieb fast vollständig innerhalb des eigentlichen Rectums. Dieser Zustand, der nach Beendigung des Einlaufes eingetreten war, änderte sich nach der ganzen Beobachtungszeit unter dem Röntgenschirm ($^1/_2$ Stunde und mehr) nicht mehr. Über die Flexura lienalis ging der Brei bei dieser normalen Einlauftechnik und normalen Konzentration niemals hinaus. Dieses Verhalten war bei Frauen und Männern dasselbe. Im Durchschnitt der Fälle befanden sich im eigentlichen Rectum $^2/_3$—$^3/_4$ des Einlaufvolums, im übrigen unteren Dickdarm bis zur Flexura sigmoidea bzw. lienalis $^1/_3$—$^1/_4$, ganz selten blieb fast der ganze Einlauf im eigentlichen Rectum (s. Abb. 6). Ein gröberer, meßbarer zeitlicher Unterschied zwischen Eintritt der Narkose, in den Fällen mit Avertinlösung bis zur Sigma-Flexur gegenüber den häufigeren, wo das Narkoticum bis zur Lienalis-Flexur hochsteht und also größere Darmabschnitte ausfüllt, ließ sich nicht sicher feststellen, doch schienen in den ersteren Fällen die Einschlafzeiten etwas verlangsamt (10 bis 20 Minuten gegenüber 5—10 Minuten). Einige Male fand der Eintritt tiefer Narkose in den ersteren Fällen manchmal erst nach einer halben Stunde statt.

Nach diesen Untersuchungen lassen sich die Befunde Treplins für normale Darmverhältnisse nicht aufrechterhalten. Es hat sich bei ihm wohl um Ausnahmefälle gehandelt.

Die ersten beiden Fälle betrafen Cöcalfisteln nach Appendicitis resp. Ileus. Beide Male wurde unter größter Vorsicht der Rectaleinlauf gemacht, beide Male floß die Avertinlösung zum größten Teil aus der Fistel aus, kein Narkoseeffekt. Bei einem strikturierenden Sigmoidcarcinom andererseits konnte keine Narkose vom Rectum aus erzielt werden.

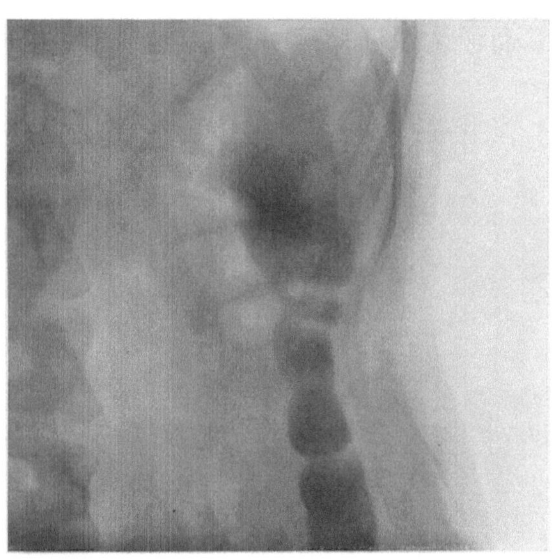

Abb. 6. Derselbe Fall. Einlauf bis zur Flexura lienalis.

An zwei Fällen konnten wir (Specht) mit Sicherheit zeigen, daß die Avertinresorption auch im unteren Dickdarm stattfindet. Es handelte sich beide Male um einen Verschluß eines Anus praeter, der Einlauf wurde in normaler Weise und normaler Dosierung in den untersten Darmabschnitt gegeben. Um ein Ausfließen zu verhüten, wurde die aborale Öffnung des Anus praeter mittels Tupfer und Heftpflasterstreifen verschlossen. In den oberen Darmteil konnte keine Flüssigkeit eintreten. Einschlafen, Narkose, Art und Dauer verliefen normal wie in anderen Fällen, nur die Einschlafzeiten lagen vielleicht etwas höher als sonst im Durchschnitt: beide Male trat der Schlaf erst nach 20 Minuten ein.

Wir müssen also daran festhalten, daß bei $2^1/_2^0/_0$iger Lösung, normaler Dosierung, normaler vorsichtiger Einlaufstechnik die Avertinresorption im wesentlichen im Rectum und im unteren Dickdarm bis höchstens zur Flexura lienalis stattfindet, unter Berücksichtigung letztgenannter Tatsache mag daher der Begriff Rectal-Narkose in diesem erweiterten Sinne bestehen bleiben. Daß unter besonderen Umständen die Lösung auch in die höheren Dickdarmabschnitte, ja bis ins Coecum gelangen kann, ist durchaus zuzugeben.

Klinisch sprechen viele Erfahrungen für die raschere Avertinresorption vom Dickdarm. Vielleicht mögen die günstigen Erfolge der $2^1/_2\,^0/_0$igen Lösung gegenüber der $3\,^0/_0$igen Lösung dadurch mitbedingt sein. Als man in der Anfangszeit hoch dosierte und dabei $3\,^0/_0$ige Lösung verwandte evtl. noch unter Beckenhochlagerung und Druck den Einlauf verabfolgte, bestand die Gefahr der „akuten Überdosierung", d. h. des zu raschen und hohen Konzentrationsanstiegs des Avertins im Blut, naturgemäß eher. Wir glauben, daß manche Narkosezwischenfälle darauf zurückzuführen sind. Erfahrungen, die wir bei Einfließenlassen der Avertinlösung in einen Anus praeternaturalis iliacus in den oberen Dickdarm machten und wo der Patient noch während des ganz langsamen Einfließens einschlief und darauf asphyktisch wurde, sprechen gleichfalls für diese

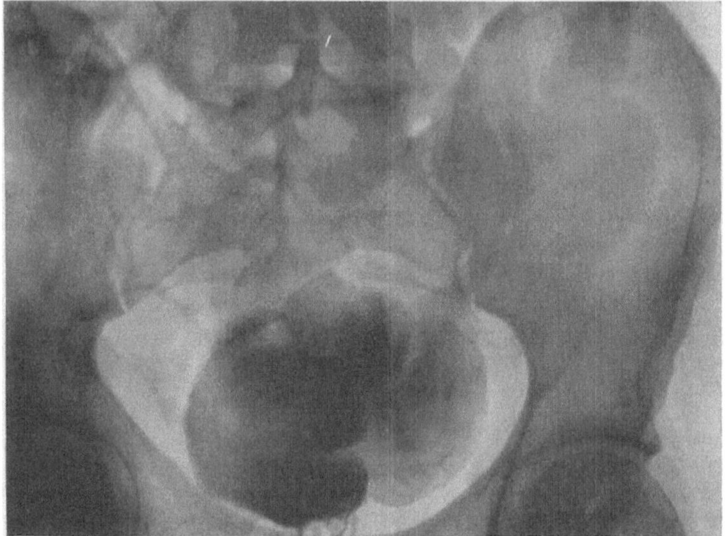

Abb. 7. Einlauf größtenteils im Rectum, ganz geringe Füllung bis zur Flexura sigmoidea.

Annahme. Interessant ist, daß Reinert mit $1{,}5\,^0/_0$iger Lösung auffällig viele Störungen des Atem- und Vasomotorenzentrums 60—65 Minuten nach dem Einlauf hatte. Unter den gleichen Bedingungen erlebte er bei einer 68jährigen Frau (siehe Kapitel Todesfälle) einen Exitus bei der niedrigen Dosierung von 0,1 pro kg. Diese Giftwirkungen werden wohl auch mit den veränderten Resorptionsbedingungen zusammenhängen, denn bei $1{,}5\,^0/_0$iger Lösung wird infolge ihres Volumens die Avertinlösung große Dickdarmabschnitte ausfüllen. Ob der von Reinert und Martin versuchte Weg den Applikationsort des Avertin vom Rectum auf den ganzen Dickdarm zu erweitern und $1{,}5\,^0/_0$ige bzw. $1\,^0/_0$ige Lösungen anzuwenden, Vorteile hat, läßt sich heute noch nicht übersehen. Gefahrlos, wenigstens bei $1{,}5\,^0/_0$ige Lösung, ist er nicht, wie die Erfahrungen Reinerts zeigen. Im Interesse einer einheitlichen Technik ist heute die $2^1/_2\,^0/_0$ige evtl. auch $3\,^0/_0$ige Lösung zu empfehlen. Es kommen sonst zu dem an und für sich schon schwierigen Problem der Beurteilung der Avertinwirkung noch neue, unbekannte Faktoren hinzu.

XI. Beginn, Verlauf, Aufhören der Avertinnarkose.

Der zeitliche Beginn der Avertinnarkose hängt ab von der Schnelligkeit der hohen Anflutung des Avertin im Blute und diese wieder außer von der Höhe der Dosis und deren Konzentration auch noch von der Größe der resorbierenden Fläche und schließlich von der sog. Avertinempfindlichkeit. Die weitgehende Verschiedenheit der letzteren war schon von der rectalen Zufuhr her bekannt, sicher bewiesen ist sie durch die verschieden großen von Kirschner zur intravenösen Narkose benötigten Mengen. Die Avertinempfindlichkeit ist zur Zeit noch der unsicherste Faktor bei der Avertinnarkose. Man weiß, daß es Gegenfaktoren der Avertinnarkose gibt („avertinfressende Vorgänge" Straub) — ob nur diese die Normalempfindlichkeit gegenüber dem Avertin herabsetzen oder ob es auch Plusfaktoren der Avertinnarkose gibt, ist nicht sicher nachzuweisen, aber wohl anzunehmen (höheres Alter, Herabsetzung der Stoffwechselvorgänge usw.)

Wir wollen in diesem Kapitel nur die Normalnarkose mit Avertin besprechen mit ihren physiologischen Schwankungen. Die pathologische, die sog. Störungen der Avertinnarkose werden im nächsten Kapitel erörtert werden.

Gehen wir aus von der sog. **optimalen Dosierung,** die ohne Zwischenfall und ohne Schädigung eines Organes die tiefe Avertinnarkose erreicht, so kann man bei ihr nach 3—10 Minuten ausgesprochene Müdigkeit, ja manchmal auch **Schlafbeginn** feststellen. Nach 15—20 Minuten wird bei glücklicher Dosierung fast immer, nach 30 Minuten regelmäßig tiefer Schlaf vorhanden sein, auch bei $2^1/_2\%$iger Lösung. Für das Abwarten bis 30 Minuten sprechen sich Nordmann, Els-Jäger, Hahn, Heilbronn, Kreuter, Martin und viele andere aus. Meist kann man schon nach $^1/_4$ Stunde den Effekt der Avertinnarkose überblicken, d. h. ob er zur Voll- oder Basisnarkose ausreicht, leichte Unterdosierungen kommen immer wieder vor, deshalb soll man sich regelmäßig so einrichten, daß man ohne Störung des Betriebes $^1/_2$ bis $^3/_4$ Stunde abwarten kann. Nicht ganz selten kommt nach dieser Zeit bei schwacher Dosierung noch eine leidlich volle oder jedenfalls eine gute Basisnarkose zustande. Wenn das nicht der Fall ist, so hat man eben stark unterdosiert oder es handelt sich um einen der äußerst seltenen wirklichen Versager der Avertinnarkose. Ein Tatbestand, der viel zu oft in gänzlicher Verkennung der Dosierungsmöglichkeiten leichthin behauptet wird. Wir haben darüber oben in einem besonderen Kapitel gesprochen (S. 502). Das schlagartige tiefe Einschlafen binnen 1—3 Minuten ist ein Zeichen der Überdosierung — in solchem Falle ist dringend zu raten, den Einlauf abzulassen und den Dickdarm gründlich auszuspülen.

Das Einschlafen geht in der Regel unter angenehmen, rauschartigen Gefühlen vor sich, jedenfalls ohne Empfindung von Zwang oder Bedrückung. Den Schlaf erkennt man am Zukneifen oder Zufallen der Augen, an der Verkleinerung der Lidspalte, dem Abweichen und der Schlafstellung der Bulbi, am Verschwimmen des Blickes, am Gähnen, an der Eintönigkeit oder am Lallen der Sprache usw. Nicht selten geht dem Schlafbeginn — wie beim natürlichen Schlaf — ein besonders stark empfundenes Wachsein voraus, von dem uns der den Schlaf erwartende Patient eben noch mit Enttäuschung oder mit Vorwurf — Mitteilung macht — und schon schläft er ein. Zunächst oberflächlich, noch auf Geräusche und Anrufe reagierend, dann fester, mit tiefen Atemzügen.

Aber die Avertinwirkung setzt, gemessen an dem Rückerinnerungsvermögen über die Vorgänge nach dem Einlauf schon früher ein als die ersten Schlafzeichen. Ja, man muß annehmen, daß die Avertinwirkung sichere Bewußtseinsakte nachträglich auslöscht. Wie sollte man sonst erklären, daß nach dem Avertineinlauf vollkommen klare Aussagen und Antworten gegeben, ausführliche Gespräche unterhalten werden, die in der Erinnerung sich später nicht mehr wiederfinden? Manchmal soll die Amnesie soweit reichen, daß die Patienten sich nicht einmal mehr an den Beginn des Einlaufs erinnern. Schildbach berichtet, daß bei einigen Fällen sogar die Erinnerung an die letzte Stunde vor der Operation gefehlt hätte. Das würde aber noch über das hinausgehen, was man bei der retrograden Amnesie nach Commotio cerebri zu erleben pflegt?

Selbst wenn es im Beginn der Avertinwirkung einmal zu Erregungszuständen oder zu heftiger Abwehr oder zu Schmerzäußerungen kommen sollte, bei zu frühem Beginn der Operation, so kann der Arzt darüber ruhig sein, diese Unlustempfindungen fallen gänzlich der Vergessenheit anheim.

Wir haben bei der Besprechung der rectalen Rausch- oder Kurznarkose den Wunsch ausgesprochen, den allerersten Avertineffekt festzustellen, um dann die Resorption durch Darmspülung möglichst frühzeitig unterbrechen zu können. Der Amnesieeffekt geht den oben geschilderten offenbaren ersten Einschlafsymptomen oft um 5—10 Minuten voraus, wir haben bisher aber vergeblich versucht, den Zeitpunkt dieser allerersten Avertinwirkung festzustellen. Der Zählversuch ist zu grob für unsere Zwecke. Intelligente Patienten geben schon sehr frühzeitig ein Müdigkeitsgefühl an, sind dabei aber noch imstande sich völlig klar zu unterhalten und komplizierte Rechnungen auszuführen, an die dann jede Erinnerung fehlt. Die oben erwähnten Beobachtungen Schildbachs sind in dieser Beziehung von prinzipieller Bedeutung, wir können sie an unseren Erfahrungen aber nicht bestätigen. Träfen sie allgemeiner zu, so würde das Avertin imstande sein, im normalen Gehirn apperzipierte Eindrücke sozusagen auszuwischen. Wir möchten dies für unwahrscheinlich halten und vielmehr annehmen, daß nur die Eindrücke verschwinden, die das vom Avertin bereits affizierte Gehirn treffen. In der ganz überwiegenden Mehrzahl der Fälle ist die Erinnerung an die Manipulationen des Avertineinlaufs und an die ersten Minuten danach vorhanden.

Die schnell und leicht durch das Avertin herbeizuführende retrograde **Amnesie** ist etwas Neues in Wissenschaft und Praxis der Anästhesie. Diese sehr schonende und menschenfreundliche Wirkung der Avertinnarkose füllt eine Lücke aus in dem vielfältigen Narkosensystem unserer Zeit. Keine andere Narkosenart kann all das Beängstigende oder mindestens Befremdende, das für den Laien nun einmal mit der Einleitung der Anästhesie sonst verbunden ist, so gnädig verdecken wie die rectale Avertinnarkose. In dieser Beziehung ist und bleibt sie allen anderen bisher gebräuchlichen Narkosemethoden und auch der intravenösen Avertinbetäubung Kirschners überlegen.

Eindrucksvoll sind in dieser Hinsicht die Angaben über selbsterlebte Avertinnarkosen von Ärzten. Wir wählen unter mehreren von Roith, Jäger u. a. mitgeteilten die von Levy-Dorn aus.

Nach Schilderung des Erstickungsgefühls und des scharfen Reizes der oberen Luftwege bei der Einleitung einer Äthernarkose, die er im Jahre zuvor durchgemacht hatte, der Übelkeit nach derselben bis zum Abend, dem Erbrechen beim ersten Essensversuch und der Zerschlagenheit am andern Tage berichtet er über die Avertinnarkose wie folgt:

„Um 8 Uhr morgens frühstückte ich noch wie gewöhnlich (gut mit Butter gestrichenes Weißbrot, 2 Rühreier, $\frac{1}{4}$ l Kaffee). Die Narkose wurde nach einer Morphiuminjektion um 12 30 Uhr eingeleitet. Ich erhielt auf 1 kg Körpergewicht 0,125 g Avertin, im ganzen 10 g in 400 ccm Wasser gelöst. Nach einigen Minuten trat ein nicht unangenehmer rausch-ähnlicher Zustand ein, der sich in etwa 5 Minuten bis zur Bewußtlosigkeit steigerte. Um 12 40 Uhr schlief ich so fest, daß die Operation ausgeführt werden konnte. Bei Beginn der Operation wurde die im Darm noch nicht resorbierte Flüssigkeit (40 ccm), wie ich später hörte, wieder abgelassen. Die Operation dauerte 40 Minuten. Nach der Operation wurde der Darm gespült. Allmähliches Erwachen um 1 55 Uhr. Vollständiges Bewußtsein sicher vor 4 Uhr. Kurz vor Eintritt des tiefen Schlafes soll ich gesagt haben, daß mir zumute sei, als ob ich Rüdesheimer Wein getrunken hätte, konnte mich aber nachher dieses Ausspruches nicht mehr entsinnen (retrograde Amnesie). Nach dem Erwachen vollständiges Wohlbefinden wie nach einem gesunden Schlaf. Ich aß um 6 Uhr ohne Beschwerden ein reichliches Abend-essen."

Interessant ist auch der Bericht von Sioli und Neustadt über einen Arzt, der an sich selbst die psychischen Vorgänge bei der Avertinnarkose genau beobachten wollte:

Er wehrte sich energisch gegen den Schlaf. Es war ihm erlaubt, sich zu waschen, im Zimmer herumzugehen, er wurde durch Ansprechen dauernd wachzuhalten versucht. Trotz-dem verfiel er nach 1 Stunde in tiefen Schlaf, der in eine kurzdauernde Narkose überging. Nach dem Aufwachen bestand volle retrograde Amnesie für die Stunde nach dem Einlauf, in der er sich wachgehalten hatte.

Nach Eintritt tiefen Schlafes, bei Beginn der Narkose erlöschen nach **Sievers** zuerst die **Conjunctival- und Cornealreflexe** vollständig — und auf lange Dauer. Die Pupillenreaktion verhält sich offenbar verschieden.

Sievers fand die Pupillen bei Kindern maximal eng, so daß der fast niemals ganz erlöschende Lichtverengerungsreflex kaum mehr mit bloßem Auge wahrgenommen werden konnte.

Nach den Beobachtungen von Enke und Westphal verhalten sich die Pupillen je nach dem Stadium der Avertinnarkose ganz verschieden, ihre Reaktionsweisen sollen sich in folgender Reihe ordnen lassen, die der abnehmenden Tiefe der Narkose parallel geht: Enge Pupillen mit Erweiterung auf Lichteinfall — enge lichtstarre Pupillen — weite licht-starre Pupillen — weite Pupillen mit träger Lichtreaktion — normales Verhalten.

Wir halten diese Feststellungen von psychiatrischer Seite für sehr interessant, sie wurden während langdauernder Schlafzustände infolge hoher und wieder-holter Avertingaben gemacht. Die Angaben der Chirurgen über das Verhalten der Pupillen sind sehr verschieden — was sich aus dem eben angeführten sehr wechselvollen Zustande der Pupillen in den verschiedenen Narkosestadien voll erklärt (z. B. die jüngst von Martin mitgeteilte Beobachtung).

Zu Beginn der tiefen Avertinnarkose ist der Muskeltonus aufgehoben und alle Sehnen- und Periostreflexe sind völlig erloschen. Sie kehren dann aber nach kürzerer oder längerer Zeit wieder.

Der Rachenreflex soll nach Melzner auch bei tiefster Narkose nicht oder erst sehr spät aufgehoben sein. Ebenso berichtet Schulze. Wir können das nach unseren Erfahrungen bei Gaumenspaltenoperationen ebensowenig wie Goßmann bestätigen. Auch in der Einführungsbroschüre (2. Auflage) wird darauf hingewiesen, daß das Wegfallen der Rachen- und Schluckreflexe bei Operationen in Mund und Nase sehr unangenehme Folgen haben könne, es wird empfohlen, die Avertindosis bei derartigen Operationen niedrig zu wählen und die Narkose lieber durch Inhalationszusatz jeweilig zu vertiefen. Nach Hirsch erlischt der Würgreflex bei Avertinnarkose fast immer früh, der Schluckreflex bleibt lange erhalten.

Die Verschiedenheit der Angaben deuten wohl wie bei denen über den Pupillenreflex auf Beobachtungen in verschiedenen Narkosestadien.

Schulze erwähnt auch die unangenehmen Folgen der Erhaltung der Trachealreflexe, die sich bei leichter Aspiration einmal durch andauernden Husten sehr störend bemerkbar machte.

Für die Praxis der Avertinnarkose ist es wichtig, zu wissen, ob der Patient, im Schlafzustand die für den betreffenden Eingriff nötige Toleranz erreicht hat. Butzengeiger beurteilt die Schlaftiefe nach dem Kältereflex auf Abreiben mit einem Äthertupfer oder nach der Reaktion auf das Anlegen einer Tuchklemme. So oder ähnlich werden es die meisten machen, denn von dem Prüfen der Corneal- und Pupillenreflexe ist in der Literatur wenig die Rede. Wolff betont die Unzuverlässigkeit der Reflexprüfung. Über die Tiefe der Narkose täuscht sich auch der Erfahrene noch manchmal und zwar natürlich vorzugsweise bei der langsam sich vollendenden Avertinnarkose. Bei der schnell sich vertiefenden Avertinnarkose kommen aber auch Täuschungen vor und zwar nach der Richtung, daß der Narkotiseur oder die betreffende Aufsichtsperson das Einsetzen der **Vollnarkose** übersieht. Hier liegt eine Gefahr vor, die man kennen muß. Es kann ganz unbemerkt tiefe Narkose mit Erschlaffung der Muskulatur und damit ein Zurücksinken der Zunge und des Kiefers eintreten. So erklärt sich manche plötzliche Asphyxie im Anfang der Avertinnarkose, die fehlerhafterweise dem Avertin zugeschrieben wird. Sie ist zunächst rein mechanisch bedingt, kann sich aber in Kombination mit der Avertinwirkung sehr schwer gestalten (S. 423 u. 527).

Mitunter wird nur auf den Hautschnitt zu Anfang der Operation reagiert — weswegen manche Chirurgen denselben mit Novocainlösung infiltrieren. Bei derartigen Fällen ist dringend zu raten, ja nicht gleich volle Äthernarkose einzuleiten, sondern sich mit Chloräthyl oder Solästhinrausch zu behelfen (siehe oben S. 501).

Als die Äthernarkose aufkam, wurde ihr zum Vorwurf gemacht, daß sie nicht so regelmäßig und so voll zur Toleranz führe wie das Chloroform, viele Operateure blieben aus diesem Grunde zunächst noch speziell für Laparotomien dem Äther abhold. Das gleiche kann man jetzt auch wieder von der Avertinnarkose konstatieren. Auch bei ihr ist so volle Toleranz wie bei Chloroformnarkose in der Regel nicht vorhanden — auch nicht eine solche wie bei tiefer Äthernarkose. Der Operateur muß lernen, sich auf die Avertinnarkose einzustellen, wie er es bei der Äthernarkose gelernt hat. Und der Avertinnarkotiseur muß wissen, daß er bei besonders schmerzhaften Phasen mancher Operationen (Ziehen am Magen, am Mesenterium, Nervendurchschneidungen usw.) einige Tropfen Chloräthyl zuzusetzen hat.

Eine sehr große Rolle haben in der Diskussion der Avertinnarkose die Beobachtungen über das **Verhalten des Blutdrucks und der Atmung** gespielt. Von diesen beiden Faktoren hängt auch das vielbesprochene Aussehen der Patienten bei Beginn und während der Avertinnarkose ab. Hier findet man nun die widersprechendsten Angaben. Sie sind nicht auf einen Nenner zu bringen, da sie meist allgemein gehalten sind. Sie hängen in erster Linie ab von der Blutkonzentration des Avertin, von der wir im Einzelfalle so wenig wissen, da sie ja der Avertindosis gar nicht parallel zu gehen braucht. Dann aber auch von der individuellen Ansprechbarkeit des Vasomotoren- und Atemzentrums auf das Avertin. Dabei spielt natürlich auch der jeweilige besondere Zustand der Kreislauf- und Respirationsorgane noch eine Rolle.

Manche schildern das Aussehen bei Eintritt der Avertinnarkose als blaß, manche als rosig, als normal, als cyanotisch. Aber eine gewisse Cyanose wird fast allgemein als Begleitsymptom der tieferen Avertinnarkose angegeben, in der Regel bessert sie sich gleich zu Anfang oder während der Operation. Manchmal ist sie den Autoren etwas unheimlich gewesen — man muß sich in der Tat

erst an das Aussehen der Patienten in Avertinnarkose gewöhnen. Flörcken
legt demselben keinen besonderen Wert bei. Lewit stellte das Aussehen der
Narkotisierten statistisch zusammen, es ergab sich folgendes Bild: $42^0/_0$ normal,
$38^0/_0$ gerötet, $10^0/_0$ blaß, $10^0/_0$ cyanotisch. Nach unseren Erfahrungen würde
den leichteren Cyanosen eine höhere, dem normalen Aussehen eine geringere
Prozentzahl zukommen, jedenfalls zu Narkosebeginn.

Bei denjenigen Patienten, die bald etwas cyanotisch werden, soll man
angeblich eine Avertinvollnarkose zu erwarten haben. Man hat dieses Zeichen,
wenn es früh eintritt, vielleicht als eine Folge einer gewissen Überdosierung
aufzufassen. Dabei wurde und wird von vielen in erster Linie an eine Avertinwirkung auf das Atemzentrum gedacht, es kommen dabei aber sicher oft auch
mechanische Ursachen, wie das eben erwähnte oft unbemerkte Zurückfallen
der Zunge bei der Muskelerschlaffung im Narkosebeginn oder Knickung des
Halses in Betracht.

Sievers, B. Martin, Hahn, Schulze, Toller u. a. wollen überhaupt
nicht viel von der Cyanose infolge von zentraler Avertinwirkung wissen, sondern
sind der Ansicht, daß fast immer irgendwelche nicht oder ungenügend
berücksichtigte mechanische Momente sie verursachen. Daß letztere
eine große Rolle spielen bei der Entstehung und Verstärkung der Cyanose ist
wohl sicher, aber es erscheint uns andererseits nicht bestreitbar, daß auch die
zentrale Avertinwirkung an sich Cyanose hervorrufen kann. Denn die Beeinflussung des Atemtypus in bezug auf Frequenz und Tiefe ist als erster Avertineffekt auch im Tierexperiment sichergestellt. Hierin liegt ein deutlicher und
zwar unangenehmer Unterschied gegenüber der normalen Äthernarkose. Die
Atmung wird bei der Avertinnarkose anfangs etwas beschleunigt und mehr oberflächlich und ist in der Regel leise, später ist sie verlangsamt.

Im Tierexperiment hat Tiemann gezeigt, daß bei der Verlangsamung das Volum der
Atmung immerhin noch günstig ist, aber bei der Vergiftung mit Avertin nicht genügt,
die Erstickung auszugleichen (siehe 1. Teil, S. 444).

Ist der geschilderte Atemtypus sehr ausgesprochen, so kann er auch den
Kenner der Avertinnarkose in Besorgnis versetzen, aber einige Züge CO_2 bringen
in dieser Situation sofort die erwünschte tiefere Atmung und frischere Farbe.
Unserer Erfahrung nach tritt dieses an das Gefährliche streifende Verhalten
der Atmung gewöhnlich auch nur zum Beginn bei gewisser Überdosierung ein,
und pflegt mit der Dauer der Narkose auch ohne besonderen Eingriff bald vor-
überzugehen. Wieviel bei dem so verschiedenen geschilderten Aussehen und
Verhalten der Patienten zu Beginn der Narkose auf das Konto des Avertin
oder auf das Konto des Pränarkoticums zu berechnen wäre, wollen wir unerörtert
lassen (siehe Kapitel Störungen S. 533).

Entsprechend der Cyanose hat man bei Operationsbeginn öfter eine etwas
vermehrte Blutung aus den Hautgefäßen, Haas glaubte bei seinen
ersten Avertinreihen die vermehrte Blutung als einen typischen Begleiteffekt
der Avertinnarkose ansehen zu sollen, und postoperative Hämatome, Nachblutungen bei G.E. usw. darauf beziehen zu dürfen. Bezüglich der etwas
vermehrten Hautblutung zu Beginn der Operation stimmen Kreuter, Kuthe,
Grewing, Seefisch und viele andere und auch wir ihm zu.

Schulze berichtet aus der Lexerschen Klinik, daß man anfangs, als man mit hoher
fraktionierter Dosierung arbeitete, so erhebliche Blutungen und Nachblutungen bei Gesichts-

plastiken bekam, daß dadurch manchmal der Erfolg der Operation gefährdet erschien — seit Anwendung der Narkosenmethode von B. Martin seien diese Störungen nicht mehr aufgetreten.

Aber von einer allgemein vermehrten Blutung während der Avertinnarkose oder gar einer daraus drohenden Gefahr ist späterhin und neuerdings nicht mehr die Rede. Im Gegenteil, öfters wird von einer infolge der Blutdrucksenkung verminderter Blutung intra operationem gesprochen (Lobenhoffer). Und Killian sieht in der Möglichkeit der Nachblutung bei Wiederherstellung des normalen Blutdruckes eine nicht ganz unbedenkliche Seite der Avertinnarkose. Diese Bedenken haben aber keine allgemeine Bestätigung gefunden.

Dem Puls ist bei der Avertinnarkose im ganzen wenig Beachtung geschenkt worden. Er ist offenbar sehr verschieden in den einzelnen Stadien der Avertinnarkose. Mehrere Autoren geben ihn als unverändert an, die meisten bezeichnen ihn als frequent und kleiner zu Beginn der Avertinnarkose als normal. Späterhin wird er wieder langsamer.

Am meisten wurde bei der Einführung der Avertinnarkose die mit ihr verbundene Blutdrucksenkung besprochen. Von Kirschner, Melzner, Borchers, Bender u. a. wurde in der den Blutdruck erniedrigenden Wirkung der Avertinnarkose eine ihrer Hauptgefahren gesehen. Diesen Beobachtungen gegenüber standen aber die von Sievers, Kreuter, Nordmann, Butzengeiger u. a., die diese beängstigenden Zustände entweder nicht sahen oder anders deuteten. Eine Blutdrucksenkung von 20—40 mm Hg wird auch bei einer optimalen Avertinnarkose beobachtet.

Sievers weist mit vollem Rechte darauf hin, daß auch in natürlichem Schlaf Senkungen von 25—30 mm Hg vorkommen. Gefährdung durch Blutdruckerniedrigung hält er bei der Avertinnarkose mehr für theoretisch als praktisch bedrohlich.

Auch Goßmann hat keine bedenklichen Blutdrucksenkungen bei Kindern gesehen. Kreuter fand in 50% seiner Fälle den Blutdruck normal, mitunter war er gesteigert, öfters auch gesenkt. Aber es lag keinerlei Gesetzmäßigkeit im Verhalten des Blutdrucks zur Avertindosis.

Kreuter bezieht die Schwankungen auf die Verschiedenheiten in der Narkosentiefe und noch mehr auf die Art und Dauer des ausgeführten Eingriffs. Nordmann ist bezüglich des letzten Punktes durchaus der gleichen Ansicht. Er legt keinen Wert mehr auf die Blutdruckmessung während der Avertinnarkose. Haas glaubt, daß die Senkung des Blutdruckes im wesentlichen von der Labilität des Patienten abhängt. Auch Domrich, der an sich selbst diese Fragen während vier Avertinnarkosen prüfen ließ, kommt zum Schluß, daß der gesunde Organismus mit anpassungsfähigem Vasomotorenzentrum anders reagiert als ein kranker labiler.

Unger und Heuß, ferner Ruge, M. Borchard wiesen gleich anfangs darauf hin, daß die bei Lumbalanästhesie auftretenden als nichtssagend bekannten Blutdrucksenkungen viel erheblicher sind als die bei Avertinnarkose. Gewiß treten sie öfters auf, aber sie sind schnell vorübergehend und sie haben so gut wie niemals bedrohlichen Charakter. Wir kommen darauf zurück im Kapitel der Störungen und Zwischenfälle während der Avertinnarkose (S. 540).

Während der Avertinnarkose ist besonders darauf zu achten, daß die Atmung, die, wie gesagt, sowieso oberflächlicher und frequenter als normal ist, nicht auch noch mechanisch behindert wird. Neigen Zunge oder Kiefer zum Zurückfallen, so wird von vielen Seiten, zuerst wohl von Flörcken, das

Einführen des Mayotubus angeraten; derselbe erleichtert die Durchführung der Avertinnarkose in vielen Fällen ganz erheblich. Gewiß kann man auch die anderen neuerdings empfohlenen Kieferhalter für Narkose dafür verwenden — aber der Mayotubus erscheint uns von allen derartigen Apparaten der einfachste zu sein. Er hat sich uns vorzüglich bewährt.

Die **Dauer** der Avertinnarkose ist sehr verschieden, sie ist abhängig von der resorbierten Avertinmenge und von der Schnelligkeit ihrer Entgiftung. Bei der ersteren spielen vielleicht, bei der letzteren sicher individuelle normale und Krankheitsfaktoren mit, z. B. scheiden kachektische oder durch Eiterung heruntergekommene Patienten das Avertin langsamer aus und haben auch längere Narkosen (Sebening). Im allgemeinen kann man bei optimaler Dosierung bei einer Avertinvollnarkose nach dem Einlauf mit einer Narkosendauer von $1^1/_2$—$2^1/_2$ Stunden rechnen. Praktisch läßt sich die Narkose durch wiederholten kleineren Chloräthyl- oder Ätherzusatz leicht ausdehnen.

Die lange **Dauer der Avertinnarkose** ist Vorzug und Nachteil. Vorzug insofern, als man Operationen lange vor der angesetzten Zeit vorbereiten und die Narkose in aller Ruhe abwarten kann. Ferner ist es ein Gewinn, daß man sie für schmerzhafte oder peinliche Untersuchungen vor der Operation oder für Untersuchungen durch Studenten (Polano) oder zu Demonstrationen im Kolleg, wie wir es häufig tun, kurz vor der Operation in humanster Weise ausnutzen kann. Als Nachteil erscheint uns zur Zeit noch die lange Dauer der Avertinnarkose bei kurzen Eingriffen. Aber vielleicht ist das ein Vorurteil und den Patienten der schöne Nachschlaf zu gönnen? Für ambulante Behandlung ist sie in ihrer jetzigen rectalen Form unpraktisch.

Bei der Avertinbasisnarkose ist die Dauer kürzer resp. sie sollte es sein, ist es aber meist nicht, weil bei ihr auf individuelle Dosierung weniger Wert gelegt wird als bei Avertinvollnarkose. So läßt sich auch bei ihr die Dauer kaum exakt bestimmen: Butzengeiger berechnet sie auf 1—2—4 Stunden.

Einige Autoren haben aber doch unter bewußter Verminderung der Avertindosis Verkürzungen der Narkosedauer erreicht. Nehrkorn, der mit den allerkleinsten Avertindosen zur Basisnarkose auszukommen sucht, stellte oft eine Narkosendauer von nur $^1/_2$ bis 1 Stunde fest. Baum, der durch frühzeitiges Ablassen die Avertinresorption in möglichst geringen Grenzen hält, hatte bei seiner Avertinbasis-Äthernarkose keine wesentlich längere Schlafdauer als bei gewöhnlicher Äthernarkose. Mit geringer Avertindosis ohne Ätherzusatz hat Polano gearbeitet bei kurzdauernden oder nicht blutigen Eingriffen und auch, wie gesagt, allein zu Untersuchungszwecken in der Gynäkologie. Er ließ die Patientinnen ausschlafen nach der Avertinnarkose und abends heimgehen.

Möglichst abgekürzte Avertinnarkosen, die zum Teil vielleicht einem rectalen Avertinrausch gleichkamen, haben nach den Literaturangaben zuerst und bewußt Eldering und Samuel ausgeführt (siehe oben S. 491). Sie geben bei ihrer Avertinkurznarkose kein Pränarkoticum, Ablassen des Einlaufs bei den ersten Zeichen der Avertinwirkung. Das Verfahren wurde zu kurzdauernden Eingriffen in der Hauspraxis verwendet. Der Patient wacht 10—30 Minuten nach dem Einlauf wieder auf. Die gleichen Erfolge haben wir erzielt, aber nicht zuverlässig in jedem Fall.

Die kürzeste Avertinnarkose wird durch den von Kirschner gefundenen intravenösen Avertinrausch herbeigeführt, ob er sich in die Praxis einbürgern und den Äther- oder Chloräthylrausch zu verdrängen geeignet ist, bleibt abzuwarten (S. 488).

Je besser man die Dosierung lernt, um so kürzer dauern die Avertinnarkosen an! In dieser Beziehung müssen **die** Avertinnarkosen als die besten gelten, bei denen ebenso wie bei den Inhalationsnarkosen die Patienten am Schlusse der Operation anfangen, etwas zu reagieren. Sie beginnen tiefer zu atmen, sie stöhnen mitunter etwas — manchmal kommt es auch zu leichten Abwehrbewegungen. Nach lang dauernden Operationen — besonders Laparotomien — wird bei richtiger Dosierung in der Regel für die Hautnaht resp. für den Schluß der Bauchdecken etwas Zusatznarkose nötig sein. Ist dieser letztere stärkere Schmerzreiz wieder vorüber und liegen die Patienten im Bett, so fallen sie meist noch einmal in Narkose zurück.

Das **Erwachen** erfolgt ganz allmählich und zwar meist in aller Ruhe nur selten so unruhig wie nach Äthernarkose. Schließlich reagieren die Patienten dumpf auf Anruf, manchmal fangen sie auch vernünftig zu sprechen an und geben richtig Antwort, fallen dann aber oft nach mehr oder weniger kurzer Zeit in einen Nachschlaf von verschieden langer Dauer, der erweckbar und in keiner Weise besorgniserregend ist resp. sein soll. Dieser bedarf auch keiner anderen Wartung als der Schlaf nach anderen Narkosen. Anders ist es, wenn die Avertinnarkose unerweckbar anhält und die Atmung oberflächlich bleibt. Dieser reaktionslose Nachschlaf ist bei längerer Dauer ein Nachteil der Avertinnarkose. Er bedarf sorgsamer Überwachung, denn er gefährdet den Patienten. Aber in größerem Ausmaße gehört dieses Vorkommnis zu den Störungen der Avertinnarkosen, die auf Überdosierungen, absoluten oder relativen, beruhen und im übernächsten Kapitel ihre Besprechung finden.

Der lange tiefe **Nachschlaf** ist für die Avertinnarkose durchaus charakteristisch, er ist, nachdem man ihn genauer kennen gelernt hat, als ein Vorteil für die Kranken anzusehen. Sie schlafen sich über den ersten Wundschmerz, über mancherlei erste Störungen aus Lage und Verband hinweg. Auch nach Avertinbasisnarkose hat man meist einen längeren Nachschlaf, der die Kranken sehr erquickt, auch bei ihr fehlt fast immer das unruhige Erwachen, wie es nach den Äthernarkosen so häufig ist.

Anfangs machte man der Avertinnarkose den Vorwurf, daß sie ein viel größeres **Krankenpflegepersonal** und auch die Ärzte mehr in Anspruch nehme als die sonst üblichen Narkosen. Gewiß, so lange man infolge von Überdosierungen sehr viele Avertinnarkosen von überlanger Dauer hatte, traf das zu. Es ist kein Zweifel, daß ein Patient, der sich noch in voller unerweckbarer Avertinnarkose befindet, dauernd der Überwachung bedarf, denn jederzeit besteht dann noch die Gefahr einer mechanischen Atemstörung. Solange die Reflexe nicht wiedergekehrt und die Patienten auf Reize nicht reagieren, lassen wir deshalb ebenso wie B. Martin den Mayotubus liegen, auch auf 1—2 Stunden. Bei Inhalationsnarkosen müssen die Kranken wegen des postnarkotischen Erbrechens ja auch in den ersten Stunden nach der Operation überwacht werden. Wir glauben, daß durch die Avertinvollnarkose oder durch die Avertinbasisnarkose keine Mehrbeanspruchung des Personals eintritt, wenn einigermaßen richtig dosiert wird! In gleichem Sinne lauten fast alle Berichte aus den letzten 2 Jahren (Hahn, Gläsmer, Flessa, Grewing, Nordmann, Butzengeiger usw.). Wilhelm unterstreicht diese Tatsache als besonders wichtig für den Betrieb eines kleineren Krankenhauses.

Die **Nachwehen einer Avertinnarkose** sind sehr gering. Erbrechen, Husten, Speichelfluß so gut wie niemals. Wunderbarerweise fanden v. Brandis und Killian Erbrechen bei 30 %/0 Avertinnarkosen. Sie stehen damit aber allein.

Viele Kranke haben Durst und können ihn ohne Nachteil löschen, manche haben Hunger nach der Avertinnarkose — und essen mit bleibendem Erfolg! Die meisten Kranken sind nach der Avertinnarkose recht guter Laune, oft sind sie tief dankbar, ergriffen von der völligen Amnesie der an ihnen ausgeführten Vorbereitung und Operation. Leere im Kopf, Unbesinnlichkeit, leichte Desorientiertheit einige Tage lang beobachtet man manchmal bei älteren Leuten.

Nach Avertinbasisnarkosen treten nicht selten die üblichen postnarkotischen Störungen ein, aber doch nicht so häufig und meist nicht in gleichem Grade wie bei reiner Inhalation (Butzengeiger). Ebhard, Knopp, Wilhelm u. a. behaupten, daß diese viel geringer seien, ja meist fehlten nach Avertinbasisnarkose.

Darmreizungen fehlen so gut wie ganz, sie sind als seltene Störungen der Avertinnarkosen aufzufassen. Näheres darüber S. 552.

Was das **Ablassen des Avertineinlaufes** nach Beendigung der Operation betrifft, so herrschen darüber keine bestimmten Regeln. Auch die Avertinbroschüren der I. G. Farbenindustrie sagen darüber nichts Grundsätzliches. Der Grund ist verständlich: das Ablassen des Einlaufs hat nur dann einen Wert, wenn die Operation kurz war. $1—1^{1}/_{2}$ Stunden nach dem Einlauf ist die Avertinlösung schon so verdünnt, daß keine nennenswerte Resorption resp. keine nennenswerte Avertinwirkung aus ihr stattfindet. Das Ablassen allein hat nach unseren Ausführungen im Kapitel Lösung und nach den Erörterungen über den rectalen Avertinrausch wenig Wert. Wenn man den Avertinrest aus dem Darm beseitigen will, muß man schon mehrmalige hohe Darmspülungen machen. Das dann noch zurückbleibende Avertin ist wirklich völlig harmlos nach Konzentration und Menge (S. 512).

Nordmann, Kreuter, Butzengeiger — um nur einige der Erfahrensten auf dem Gebiete der Avertinnarkose anzuführen — lassen den Einlauf ab und spülen den Darm. Sievers läßt nur ausnahmsweise ab, Kohler nur bei kurzdauernden Operationen, beide ohne Spülung. Els und Jäger legen keinen Wert auf die Entfernung des Avertineinlaufes, wenn er mehr als $1^{1}/_{2}$ Stunden im Darm geweilt hat. B. Martin kümmert sich nicht weiter um ihn. Auch bei uns wurde nur ausnahmsweise der Einlauf abgelassen und gespült nur bei bestimmter Indikation.

XII. Die Organisation der Avertinnarkose im Operationsbetrieb.

Handelt es sich um eine oder mehrere Avertinnarkosen an einem Operationstage, so muß bei der Aufstellung des Operationsprogrammes auf die Eigenart der Avertinnarkose Rücksicht genommen werden, wenn keine unerquicklichen Störungen oder Zeitverluste eintreten sollen. Verzögerungen könnten nur entstehen, wenn schon die erste Operation des Tages in Avertinnarkose vorgenommen und diese nicht entsprechend frühzeitig, etwa $^{3}/_{4}$ Stunde vor dem angesetzten Operationsbeginn eingeleitet würde. Die Vorbereitung der Lösungen erfolgt, wie oben besprochen, am besten für jeden Fall einzeln vor dem Beginn des Operationsbetriebes, die verschiedenen Einlaufmengen werden bei uns in genau etikettierten Thermosflaschen in einem gut warmen Zimmer bereit gestellt.

Die Avertinvollnarkose nimmt von der Einführung des Darmrohres bis zu der erforderlichen Tiefe ungefähr die doppelte Zeit in Anspruch wie die durchschnittliche Äthertropfnarkose. Manchmal etwas weniger, selten mehr. Bei Avertinbasisnarkose kürzt sich die Wartezeit ab. Bei Avertinvollnarkose soll man die Vertiefung der Narkose nicht durch vorzeitige Manipulationen, wie Rasieren, Waschen oder gar Umlegen auf den Operationstisch usw. unterbrechen. Zur Avertinnarkose gebraucht der Patient Ruhe äußerlich und innerlich, d. h. Rücksichtnahme, Stille und kein Hasten. Schon mit dem Einlauf soll man sich 3—5 Minuten Zeit lassen (siehe oben S. 459). Von absoluter Stille oder Verdunkelung des Narkosezimmers usw. sehen wir ab — gegebenenfalls machen wir Stationsnarkose. Kommt der Patient früher als vorher angenommen, in tiefen Schlaf, so schadet das gar nichts — es kann ja ohne Nachteil für den Kranken auf den Operationsbeginn gewartet werden. Ein großer Vorteil für die glatte Abwicklung des Operationsprogramms!

Ist nun die erste Operation im Gange, so kann entsprechend lange Zeit vor Beendigung derselben die zweite Avertinnarkose eingeleitet werden usw.

Störende Verzögerungen können entstehen, wenn man bei zu niedriger Dosierung länger als 30—45 Minuten auf den Eintritt der tiefen Narkose warten muß. Dann lasse man, wenn die Zeit drängt, schon im Anfang, ehe der Patient umgelagert wird, etwas Chloräthyl oder Solästhin geben. Es ist geradezu wunderbar, wie prompt und endgültig diese Mittel manchmal die Vertiefung der Narkose herbeiführen — geradezu aufschließend für das Avertin wirken. Geringere Unterdosierungen sind für den Betrieb also bei richtiger Disposition und zweckmäßiger Verwendung der gegebenen Hilfsmittel nicht weiter störend.

Anders ist es mit den Hoch- und Überdosierungen, bei denen zwar das Einschlafen programmäßig, ja, schneller als vorgesehen vor sich geht, bei denen aber die lange Dauer der tiefen Narkose nach den Operationen mehr Personal als vorgesehen in Anspruch nimmt und festlegt. Dadurch kann in der Tat der Betrieb ins Stocken geraten und schließlich die Abwicklung des Programms aufgehalten werden. Davor schützt zunächst eine Dosierung nach der Art von Nordmann, Kreuter, Butzengeiger oder dem von Domanig oder von uns S. 476 gegebenen Schema, das die Dosierung für alle Fälle niedrig hält. Ferner kann das Erwachen aus der Avertinnarkose durch CO_2-Atmung vielleicht etwas beschleunigt (S. 547) werden. Man gibt Thyroxin und schließlich kann man bei sonst gutem Befinden den Patienten mit liegendem Mayotubus auf die Station fahren lassen, wo er, wie jeder andere Narkotisierte eine Zeitlang bezüglich Atmung und Puls überwacht werden muß. Bei guter Dosierung wird es wenig überlange tiefe Narkosen und auch an großen Operationstagen keine Stauung im Abtransport der Operierten geben.

Es kommt vor, daß eine Operation ganz unerwartet schnell abgebrochen oder daß die Operationsordnung aus irgendeinem Grunde plötzlich abgeändert werden muß. Kluge Voraussicht wird auch hier trotz der langsam einsetzenden Avertinnarkose Zeitverluste vermeiden oder erheblich reduzieren können, vorausgesetzt, daß, wie wir es raten, die Avertinlösungen für alle Operationen des Tages von früh an bereitstehen. Kleine Chloräthylhilfen werden leicht über kleine Verzögerungen und über größere werden schließlich echte Basisnarkosen nach Butzengeigers oder Baums Verfahren hinweghelfen.

Nordmann weist darauf hin, daß man das Operationsprogramm bei Avertinnarkose gleitend gestalten muß. Das ist durchaus unsere Ansicht, vor allem kommt es darauf an, die verschiedenen Avertinnarkosen frühzeitig genug zu beginnen. Wir wiederholen: Warten schadet den Narkotisierten bei Avertinnarkose nicht!

Das moderne „Tempo" verträgt sich nach Nordmanns Ansicht nicht mit der Durchführung der Avertinnarkose bei großem Operationsbetrieb: Gewiß, Überhasten und Hetzen ist im Operationsbetrieb stets von Übel! Es würde aber wohl eher die ordnungsmäßige Durchführung der Asepsis unter dem Hetztempo leiden, als die Avertinnarkose, wenn deren Organisation und Disziplin nur gut geordnet ist, und fortlaufend die Beendigungen der Operationen ungefähr richtig eingeschätzt werden, um die Einleitung der weiteren Avertinnarkose frühzeitig genug veranlassen zu können. Und wenn Polano sagt, daß die Avertinnarkosen sich für die Großkampftage im Operationssaal nicht eignen, so behaupten wir aus unseren nicht kleinen persönlichen Erfahrungen in dieser Hinsicht gerade das Gegenteil! Auch Polano spricht vom Tempo: die Avertinnarkose vertrage kein Furioso, sie erlaube nur ein Allegro con moto. Einverstanden: beileibe kein Furioso im Operationssaal! Aber wir glauben, daß man gerade mit der Avertinnarkose bei kluger Disposition und guter Dosierung vom Allegro con moto, wo es nötig ist, zu einem zweckdienlichen Presto in der Abwicklung eines großen Operationsprogramms übergehen kann!

An dieser Stelle sei auch noch erwähnt, daß manche Operateure es als eine große Annehmlichkeit — ja eine Erlösung empfinden, daß durch Einführung der Avertinnarkose die Ätherdämpfe ohne kompliziertes Absaugeverfahren aus den Operationsräumen verschwinden (Flörcken-Mues, Sebening, Els, Jäger, Dreesmann).

XIII. Die Störungen während und nach der Avertinarkose und ihre Bekämpfung.

Im Anfange der Avertinnarkose wurden zahlreiche Störungen berichtet, die zum Teil auf offenbaren Überdosierungen und auf offenbaren technischen Fehlern beruhten. Sie traten in so erheblicher Zahl und zum Teil in so bedenklicher Weise auf, daß sie zusammen mit den ihnen manchmal nahestehenden Todesfällen im Anfange der Avertinära zu ernsten Warnungen, ja zu energischen Absagen gegen die neue Narkose führten. Jetzt urteilt man ruhiger und gerechter über diese Vorkommnisse. Man weiß, daß jedes neue Narkoseverfahren ein gewisses Lehrgeld fordert. Von Anfang an wurde zwar von den einführenden Sachverständigen der I. G. Farbenindustrie gewarnt und wieder gewarnt vor dem Erzwingen der Avertinvollnarkose. Aber die Einführungsdosis von 0,125 bis 0,15 und im Anfang maximal 0,175 (!) war zu hoch gegriffen für die ersten allgemeinen Erprobungen. Sie brachte einerseits Störungen der Avertinnarkose, ja auch Todesfälle, andererseits allerdings ausgezeichnete Vollnarkosen. Die Reduktion der generellen Dosis auf 0,1—0,08 war auf Basisnarkose abgestellt, sie gab aber immer noch in 30—35 % der Fälle Avertinvollnarkosen. Die Gefahren und die Störungen der Avertinnarkose wurden dadurch wesentlich vermindert, aber ganz behoben wurden sie bei rückhaltloser Generalisierung der Avertindosis auf die genannten niedrigen Zahlen (0,08—0,1), wie wir weiter unten sehen werden, auch nicht!

Im Kapitel über die Dosierung haben wir sehr ausführlich über die Notwendigkeit der Individualisierung der Dosis gesprochen. Es gibt auch bei der Avertinnarkose eine Dosierungskunst und eine spezielle Technik, die erst allmählich Allgemeingut werden wird, wie es anfangs auch bei der Inhalationsnarkose gewesen ist. Und man sollte jetzt, wo die Avertinnarkose endlich in das Stadium ruhiger Entwicklung gelangt ist, nicht ganz vergessen, daß auch bei den anderen Narkosemethoden: Äther, Chloroform, Narcylen, Lachgas, Lumbalanästhesie, Lokalanästhesie (Gangrän!) mitunter Unglücksfälle, Störungen und Spätfolgen auftreten, mehr oder weniger selten, mehr oder weniger häufig!

Dieses Kapitel, welches die Störungen der Avertinnarkose behandelt, steht naturgemäß in engem Zusammenhang mit dem folgenden der Todesfälle. Hier kommt es in erster Linie darauf an, auf die verschiedenartigen bisher beobachteten, mehr oder weniger belangvollen Zwischenfälle und Folgeerscheinungen der „normalen" Avertinnarkose hinzuweisen mit dem Ziele, die Unglücksfälle nach Möglichkeit vermeiden oder bekämpfen zu lernen. Wir werden deshalb vorzugsweise solche Fälle heranziehen, bei denen keine schwere Allgemeinerkrankung vorlag und keine Organerkrankung, welche möglicherweise eine Gegenanzeige gegen die Avertinnarkose hätte darstellen können. Die Indikationen und Kontraindikationen und die Auswahl besonderer Fälle von oder für die Avertinnarkose werden in dem letzten Kapitel besprochen werden.

1. Die Atmungsstörungen.

Als die schwersten müssen an erster Stelle die Störungen der Atmung bei der Avertinnarkose besprochen werden. Sie sind — wie bei den Inhalationsnarkosen — die gefährlichsten und erheischen schnellstes Handeln. Die hemmende Wirkung des Avertins auf das Atemzentrum war von Anfang an und ist vorderhand noch der schwächste Punkt der Avertinnarkose. Darüber war sich Eichholz schon nach der pharmakologischen Prüfung des neuen Mittels klar. Und wenn man auch, um es gleich vorweg zu nehmen, in der CO_2 ein Mittel gefunden zu haben scheint, welches in der Bekämpfung der Atemstörung bei Avertinnarkose vorzüglich wirkt, so bleibt, wie Sievers vielleicht nicht ganz mit Unrecht sagt, „immer noch ein kleiner Rest von Unbehaglichkeit bezüglich der Wirkung des Avertin auf den Gasstoffwechsel zurück". Aber er mindert sich, je einstimmiger das Lob der CO_2-Behandlung bei diesen Zwischenfällen ertönt!

Wir wollen auch noch ausdrücklich von vorneherein bemerken, daß wir uns darüber voll im klaren sind, daß in den zentral bedingten Atemstörungen der Avertinnarkose auch die zentral bedingte Kreislaufstörung eine kleine oder größere, manchmal auch die alleinige Rolle spielen kann. Wie oft? und in welchem Grade? ist im Einzelfalle beim Menschen schwer zu entscheiden. Denn daß zentral bedingte Atemstörung auch ohne jede nachweisbare Kreislaufstörung bei Avertinnarkose vorkommt, beweist der Tierversuch, das werden wir aber auch an einem selbsterlebten prinzipiell wichtigen Fall zeigen können, bei dem allerdings in der Kombination der Avertinnarkose mit Laudanon-Scopolamin die Ursache lag (S. 533).

In den ersten Zeiten der Avertinnarkose war wahrscheinlich infolge der allgemein höheren Dosen viel mehr von dessen schädlichen Kreislaufwirkungen die Rede, jetzt steht jedenfalls in der Literatur das Interesse für die Atemstörung weit im Vordergrunde. Über die Häufigkeit derselben bei geübter Avertindosierungs- und Narkosetechnik kann man sich kein klares Bild aus dem Schrifttum machen.

Nordmann erwähnt die Atemstörung durch Avertin kaum. Butzengeiger hält sie für seltener als bei Inhalationsnarkose, ebenso Roith. B. Martin hat seit länger als einem Jahr überhaupt keine Asphyxie durch Avertin mehr gesehen und ist geneigt, sie alle oder größtenteils mechanisch durch Zurückfallen des Kiefers zu erklären. Wir haben zwar wenige, aber einige doch sehr charakteristische Atemstörungen bei Avertinnarkose erlebt, und haben uns deshalb an unserer Klinik besonders eingehend mit der Frage ihrer Entstehung beschäftigt (Anschütz und Specht, Löhr).

Man kann die Atemstörungen einteilen nach den Phasen der Avertinnarkose:

A. in die zu Beginn der Avertinnarkose vor oder im Anfange der Operation.

B. die später während der Operation,

C. die nach der Operation eventuell später, schon nach der Rückkehr ins Krankenzimmer auftretenden.

A. Frühstörungen der Atmung bei Avertinnarkose

sind häufig beobachtet worden, sie werden von den Autoren zumeist nur summarisch als vorübergehende, leichtere Asphyxien oder Atemstörungen erwähnt, wohl auch manchmal fehlerhaft als Kollapse bezeichnet, weil nachträglich oder vielleicht auch gleichzeitig eine Kreislaufstörung bemerkbar wurde.

a) Am einfachsten zu erklären sind die rein mechanischen, durch Zurückfallen des Kiefers bei Beginn der tiefen Narkose bedingten. Sie sind von den Inhalationsnarkosen her wohl bekannt. Bei der Avertinnarkose können sie sich aber besonders leicht einstellen, weil hier das Einschlafen oft sehr schnell und kaum merklich in den Zustand tiefer Narkose übergeht. Wir haben schon eingangs (S. 423) und nochmals im vorigen Kapitel beim normalen Verlauf der Avertinnarkose (S. 519) mit Nachdruck darauf hingewiesen, wie notwendig die sachgemäße Überwachung gerade des ersten Stadiums der Avertinnarkose ist und auch hier sei wiederum mit Ernst darauf aufmerksam gemacht. Ist erst rein mechanisch eine Störung der Atmung erfolgt, so kann sich daraus bei der Avertinnarkose in kürzester Zeit ein schwerer Atemstillstand entwickeln. Wir haben in dieser Beziehung die gleichen Erfahrungen gemacht wie Hahn.

Bezüglich der Gefahren der Avertinnarkose bei Zuständen, welche die atmende Fläche der Lunge erheblich beschränken, besteht weitgehende Übereinstimmung unter den Autoren. Am klarsten liegen diese Verhältnisse, wie wir sehen werden, bei manchen Fällen von Phrenicusexairese (S. 602). In noch viel stärkerem Maße kann das Atemvolumen beschränkt werden durch das Zurückfallen von Kiefer, Zunge und Kehldeckel. So wird es verständlich, warum dieses Vorkommnis, welches bei Äthernarkose nur vorübergehende Störungen macht, wenn es behoben wird, bei der Avertinnarkose mit ihrem hemmenden Einfluß auf das Atemzentrum, sich so schnell und so viel nachhaltiger schädigend auswirkt, ja der Anfang zu einer Katastrophe werden kann. Wie schon erwähnt, schiebt B. Martin den mechanischen Ursachen bei den Avertinnarkose-Atemstörungen, ja bei allen Cyanosen in der überwiegenden Zahl der Fälle die Hauptrolle zu.

Vielleicht ist in dieser Gruppe von Atemstörungen auch ein Fall von Roith unterzubringen, wo bei einer Schwerkyphoskoliotischen mit Myom und Gravidität eine bedrohliche Asphyxie vor Operationsbeginn eintrat, die durch Lobelin prompt und dauernd beseitigt wurde (Dosierung 0,12). — Hier könnte man sich wohl vorstellen, daß die durch die Brustkorbdeformität und die Gravidität erschwerte Atmung eine Rolle bei dem Zwischenfall gespielt hätte, zumal vielleicht bei der graviden Frau durch Einrechnung des Gewichts der Frucht eine relativ hohe Avertinmenge gegeben worden sein könnte (siehe oben S. 463). Die hohe Anflutung ließ bei dem sonst gesunden Organismus schnell nach, das Lobelin hatte Wirkung, so kann man sich den glatten Verlauf erklären.

Zur Vermeidung der Zwischenfälle durch Atemstörung infolge mechanischer Ursachen ist doppelte Vorsicht bei Avertinnarkose geboten. Der Kiefer muß gerade beim Einschlafen dauernd gehalten, der Patient darf auch nicht eine Minute in diesem Stadium allein gelassen werden. Wir führen frühzeitig den Mayospatel ein und begreifen nicht, warum man dieses ebenso vorzügliche wie einfache Instrument nicht viel allgemeiner verwendet. Gerade bei der entspannten Avertinnarkose ist seine Einführung sehr leicht und geboten. Man kann sich natürlich auch mit anderen der zahlreich für diese Zwecke angegebenen Kieferhalter oder auch des für jede Inhalationsnarkose vorgeschriebenen Hilfsinstrumentariums bedienen. CO_2-Atmung ist bei diesen leicht vorübergehenden Störungen schnell und voll wirksam. Auch mit künstlicher Atmung kann man helfen. Ebenso kann Lobelin erfolgreich sein bei dieser leichtesten, einfachsten Form der Atmungsstörungen der Avertinnarkose: Hauptsache ist, daß man sie frühzeitig erkennt und die Hemmung schnell beseitigt!

Bei allen schweren Fällen muß natürlich der Avertineinlauf sofort abgelassen und der Darm mehrfach ausgespült und die Blutdrucksenkung mit Herz- und Gefäßmitteln bekämpft werden. In der Regel kann die Operation nach derartigen Zwischenfällen dann ruhig durchgeführt, ja gar nicht selten muß wegen unzureichender Toleranz später noch Inhalationsnarkose zugegeben werden.

b) Tritt frühzeitige Atemstörung bei Avertinnarkose ein, bei der eine mechanische Ursache mit Sicherheit auszuschließen ist, so wird dieselbe in der Regel allein in der schnellen hohen Anflutung des Avertin im Blute liegen. Man ist unserer Ansicht nach bei derartigen Vorkommnissen allzu leicht mit den Worten „Überempfindlichkeit", „Idiosynkrasie gegen A" bei der Hand. Das sind Begriffe, die erhebliche wissenschaftliche Urteile enthalten und ins Unsichere führen. Ehe man sie gebraucht, sollte man vorher erst noch einmal sehr kritisch die Avertindosis, den Prozentsatz der Lösung und Wahl und Wirkung des Pränarkoticums in dem betreffenden Falle nachprüfen! Seien wir uns doch immer wieder darüber klar, daß wir in der Dosierungstechnik des Avertin erst ganz im Anfange stehen und erinnern wir uns der Schwierigkeiten, welche die Dosierung des Chloroforms und anfangs auch des Äthers gemacht hat. Wieviel Zwischenfälle hat man nicht früher mit dem Chloroform in den Händen eines wenig geübten Narkotiseurs erlebt. Und der Äther hat auch erst als Tropfnarkose seine weitgehende Gefahrlosigkeit erwiesen. Wenn es bei diesen beiden Mitteln Überempfindlichkeiten überhaupt gibt, so sind sie gewiß ungeheuer selten. Richtige, vorsichtige Dosierung ist alles. Und so wird es wohl auch mit dem Avertin sein!

Wir sind aber auch der Meinung, daß nicht nur die Avertindosis, sondern auch der Prozentgehalt der Lösung eine Rolle spielen kann bei der überschnellen hohen Anflutung des Avertin. Und zwar gerade in umgekehrtem Sinne, wie man es von vornherein annehmen möchte. Die niedrigere $2^1/_2^0/_0$ige und $1^1/_2^0/_0$ige Avertinlösung kann infolge ihres größeren Volums bei gleicher Avertingesamtmenge unter besonderen Umständen schneller und stärker im Blute anfluten als die höhere $3^0/_0$ige Avertinlösung. Diese besonderen Umstände sehen wir in der individuell verschiedenen Kapazität der unteren Darmteile. Ceteris paribus wird die Benetzung größerer Schleimhautflächen zu schnellerer und stärkerer Resorption des Avertin führen können. Auch die Technik des Einlaufes (hoher Druck, Lagerung usw.), die peristaltische Empfindlichkeit des Darmes und die eventuell aus ihr resultierende Antiperistaltik wird hier eine Rolle spielen können. Wir wissen über diese resorptionsbeschleunigenden Umstände bei der rectalen Avertinnarkose noch recht wenig, sind aber fest überzeugt, daß sie studiert und aufgeklärt werden müssen, wenn wir in der Dosierungstechnik vorwärtskommen wollen. Wir halten es auch für fraglich, ob man, wie es gang und gäbe ist, die resorbierende Fläche bei der Avertinnarkose gemeiniglich als Einheit setzen darf.

Wenn die Untersuchungen von Specht, Sebening und die neuesten von Treplin schon ergeben haben, daß bei normalen Einlaufquanten das Avertin sich öfters über weitere Strecken des Dickdarms ausbreitet, so ist das natürlich für die großen und hohen Einläufe als sicher anzunehmen. Näheres darüber ist im Kapitel Lösung und Resorption S. 509 zu finden. So gesehen enthält die Avertinnarkose nicht nur ein pharmakologisches, sondern auch ein anatomisch physiologisches Problem!

Gläsmer und Amersbach berichten, wie erwähnt, daß hohe Einläufe unter hohem Druck intravenöser Injektion nahe kommen. Sie konnten durch Beckenhochlagerung und der damit verbundenen weiteren Ausbreitnng der Avertinlösung die Avertinnarkose vertiefen. Sie weisen auf diese wichtigen Punkte hin zur Aufklärung und Vermeidung überstürzter Avertinnarkosen.

Derartige Hinweise finden sich in der früheren Avertinliteratur noch mehrere. Allerdings auch Bemerkungen, die besagen, daß man mit Lageänderungen, hohem Druck des Einlaufs usw. keine Änderungen im Avertinerfolg bewirkt habe. Das will aber nicht viel heißen, denn wir wissen, wie breit bei vielen Menschen die Narkosewirkung des Avertin ist. Die tatsächlich beobachteten Steigerungen der Avertinwirkung sind in dieser Beziehung das Wichtige[1]!

Charakteristisch für die Fälle von Frühstörung der Atmung infolge überschneller Anflutung ist das frühe Einschlafen, die frühe Cyanose und die überschnelle Narkose.

Unger schildert sehr treffend den Anfang dieses Zustandes nach seinen Beobachtungen an fünf mittelschweren Cyanosen: Rasches Einschlafen, mitunter nach 1—2 Minuten, Blauwerden, Atmung oberflächlich, kaum noch sichtbar, Pupillen aber eng, Puls verliert kaum an Qualität. „Diese Zustände haben trotz ihres bedrohlichen Anblicks für uns ihre Schrecken verloren, nachdem wir gesehen, daß diese Atmungsstörungen spontan in kurzer Zeit zurückgehen." Die Operation wurde auch im

---

[1] Herr Dr. Stamm teilte uns freundlichst mit, daß er wiederholt durch Drucksteigerung und Beschleunigung des Einlaufens eine Beschleunigung der Narkose herbeigeführt habe.

asphyktischen Stadium fortgesetzt, der Einlauf manchmal abgelassen. Keine Weiterungen, kein Exitus infolge der Asphyxie.

Theoretisch würde man nach dem Gesagten in dieser Gruppe der Atemstörungen zwei Untergruppen zu unterscheiden haben. Die erste, die der von vornherein überdosierten Fälle, die zweite, die mit normaler oder geringer Dosis, aber mit überschneller Ausbreitung der Avertinlösung über den ganzen Dickdarm. Praktisch lassen sich diese Fälle aber nicht trennen, namentlich nicht bei den spärlichen Literaturangaben.

Wir möchten hier als Beispiel einer frühen Atemstörung durch relative Überdosierung einen Fall von Kohler bringen, der wohl auf Überdosierung beruht, wenn nicht doch vielleicht der Avertinzusatzeinlauf höher im Dickdarm emporgedrungen ist.

Frau, 26 Jahre, vaginale Operation, fraktionierte Dosierung, erste Dosis 0,1. Sogleich nach Zusatzdosis 0,025, starke Cyanose. Sofortiges Ablassen des Einlaufs. CO_2-Atmung. Nach etwa 1 Minute wieder vollkommen normales Aussehen. Zur Durchführung der Operation mußte etwas Äther beigegeben werden. Als Vorbereitung ist bei Kohler üblich 0,02 Morphin + 0,0004 Scopolamin. Lösung $2^1/_2$—$3^0/_0$. Auf das Pränarkoticum beziehen wir die Störung deshalb nicht mit, weil sie so schnell vorüberging.

An dieser Stelle möchten wir einen charakteristischen Fall von Hahn bringen: Fr., 36 Jahre, 60 kg. Uterusmyom, Aortenaneurysma, Arhythmia cordis, Wassermann ++; 0,125 Avertin flüssig = 7,5 g. Nach 10 Minuten Kollaps, Lobelin, Campher, Coffein. Unter gleichzeitiger CO_2-Atmung schnelle Erholung und glatter Verlauf der Operation. Geheilt. — Das Einlaufvolumen betrug bei der bei Hahn üblichen $3^0/_0$igen Lösung 350 ccm. Man wird auch hier am ehesten an eine primäre Überdosierung denken müssen.

Auch ein Fall von M. Borchardt (Ileocöcaltuberkulose, junges Mädchen, 4,6 g Avertin, schwere Atemstörung 15 Minuten nach Beginn der Operation) könnte hier vielleicht angeführt werden, wenn die bei ihm auftretenden tonisch-klonischen Krämpfe nicht völlig unaufgeklärt wären und an ganz andere Ursachen für die Atemstörung denken ließen, als an Avertinwirkung.

Wir lassen jetzt einen sehr schweren Fall von Eckstein[1] folgen, wo bei einem Säugling mit Pylorospasmus infolge einer relativen Überdosierung eine ganz schwere, 24 Stunden währende Atemstörung eintrat. Der Fall gehört eigentlich in das Kapitel der fraglichen oder der Kontraindikationen, wir bringen ihn aber hier wegen seiner Analogien zum gleich zu besprechenden Fall Löhr.

Nach mißglückten Versuchen mit peroraler Avertinzufuhr wurde die rectale mit bestem Erfolg angewandt und zeigte bei Kindern ohne Ernährungsstörungen nie Mißerfolge. Auf Grund der guten Erfahrungen mit Hedonal bei Pylorospasmusoperationen wurde bei einem derartigen Fall, der schon in einem sehr reduzierten Ernährungszustand war, das Avertin angewandt. Über die genaue Menge des Avertin können jetzt keine Angaben mehr gemacht werden, doch war sie entsprechend der damals üblichen Dosis sicher nicht zu hoch. Eckstein hatte bei den übrigen Fällen keine Störungen. Die Lösung war frisch angesetzt. Er beobachtete nach etwa 10 Minuten einen schweren Kollaps, bei dem im Vordergrund ein völliges Versagen der Atmung stand. Durch künstliche Atmung, Sauerstoff-Zufuhr, Lobelin und ein weiteres, das Atemzentrum anregendes Mittel, konnte die Atmung immer wieder in Gang gebracht werden. Doch setzte sie meist nach kurzer Zeit wieder aus. Den Kollaps des Herzens und der Gefäße bekämpfte man mit Kardiazol und Coffein. Dieser bedrohliche Zustand dauerte etwa 24 Stunden. Das Kind erholte sich davon wieder völlig, starb aber nach einigen Wochen an einer Pneumonie.

Zur Beurteilung des Falles muß, wie Eckstein sehr mit Recht hervorhebt, erwogen werden, daß damals — 1926 — noch gar keine Erfahrungen auf

---

[1] Da dieser Fall einzigartig dasteht, in der Literatur aber genauere Angaben nirgends zu finden sind, hat mir Herr Kollege Eckstein in sehr freundlicher Weise die erwünschten Auskünfte gegeben, für die ich ihm auch an dieser Stelle bestens danke. Anschütz.

diesem Gebiete vorhanden waren. Wie wir den Fall jetzt sehen, so liegt zweifellos eine relative Überdosierung vor, denn das Kind hat etwa die gleiche Dosis, wie die anderen, nicht in der Ernährung gestörten Kinder erhalten. Diese Überdosierung kann aber unserer Ansicht nach nicht hoch gewesen sein, denn erstens kam das Kind mit dem Leben davon, zweitens war die Atemstörung immer wieder reversibel auf künstliche Atmung, drittens setzte sie erst nach 10 Minuten ein, was bei dem ausgetrockneten Pylorospasmuskinde für eine hohe Überdosierung etwas spät wäre. Eckstein sieht die Ursache des Zwischenfalles in der mangelhaften Entgiftung durch die Leber infolge der Unterernährung. Wir möchten hierfür nicht nur die Leber, sondern den ganzen herabgesetzten Zellstoffwechsel dieses Falles verantwortlich machen.

Sehr schwer erklärbar ist uns der langdauernde Verlauf der Avertinvergiftung in diesem Falle. Diese Nachhaltigkeit ist uns auch bei dem Kranken Löhrs (S. 533) so auffallend gewesen. Ist in diesen Fällen nach den vielen Stunden, in denen das Leben durch künstliche oder CO_2-Atmung aufrecht erhalten worden ist, das Avertin nun gebunden, entgiftet oder nicht? Warum immer wieder die Rückfälle? Hat das gebundene Avertin doch eine Giftwirkung, eventuell eine geringe bei sehr geschwächtem Organismus wie hier? Tritt erst volle Funktion wieder ein, wenn das gebundene entgiftete Avertin durch den Urin ausgeschieden wird? Bei dem Patienten von Löhr spielte das Aufwecken durch scharfe Körperreize eine wichtige Rolle in der Wiederbelebung des geschwächten Atemzentrums und des gesamten Organismus. Dann kam nachts im Schlaf wieder ein Rückfall, wenn auch ein leichter. So wird man vielleicht auch bei dem schwachen Kinde annehmen müssen, daß durch natürlichen Schlaf oder Schlafneigung die Störung des geschädigten Atemzentrums von selbst oder durch ungebundene kleinste Avertinmengen immer wieder eintrat. Der Fall von Löhr wie der von Eckstein illustrieren die Lehre Cloettas bezüglich der Behandlung der Vergiftungen. Alles kommt darauf an, dem Organismus Zeit zu verschaffen, die Schädigung zu überwinden. Ein Pränarkoticum war im Falle Eckstein nicht gegeben. Hier fällt die ganze Last des Zwischenfalles dem relativ überdosierten Avertin allein zu.

Dagegen ist bei Schildbachs beiden älteren fettleibigen Frauen mit 75 resp. 80,5 kg bei Berechnung auf volles Körpergewicht mit einer Menge von 9,75 resp. 10,465 g Avertin bei $2^1/_2^0/_0$iger Lösung eine Überschwemmung des ganzen Darmes mit der an sich recht hohen Avertinmenge wahrscheinlich (S. 464). Sie bekamen beide kurz nach dem Einlauf eine schwere Asphyxie. Sofortiges Ablassen des Einlaufes. Künstliche Atmung und Ephetonin stellten die Respiration schnell wieder her. Die Operation — Nabelhernie resp. Cholelithiasis — konnte ohne jeden Zusatz beendet werden.

Ganz sicher dagegen glauben wir den oben angeführten Fall von Rumpf, der bei einer 250 Pfd. schweren Kranken voll auf Körpergewicht dosierte, hierherzählen zu können (S. 464). Weitere Fälle von Frühstörungen der Atmung bei Avertinnarkose finde ich noch erwähnt bei Coenen, Heufelder, Hahn u. a.

Es sei auch hier noch einmal auf den Fall von Specht hingewiesen (S. 514), wo bei Avertineinlauf in einem Anus praeternaturalis iliacus sofort Schlaf und dann eine leicht vorübergehende Asphyxie entstand.

Die erste und wichtigste Maßnahme bei diesen nicht mechanisch bedingten Atmungszwischenfällen ist — wenn sie irgend schwerer sind — das sofortige Ablassen des Avertineinlaufes und gründliche Darmspülung. Bei den wirklichen Frühstörungen hat das Ausspülen der Avertinlösung sicher großen Wert, bei den späteren ist bereits je nach der verstrichenen Zeit mehr oder weniger viel

Avertin resorbiert und die Lösung so niederprozentig geworden, daß eine weitere nennenswerte Resorption aus ihr nur noch ganz langsam stattfindet. Als wichtigste Mittel zur Bekämpfung der Atemstörung werden künstliche Atmung und Sauerstoffzufuhr empfohlen. Dem Ephetonin rühmen Bender, Borchers, Kirschner viel Gutes nach, in der Annahme, daß die Hebung des Blutdrucks das Atemzentrum direkt und indirekt beeinflußt. Sie haben es auch prophylaktisch gegen die Atmungsstörungen empfohlen und dem Einlauf einverleibt. Atanasof gibt Ephedrin regelmäßig bei Avertinnarkose subcutan und will dadurch die Atemstörungen endgültig überwunden haben.

Lobelin wird verschieden beurteilt, bei leichteren Störungen scheint es zu wirken, bei schweren hat es oft versagt. Pribram empfiehlt Thyroxin auch für diese Störungen der Avertinnarkose; Bestätigungen müssen noch abgewartet werden — bei Überdosierungen ist es jedenfalls durchaus indiziert, wirkt aber langsam, erst nach Stunden (S. 437 u. 551). Das fast souveräne Behandlungsmittel für derartige Zufälle ist, wie Martin mit Recht sagt, die Kohlensäureatmung! Er fand bisher keinen Bericht, daß sie bei Atemstörungen in der Avertinnarkose versagt hätte [1]. Die Tragweite dieser Feststellungen, wenn sie sich weiterhin auch nicht in ganz so hohem Ausmaße bestätigen, ist klar: sie würde bedeuten, daß wir ein wirksames Mittel zur Sicherung des „schwächsten Punktes" der Avertinnarkose in den Händen haben, und daß möglicherweise dem Einwand der Asphyxie bei Avertinnarkose mehr und mehr der Boden entzogen sein würde (Flörcken).

Ein Kohlensäureapparat — welcher Form ist gleichgültig — darf bei keiner Avertinnarkose fehlen. Auch für die Inhalationsnarkose wird er von den amerikanischen Anästhesisten als notwendiges Narkosehilfsinstrument bezeichnet: „ein Narkotiseur ohne CO_2-Apparat gleicht einem Chirurgen ohne Messer!"

Wir wollen hier nicht auf die Geschichte der CO_2 zur Bekämpfung der Narkoseasphyxie eingehen, auch nicht auf ihre bisher unaufgeklärte Wirkungsweise. Wir verweisen auf die jüngst erschienene Arbeit aus der Klinik Hochenegg von Doppler und auf die neue von Löhr.

Bei der Avertinnarkose haben Polano, Sievers, Kohler von Anfang an die CO_2 zur Bekämpfung von Atemstörungen benutzt. Polano hat die CO_2-Atmung am Schlusse der Operation regelmäßig angewendet, um die Avertinnarkose abzukürzen. Besonders energisch ist später Flörcken für die Kohlensäure als Hilfsmittel zur Behebung der Atemstörungen, aber auch zur Verkürzung der überlangen Narkosen und der Pneumoniegefahr eingetreten. Weitere Zeugen für die treffliche Wirksamkeit dieses Mittels sind Borchardt, Els, Petermann, Hahn, Hirsch und viele andere.

Unter den neueren Arbeiten finden wir nur bei Nordmann ein absprechendes Urteil über die CO_2, leider ohne Anführung von Gründen und Fällen.

Die CO_2 kam für die Avertinnarkose leider eine Zeitlang in Mißkredit durch die Ergebnisse der Tierexperimente von Killian und von Bender. Ersterer erklärte sie für wenig aussichtsreich, letzterer für kontraindiziert bei Atmungsstörungen. Diese Übertragung der tierexperimentellen Beobachtungen auf die praktisch am Menschen ausgeübte Avertinnarkose geschah sicher zu Unrecht. Die Warnung vor der Kohlensäure bei Avertinnarkose erscheint unverständlich, wo so zahlreiche sinnfällige Erfolge bekanntgegeben sind (B. Martin). Gewiß gibt es eine irreversible Atemstörung bei Avertinvergiftung, bei der auch die CO_2 keinen Erfolg mehr hat — man kann sie beim Tier leicht herbeiführen

---

[1] Unter den Todesfällen findet sich leider doch eine Anzahl solcher, bei denen die Atemstörung auch durch CO_2-Anwendung nicht beseitigt werden konnte (Kallmann, Pribram, M. Borchardt, A. Dreessen u. a.). Es ist allerdings die Frage, ob die Kohlensäure frühzeitig oder erst in extremis angewandt wurde.

— aber um solche schwerste Avertinschädigungen handelt es sich bei den jetzt üblichen Dosierungen kaum mehr. Ob es in dem ersten Versuchsstadium der Avertinnarkose, bei den hohen Dosierungen bei geschwächten Kranken und auch jetzt noch bei zu später CO_2-Zufuhr, vielleicht manchmal bis zum irreversiblen Grade gekommen sein mag, lassen wir dahingestellt. Näheres darüber in Teil I, S. 447.

Bei den in der späteren Avertinära mitgeteilten Atemstörungen hat sich die CO_2 jedenfalls vorzüglich bewährt „fast souverän" (B. Martin). Sie hat schnell die ihr zukommende Anerkennung gefunden und wird auch weiterhin hoffentlich die verdiente Verbreitung finden.

Die Technik der CO_2-Inhalation ist ganz einfach. Man läßt einige Atemzüge unter der mit dem CO_2-Ballon verbundenen Maske machen, oder macht sie mittels künstlicher Atmung und zwar so lange, bis die vorher oberflächliche Atmung sich deutlich vertieft resp. spontan zurückkehrt, dann entfernt man die Maske, und überläßt die Atmung sich selbst. Flacht sie wieder ab, so wiederholt man die CO_2-Zufuhr. Eine bestimmte Regelung der CO_2-Zufuhr hält Doppler, der größte Erfahrung auf diesem Gebiete hat, nicht für nötig. Er benutzt auch keinen Sauerstoffapparat neben der Kohlensäure. Wie lange Zeit hindurch und wie andauernd die CO_2-Zufuhr manchmal durchgeführt werden kann und muß, lehrt eindringlichst unser folgender Fall, bei dem wie im Experiment die lebensrettende Wirkung der Kohlensäureatmung bewiesen werden konnte.

c) Frühe Atemstörungen infolge ungünstiger Wirkung des Pränarkoticums.

Auch wir sind fest überzeugte Anhänger der Kohlensäurebehandlung der Atemstörungen bei Avertinnarkose geworden, nachdem sie sich in einem ganz eigenartigen Falle einwandfrei bewährt hat. Wir beschränken uns darauf, aus der in Form eines protokollierten Experimentes von Löhr niedergelegten Krankengeschichte einen Auszug zu geben.

M., 56 Jahre. Verdacht auf Carcinoma ventriculi, 132 Pfund. 9^{40} Laudanon 0,03 + Scopolamin 0,0004. Avertin 7,26 g = 0,11 pro Kilogramm in $2^1/_2^0/_0$iger Lösung 10^{20} Uhr. Patient vorher schon schläfrig, schläft bald tief ein. Atmung zuerst tief, dann oberflächlich, kaum sichtbar, dabei gutes frischrotes Aussehen. Lobelin zuerst mit, $^1/_4$ Stunde später ohne Erfolg. 11^{00} Uhr Verschlechterung der Atmung, Puls gut. Ablassen des Einlaufes, künstliche Atmung zuerst mit, dann ohne Erfolg. Cyanose, Puls gut. Sauerstoff ohne Erfolg. Auf CO_2-Atmung sofort tiefe Atemzüge. Die ersten CO_2-Züge müssen mit künstlicher Atmung zugeführt werden, alsdann folgt oberflächliche, dann allmählich sich vertiefende, normal starke Spontanatmung. Nach $^1/_2$ Stunde guter Atmung 11^{50} Uhr wieder Verschlechterung, die nach CO_2 wieder 10 Minuten lang gut wird und so fort mit immer kürzeren Pausen in gleicher Weise bis 12^{20}. Von da an bis 1^{15} kann die CO_2-Atmung auch nicht vorübergehend aufgegeben werden, ohne dieselbe setzt Atmung und schließlich auch Puls aus. Anwendung starker Hautreize zur Erweckung aus der Allgemeinnarkose. Abwehr, Schmerzäußerung unter CO_2-Atmung deutlich, ohne dieselbe Verfall. Im kalten Bad mit vorgehaltener CO_2-Maske starke Abwehr und Schmerzlaute. Auf Anrufen, Öffnen der Augen, undeutliche Antworten. Bei Fortlassen der CO_2-Maske fällt Patient wieder in Reflexlosigkeit, Atemstillstand und Pulsverschlechterung zurück. 14^{15}: Uhr: unter CO_2: Sprechen, CO_2 weg: wieder Cyanose, Puls schnell! Jetzt zum ersten Male eine spontane Flachatmung ohne CO_2. Nach mehrfachen Unterbrechungen der Spontanatmung und Wiederbeleben derselben durch CO_2 allmählich Besserung. 17 Uhr ist der bedrohliche Zustand behoben volle Klarheit über Umgebung. Amnesie bis zum Einlauf. Abendessen mit gutem Appetit. Gutes Einschlafen ohne Medikament. 24 Uhr sehr vertiefte, dann aussetzende Atmung, auf CO_2 schnelle Besserung. Völlige Erholung.

Wir glauben annehmen zu müssen, daß dem Laudanon-Scopolamin die Hauptschuld an dieser Atemstörung zufällt. Dafür spricht die geringe Avertindosis 0,11, die eigenartige Form des Beginnes, Aussetzen der Atmung bei rosigem Aussehen und bestem Puls (Akapnie), wie es bei Morphin und auch gerade bei Scopolaminvergiftung bekannt ist. Daß das Avertin Mitschuld an der schweren Störung hat, ist sicher. Patient war schon sehr schläfrig vor dem Avertineinlauf und man hätte bei der starken Wirkung des Pränarkoticums in diesem Falle die an sich niedrige Dosis 0,11 auf 0,08 erniedrigen müssen. Der Fall ist in dieser Beziehung sehr lehrreich. Außerordentlich interessant ist die Hartnäckigkeit und Nachhaltigkeit der Atemstörung. Es bedurfte einer verzweifelten Energie, den Patienten mittels mehrstündiger, fast andauernder CO_2-Zufuhr zu retten. Die Wirkung der CO_2 war zauberhaft! Mit ihr: Sprechen, Schmerz, Abwehrreaktion, tiefe Atmung, guter Puls. Ohne sie: Bewußtlosigkeit, Cyanose, Atemstillstand, Pulsverschlechterung, Verfall! Mancher der Avertintodesfälle wäre wohl unter ähnlich energischer und langdauernder CO_2-Behandlung zu retten gewesen.

Ähnlich schwer wie im Fall Löhr lag die Atemstörung bei einem Fall von Schäfer: Myomoperation 0,125 Avertin, Wassermann +. Bei maximal engen Pupillen setzte die Atmung aus. Noch bis 6 Stunden nach der Operation. Nur durch künstliche Atmung, durch Gabe von reichlich Herzmitteln bei Inhalation von Kohlensäure gelang es, die Patientin über den gefährlichen Zustand hinwegzubringen. Erst nach 6 Stunden regelmäßige Atmung, dann Erwachen, weiterer Verlauf normal. Leider ist nichts gesagt darüber, welches Pränarkoticum gegeben worden ist, daß eines gegeben wurde, darf wohl vorausgesetzt werden.

Interessant ist in Beziehung auf die vorhergehenden Fälle eine Notiz von Heufelder. Er sah dreimal vor der Operation einen mehrere Minuten anhaltenden Atemstillstand, zweimal ohne die geringste Veränderung im Aussehen, einmal mit ziemlich erheblicher Cyanose, Herztätigkeit dabei nie beeinträchtigt. Übliche Avertindosis 0,125 in 3%iger Lösung, $^3/_4$ Stunden a. op. 0,2 Pantopon. Also auch hier der Zustand der Akapnie aber nur vorübergehend und die weiteren Folgen in keiner Weise mit denen im Falle von Löhr zu vergleichen.

Wir haben die Fälle von Heufelder wegen gewissen äußeren Ähnlichkeiten im Verlauf hier gebracht und den von Schäfer wegen der Schwere der überwundenen Atemstörung. Wir wiederholen, daß diese Fälle vielleicht nicht in diesen Abschnitt, wo über die Störungen, die sich aus der Kombination der Wirkung des Pränarkoticums mit der Avertinnarkose ergeben, hingehören.

Der Fall Löhr gehört unserer Ansicht nach zu der dritten Gruppe von Frühstörungen der Atmung, nämlich diejenigen, die vorkommen können, durch ungünstige Kombination der Wirkung des Pränarkoticums mit der des Avertin. Wir haben auf diesen Punkt schon wiederholt hingewiesen: im Kapitel über die Vorbereitung, der Dosierung, des Verlaufs der Avertinnarkose (S. 454, 455, 471).

Die tagtäglich gebrauchten Narkotica wie Morphin, Pantopon, Laudanon, besonders aber das Scopolamin haben eine durchaus individuelle Wirkung. Aber wir kümmern uns im ganzen wenig darum, sehen auch so gut niemals nachteilige Folgen von dieser Gleichgültigkeit. Auch bei den Inhalationsnarkosen kümmern wir uns um das Pränarkoticum nicht weiter, brauchen es auch nicht zu tun, denn diese sind ja voll steuerbar und gleichen selbst ein individuelles hohes Plus in der Wirkung der genannten Medikamente schnell wieder aus. Anders liegen die Verhältnisse aber bei der Avertinnarkose. Hier sollte die Wirkung des Pränarkoticums unbedingt bei der Dosierung berücksichtigt werden. Und das würde auch geschehen, wenn die Dosenberechnung nicht regelmäßig vor der Injektion des Pränarkoticums gemacht würde, sehr oft wohl in Rücksprache mit den Ärzten der verschiedenen Krankenabteilungen oder mit dem Chef am Tage vorher, jedenfalls vor der Vorbereitung der Avertinnarkose. Der Einlauf wird nun in voller Menge ohne Rücksicht auf die individuelle Wirkung des Pränarkoticums verabfolgt. Meist reicht zwar die Narkosenbreite des Avertin aus, Zwischenfälle zu verhüten, aber mitunter ereignen sie sich doch.

E. Gläsmer hat sich, wie oben erwähnt (S. 453), über die Nachteile der kombinierten Avertinnarkose ausführlich ausgesprochen. Sonst finden wir in der Literatur außer bei Anschütz und Specht nur bei Butzengeiger eine flüchtige Andeutung dieser Art, die er aber auch in der uns freundlich gegebenen Schilderung seiner Narkosenmethode betont hat (S. 485).

Wenn man sich daran erinnert, wie verschieden stark und auch verschiedenartig sich die genannten Narkotica bei den großen Operationen in Lokal- oder Splanchnicusanästhesie, beim Cystoskopieren usw. auswirken, so dürfte unser Gedankengang durchaus nicht abwegig erscheinen. Und so ist es doch wohl logisch, bei den vorkommenden Störungen der Avertinnarkose zu untersuchen, ob nicht manchmal auch die Wirkung des Pränarkoticums Mitschuld hat an einem Zwischenfall. Bei manchen Menschen, besonders bei älteren Leuten, wirken die üblichen Morphiumgaben (0,01—0,02) stark einschläfernd und zugleich auch auf die Atmung ein, sie werden leicht cyanotisch. In noch höherem Maße gilt das vom Scopolamin. In der Kombination mit der Äthernarkose macht das nicht viel aus, da sie steuerbar ist und der Äther die Atmung anregt. In der Kombination mit der Avertinnarkose dürfte es aber doch von Bedeutung sein, ob das Atemzentrum vorher schon durch ein anderes Mittel affiziert ist.

Gewiß darf man sich den Vorgang einer pharmakologischen Wirkung auf das Atemzentrum nicht zu einfach mechanisch vorstellen. Wahrscheinlich hat es verschiedene Zugangspforten und in sich noch verschiedene Wirkungsmöglichkeiten, die noch nicht völlig klargestellt sind, ja man spricht in der Physiologie und Pharmakologie bereits von drei Atemzentren (Lumsden)[1].

Beweise dafür zu liefern, daß selbst erlebte oder in der Literatur berichtete Atemstörungen bei Avertinnarkose nicht auf das Avertin, sondern allein auf das Pränarkoticum zurückzuführen sind, ist schlechterdings nicht möglich, da ja beide an sich lähmend auf dasselbe wirken. Aber wenn ein Patient vor dem Einleiten der Avertinnarkose bereits leicht schlafend und leicht cyanotisch war, so liegt bei einer nachfolgenden Störung nach geringer Avertindosis der Verdacht einer unglücklichen Addition des Pränarkoticums und des Avertin sehr nahe.

Am verdächtigsten ist in dieser Beziehung das Scopolamin.

Es ist in seiner Wirkung bei vielen Chirurgen wohl bekannt vom „Dämmerschlaf" her und als Pränarkoticum der Äthertropfnarkose und der großen Lokalanästhesie. Auch wir haben es regelmäßig (mit Ausnahme von Ileus, Urämiebereitschaft, ältere septische Prozesse) angewendet. Atemstörungen schwerer Art haben wir dabei nicht erlebt. Aber verschiedene Autoren scheuen sich vor dem Scopolamin überhaupt und vor seiner Kombination mit der Avertinnarkose im besonderen (Unger, Nordmann, Mouzon). B. Martin hat es in Rücksicht auf die Unbeliebtheit des Mittels durch Narkophin ersetzt.

Andere (Roith, Kohler) haben das Scopolamin ohne Nachteil auch bei der Avertinnarkose beibehalten. Bei Schildbach könnte man daran denken, daß einige seiner fünf Atmungsstörungen mit durch das Scopolamin bedingt seien, wenn sie nicht so schnell vorübergegangen wären. Wir halten sie für überdosierte resp. durch Überlaufen bedingte Zwischenfälle (S. 531). Der am Anfang dieses Abschnitts genau wiedergegebene Fall von Löhr aus unserer Klinik ist dagegen in hohem Grade auf eine kombinierte Avertin- und Scopolaminwirkung verdächtig wegen der kleinen Grunddosis des Avertin, wegen der langen Dauer, wegen des ganz einseitigen Befallenseins des Atemzentrums. Pharmakologische Entscheidung ist nachträglich nicht möglich, da eine genaue, auf die Scopolaminwirkung gerichtete Prüfung des Zustandes unmittelbar vor dem Einlauf nicht stattgefunden hat.

Wir könnten uns aber für unsern Fall die nachteilige Wirkung des Scopolamins wohl erklären, nachdem wir bei Kohler, B. Martin u. a. die Methodik ihrer Vorbereitung genauer studiert haben. Bei diesen wird das Scopolamin 1 Stunde vor dem Avertin verabreicht, um seine Wirkung voll ausklingen zu lassen. Wir haben die von der Äthernarkose her gewohnte Methodik $^1/_2$ Stunde a. op. das Scopolamin zu geben, auf die Avertinnarkose übertragen. Vielleicht lag darin der Fehler (S. 454).

---

[1] Zitiert nach Killian.

Wir haben uns nach diesem Vorfall und nach dem in der Literatur zutage kommenden Mißtrauen gegen das Scopolamin bei Avertinnarkose von diesem Mittel getrennt. Ungern, denn wir schätzten es bisher wegen seiner in hohem Grade beruhigenden und muskelentspannenden Eigenschaften und hielten es für vorzüglich geeignet, die Avertinnarkose zu unterstützen, d. h. die Avertindosis zu vermindern.

Auch vom Morphin sind in Dosen von 0,01—0,02 deutlich hemmende Einwirkungen auf das Atemzentrum bekannt, die in der Regel mit mehr oder weniger starker Schlafwirkung einhergehen. Von einigen Autoren wird auch das Morphin als Pränarkoticum der Avertinnarkose verworfen. Die meisten ziehen Pantopon vor, aber nur ganz wenige beschränken sich auf das Avertin allein. Daß das flüssige Avertin in Amylenhydrat gelöst ist, wird fast allgemein vergessen. Jedenfalls hat es bisher niemand nachteilig beurteilt.

Wenn wir in diesem Abschnitt auch noch wenig Sicheres bringen konnten, wollten wir doch auf derlei Möglichkeiten zur Erklärung von Zwischenfällen der Avertinnarkose hinweisen und den Weg zeigen, sie zu vermeiden. Die Prognose derartiger kombinierten Wirkungen dürfte bei richtiger Behandlung günstig sein: Darmspülung, Ablassen des Einlaufes, Lobelin, künstliche Atmung und vor allem CO_2-Zufuhr. Was sie in unserem Falle und wie sie es getan hat, war geradezu wunderbar!

B. Die längere Zeit nach dem Avertineinlauf während der Operation auftretenden Atemstörungen.

Wir wollen hier nicht wie im vorigen Abschnitt auf die einzelnen Möglichkeiten ausführlich eingehen, welche während einer langdauernden Avertinnarkose Ursache zu einer Atemstörung werden können.

Für die rein mechanische Entstehung einer Asphyxie während eines operativen Eingriffs sei hier nur der Fall von Nehrkorn als Illustration angeführt.

Bei einer Gesichtsplastik wegen Lupusnarben, die bis zum Halse hinabreichten, aspirierte der Patient Blut, es trat eine Cyanose auf, die 1 Stunde lang währte. Bei Anlegung eines Kragenschnittes zur Tracheotomie am unteren Rande des Narbenbereiches wurde der Unterkiefer mobil und die Atmung frei. Das Avertin war also unschuldig!

Auf die Fälle von Kombination einer Hoch- oder Überdosierung mit mechanischer Ursache und auf kombinierte Wirkung von Avertin mit einem fehlerhaft gewählten oder relativ überdosierten Pränarkoticum gehen wir hier nicht wieder ein.

Einer besonderen Erwähnung bedürfen in diesem Abschnitte nur die Fälle bei denen die Atemstörungen eintraten infolge des operativen Eingriffes selbst, d. h. durch die blutdrucksenkende Wirkung desselben. Rehn und Killian haben in ihren bekannten Arbeiten festgestellt, daß Äther- wie Chloroformnarkose, Lumbal- und Splanchnicusanästhesie durch ihre blutdrucksenkende Wirkung die Shockbereitschaft, namentlich bei labilen Patienten, erhöhen. Auch von der Avertinnarkose steht die blutdrucksenkende Wirkung fest (Eichholz, Melzner, Bender, Killian). Tritt nun noch die Shockwirkung des Operationstraumas hinzu, so kann die Blutdrucksenkung kritisch werden und auch zum Aussetzen der Respiration führen.

Killian bezeichnet eine Kurve aus der Melznerschen Arbeit als geradezu klassisch für Operationsshock bei erhöhter Shockbereitschaft durch Avertinnarkose. ,,Wie im Tierexperiment ersieht man deutlich den Beginn der Katastrophe, bevor die Operation angefangen hat". Nach der anfänglichen Blutdrucksenkung (von 150 auf 90) tritt eine Erhöhung und Konstanz ein, die mit dem Moment der Bauchhöhleneröffnung unterbrochen wird und zur Katastrophe führt. Obgleich es sich hier um den tödlichen Ausgang einer Störung handelt, geben wir diese Kurve hier wieder, weil sie in der Tat sehr deutlich die von Killian gegebene Erklärung für die bei Operationen eintretenden Störungen veranschaulicht.

Der unglückliche Ausgang in diesem Falle ist nicht allein auf den Operationsshock, sondern sicher auch auf die hohe Überdosierung von 0,175 bei dem 68jährigen Manne von 53 kg mit Magencarcinom zu beziehen. Nach unserem Dosierungsschema wäre dieser

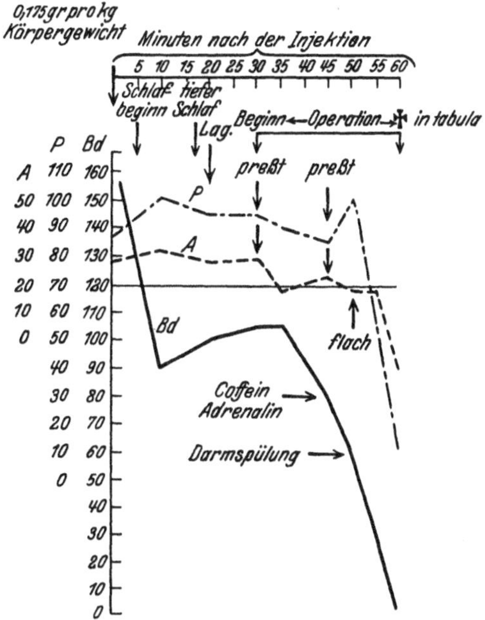

Abb. 8. Geschlecht: männlich; Alter: 68 Jahre; Körpergewicht: 53 kg; Diagnose: Ca ventriculi inop.; Operation: Gastroenterostomie. (Nach Melzner.)

Patient sicherlich nicht über 0,08—0,1 gekommen. Aber Killian meint, daß der Patient ohne das Operationstrauma die Rectalnarkose überstanden haben würde. Auch uns scheint das möglich.

Einen ähnlichen Fall berichtet M. Borchardt. Bei einer Herniotomie eines älteren Mannes trat eine bedenkliche Cyanose und Asphyxie auf, so daß künstliche Atmung nötig war. Der Kranke erholte sich bald, aber noch hinterher blieben Störungen von seiten des Herzens bestehen. Borchardt gibt vorher an, daß er (der Fall gehört zu seinen ersten 37 Fällen mit E. 107) mit 0,125—0,135 dosierte und den Einlauf in leichter Beckenhochlagerung verabfolgte! Wir haben auch hier wieder mehrere ursächliche Momente für die Atemstörung: eine relativ hohe Shockbereitschaft infolge einer an sich hohen Dosierung, dann noch die Möglichkeit des Überlaufens der Lösung in den Dickdarm und als auslösendes Moment den Operationsshock.

Schwerer verlief ein Fall von Kuthe aus der Greifswalder Klinik, der aber leider nur kurz mitgeteilt ist, so daß man kein Urteil über ihn gewinnt. 7 Asphyxien leichterer Art gingen schnell vorüber auf künstliche Atmung und Lobelin. In einem Fall aber trat im Anschluß an eine Appendektomie eine sehr langanhaltende Atemstörung mit intensiver Cyanose ein, die sich auf Lobelin immer nur vorübergehend besserte. Erst nach 10 Stunden volle Beseitigung durch ausgiebigen Aderlaß von 500 ccm und 1 l Kochsalz intravenös. Die übliche Dosierung der Klinik war 0,01—0,15 in $2^1/_2^0/_0$iger Lösung. Wir halten es für richtig, dazu zu bemerken, daß alle diese Fälle aus den ersten Versuchen der Greifswalder Klinik mit der Avertinnarkose aus dem Jahre 1927 stammen.

Ob ein von Killian beschriebener Fall hierhergehört, ist fraglich.

73jähriger Mann. Entfernung einer kleinen Exostose am Amputationsstumpf. Avertin 0,07 pro Kilogramm in 5—10 Minuten gegeben. 25 Minuten nach Einlauf Schlaf nicht tief genug, Lokalanästhesie für Hautschnitt und Abmeißelung (10—20 ccm Novocain $^1/_2^0/_0$). 45—50 Minuten nach Einlauf: Atemlähmung mit völligem Kreislaufkollaps, nicht fühlbarem Puls, unmeßbarem Blutdruck für die Dauer von 30 Minuten Durch künstliche Atmung, Sauerstoff, Ephetonin usw. konnte der Patient dem Tode entrissen werden. — Die sehr niedrige Avertindosis von 0,07, das späte Auftreten der Atemstörung spricht gegen eine überhohe Anflutung des Avertin, auch reagierte der Patient kurz vor dem Zufall noch. Erst nach der Novocaininjektion trat der Atemstillstand ein. In seiner Arbeit über Shock und Narkose zählt Killian unter den shockbegünstigenden Mitteln auch die Lokalanästhesie auf. Mechanische Reize hatten bei ihr stärkeren Einfluß auf die Blutdruckkurve als thermische. Vielleicht daß sich bei dem alten Manne das Zusammentreffen der beiden Minusfaktoren besonders unglücklich gesteigert hat.

Derartige Fälle sprechen erstens sehr gegen hohe Avertindosen, die geeignet sind, den Blutdruck erheblich zu senken. Zweitens mahnen sie aber auch bei der Avertinnarkose zu einer dauernden ärztlichen Überwachung, die die ersten Zeichen einer Atem- oder Kreislaufstörung zu erkennen und sofort in entsprechender Weise einzugreifen vermag. Helmuth Schmidt empfiehlt eine dauernde Blutdruckkontrolle bei den als shockbewirkend bekannten Operationen am Abdomen, Schädel, Thorax usw. Bei Sinken des Blutdrucks unter 80, wodurch Shockbereitschaft entsteht, gibt er prophylaktisch Ephetonin, das wesentlich nachhaltiger wirkt als Adrenalin.

Daß im Zustande tiefen Schlafes bei Avertinnarkose eine gewisse Shockbereitschaft besteht, ist sicher, ob sie bei guter Dosierung größer ist als bei anderen Narkosearten (nach Killian wäre nur das Narcylen auszunehmen!), ist aber doch noch fraglich. Solange man so wenig mit der Dosierung des Avertin Bescheid weiß, sollte man bei dem erfahrungsgemäß schwereren Eingriff jedenfalls lieber nicht hoch dosieren. Unter allen Umständen muß aber die mechanische Behinderung der Atmung in jedem Falle peinlich vermieden und zu diesem Zwecke die prinzipielle Anwendung des Mayotubus oder eines anderen den Kiefer haltenden Apparates immer und immer wieder empfohlen werden. Die Bekämpfung der Blutdrucksenkung wird im nächsten Abschnitt besprochen. Es muß beim Studium der Literatur auffallen, wie wenige Fälle von Avertinstörungen dieser zweiten Gruppe zuzuordnen sind. Es liegt nahe, zu vermuten, daß die schweren Störungen, die auf der Kombination von Avertinshock mit Operationsshock bei labilen Patienten auftreten, meist doch vorübergehend waren. Denn auch unter den Todesfällen finden wir keine, die wir in diese Gruppe einreihen möchten.

C. Atemstörungen, die nach beendigter Operation oder lange Zeit nach dem Avertineinlauf auftreten.

In dieser Gruppe wollen wir die Spätstörungen der Atmung zusammenfassen, die nach dem Operationsakt meist längere Zeit nach dem Einlauf jedenfalls zu einem Zeitpunkt eintreten, in dem man sie nicht mehr erwartete. Eine Anzahl der hierhergehörenden Fälle erklärt sich einfach mechanisch.

Z. B. der Fall von Grewing, wo schwerste Atemnot im Bett auftrat durch Zurückfallen von Kiefer und Zunge. Kiefervorschieben, Zungenzange, künstliche Atmung halfen sofort. Ebenso lagen die Verhältnisse bei Lichtenauers 3 Fällen und bei Fall 3 von Hahn.

Auch der Fall von Sievers, wo nach einer Schiefhalsoperation (Myotomie) nach glattem Narkoseverlauf eine 10 Minuten andauernde Atemstörung sich ereignete, als das Kind schon wieder auf Station im Bett lag, hat doch vielleicht eine mechanische Komponente gehabt (Halsverband). Sievers stellt ihn allerdings nicht zu den von ihm besonders berücksichtigten mechanisch bedingten Atemstörungen bei Avertinnarkose, sondern vergleicht ihn mit den beiden Fällen von Trendtel von plötzlicher Atemlähmung ohne Vorboten, von denen im Kapitel der Todesfälle gesprochen werden wird (S. 561).

Bei hoher Dosierung wird der Zustand der Narkose natürlich länger anhalten und eine sorgfältige Beobachtung des Patienten nötig machen. Wir lassen den Mayotubus so lange liegen, bis bei den Patienten die ersten Reflexe wiederkehren, solange bedürfen sie eben einer besonderen Bewachung. Seit wir uns bemühen, immer mehr individuell zu dosieren und uns dabei an der unteren Grenze halten, erfordert die Überwachung der Kranken keineswegs größeren Aufwand an Personal als nach den Äthernarkosen mit ihrem postnarkotischen Erbrechen und Exzitationen.

Eine Störung der Atmung ohne jede mechanische Ursache scheint im Falle von Flörcken vorgelegen zu haben, in dem er den glänzenden Erfolg der CO_2-Inhalationen erlebte. Ob man sie aber als Spätstörung bezeichnen darf, ist doch fraglich.

M. 58 Jahre, 51,8 kg. Ikterus, kein Fieber. Choledochosduodenostomie, Probeexcision der Leber: chronische Cholangitis. 9^{20} Uhr: 0,002 Pantopon. 9^{50} Uhr: Einlauf Avertin 0,1. 10^{10} Uhr: Zusatzeinlauf von 0,03. Beginn der Operation: 10^{20}. Ende der Operation 11^{05}. Im ganzen 6,78 g Avertin + 10 g Äthernarkose. Atmung bis zur Beendigung der Operation leidlich, allerdings ausgesprochen oberflächlich. Auf der Station ziemlich bald deutliche Atmungsverlangsamung, die 2 Stunden nach der Operation ihren Höhepunkt erreicht: Etwa vier flache Atemzüge in der Minute, Zustand weder durch Lobelin noch durch Ephetonin, noch durch Sauerstoffatmung (es wurde auch der Pulmotor Roth-Dräger-Werke angewendet) behoben. Erst Kohlensäureinhalation brachte Hilfe. Nach einigen Zügen CO_2 Atmung sofort frequenter und tiefer, die Züge des Patienten belebten sich. Noch zweimal wurde die CO_2-Atmung (5—6 Atemzüge mit Pausen von 5 Minuten) wiederholt und der Patient wachte sehr bald auf [1].

Daß es sich um eine primäre Atemstörung gehandelt hat, ist mit Sicherheit anzunehmen, da der Blutdruck die ganze Zeit hindurch gut war. Aus den genaueren Mitteilungen über den Fall ergibt sich, daß die schwerste Atemstörung, die 2 Stunden p. op. ihren Höhepunkt erreichte, schon bei Beendigung der Operation durch eine oberflächliche Atmung leicht angedeutet oder vorbereitet war. Die Dosis 0,13, im ganzen 6,78 Avertin ist für einen ikterischen Mann von 51 kg hoch, die Dosis wurde zwar fraktioniert, aber schnell hintereinander verabfolgt. 1 Stunde nach der ersten, 55 Minuten nach der zweiten Dosis war die Operation bereits beendet. So fällt die volle Avertinwirkung in das Ende der Operation und die Rückkehr auf die Station erfolgte noch unter starker Einwirkung des Avertin. Wir möchten nach genauer Analyse den Fall also doch nicht als Avertinspätstörung der Atmung bezeichnen.

Reinert erlebte einmal während eines beängstigend langen Narkosenschlafes 8 Stunden p. op. eine bedrohliche Blutdrucksenkung und Atemstörung. Leider fehlen alle näheren Angaben über Grundleiden, Alter, Dosierung, Lösung, Art und Dauer der Operation.

---

[1] Die ausführliche Schilderung des Falles danke ich Herrn Kollegen Flörcken persönlich. Anschütz.

Fälle von primärer Spätstörung der Atmung nach Avertinnarkose sind in der Literatur nicht zu finden, d. h. solche, wo längere Zeit nach glatter Avertinnarkose die Atmung aussetzte ohne gleichzeitige schwere Kreislaufstörung. Auf die Rückfälle der Atemstörung nach vorgekommener schwerer Störung haben wir nachdrücklich hingewiesen gelegentlich des Falles von Löhr. Unter den Todesfällen würde man wohl nur den Fall Pfitzner (S. 560) hier einreihen können.

2. Die Kreislaufstörungen bei Avertinnarkose.

Wir wiederholen das im vorigen Kapitel Gesagte, daß ein Teil der zentralen Atemstörungen wohl mit auf zentral bedingte Kreislaufstörungen zurückzuführen ist. Aber aus klinischen und therapeutischen Gründen haben wir diese mehr kombinierten Störungen mit den echten primären Atemstörungen zusammen behandelt. A potiori fit denominatio! Auch B. Martin erscheinen die Kreislaufstörungen bei Avertinnarkose weniger wesentlich als die der Atmung.

Im pharmakologischen Teil hat Tiemann nach eigenen experimentellen Erfahrungen und nach denen anderer die Stellung eingenommen, daß bei der typischen Avertinvergiftung stets zuerst das Atemzentrum und später das der Vasomotoren betroffen wird. Beim kranken speziell beim gefäßlabilen Menschen können die Wirkungen aber auch in anderer Folge sich bemerkbar machen. Verfechter der primär zentralen Vasomotorenschädigungen sind in erster Linie Bender, Borchers, Kirschner, Schrank. Aus der Avertinpraxis wird in letzter Zeit fast nur noch über kombinierte Kreislauf-Atemstörungen und fast gar nicht mehr über alleinige der Blutzirkulation berichtet. Im Anfang der Avertinnarkose besonders in den Zeiten, wo man noch hochdosierte und zur Kontrolle der Avertinwirkung in jedem Fall den Blutdruck dauernd kontrollierte, waren die Berichte erfüllt von der Gefahr der Blutdrucksenkung bei Avertinnarkose. Heute halten die erfahrensten Avertinnarkotiseure (Nordmann, Butzengeiger, Kreuter u. a.) die Blutdruckkontrolle nicht mehr für nötig bei der Avertinnarkose. Nach den pharmakologischen Untersuchungen und klinischen Beobachtungen kann man wohl ungefähr eine Parallele ziehen zwischen der Tiefe der Avertinnarkose und der Blutdrucksenkung, aber Abweichungen kommen öfters vor, sowohl in dem Sinne, daß bei tiefer Narkose der Blutdruck nicht wesentlich sinkt wie in dem Sinne, daß er bei offensichtlich nicht tiefer Narkose, wo z. B. noch Abwehrbewegungen vorhanden sind, tief heruntergeht (Melzner). Kreuter bestreitet die Gesetzmäßigkeit der Blutdrucksenkung, mitunter steigt er sogar an, was auch Melzner konstatierte.

Doch sind viele der klinischen Beobachtungen über Blutdrucksenkungen wohl mit größter Kritik aufzunehmen, namentlich soweit es sich um solche bei Operationen handelt. Denn offenbar ist es im allgemeinen nicht hinlänglich bekannt, daß die Art und die Dauer einer Operation, ja einzelne Phasen derselben einen wesentlichen Einfluß auf das Verhalten des Blutdrucks haben, und zwar nicht nur bei Avertinnarkose, sondern auch bei Äther- und Chloroformnarkose! Es wird aber außerdem auch das oft vergessen, daß bei verschiedenen Grundkrankheiten Kachexien, Anämien, Inanitionen, akuten und chronischen pyogenen Infektionen usw. der Blutdruck labiler ist als bei anderen mehr lokalisierten Erkrankungen: Zustände, die Rehn und Killian in glücklicher Zusammenfassung als Shockbereitschaft bezeichnen. Von diesem Gesichtspunkte aus werden unserer Ansicht nach die Kreislaufstörungen bei Avertinnarkose am besten betrachtet.

Reinert erlebte viele Blutdrucksenkungen bedenklicher Art. Da er in der Hälfte seiner Fälle mit 1,5%iger Lösung gearbeitet und dabei das Kolon überflutet hat, kann man sich darüber kein Urteil bilden. Besonders sah er sie bei Manipulationen am Peritoneum und führt sie wie wir auf die Killian-Rehnsche Shockvermehrung zurück.

Die Avertinnarkose macht an sich eine gewisse Shockbereitschaft, sie steht in dieser Beziehung zwischen der Äther- und Chloroformnarkose, und zwar der letzteren näher. Das Avertin hat aber dem Chloroform gegenüber den großen Vorteil, daß es das Herz, wenigstens das gesunde, sicher nicht direkt schädigt. Wir erinnern an die günstigen Ergebnisse der Tierexperimente und die der elektrokardiographischen Untersuchungen von Unger und Heuß, Lewit, Domrich u. a. Bezüglich des kranken Herzens sind, wie wir im Kapitel über Indikationen und Kontraindikationen sehen werden, die Meinungen zur Zeit noch geteilt.

Die vier Versuche mit Avertinnarkose, die Domrich an sich selbst ausführen ließ, zeigen bei einer Dosierung von 0,145 pro Kilogramm und 10 g Avertin insgesamt, daß nennenswerte Blutdrucksenkungen bei intaktem anpassungsfähigem Kreislaufapparat nicht einzutreten brauchen. Man geht wohl nicht fehl mit der Annahme, daß eine gewisse Labilität des Apparates — dauernder oder vorübergehender Art — Voraussetzung für die schwereren Zirkulationsstörungen bei Avertinnarkose ist.

Die Störungen betreffen bei Avertinnarkose das Vasomotorenzentrum, und die Blutverteilung. Isolierte Frühstörungen schwerer Art ohne gleichzeitige Atemstörung sind im ganzen selten beobachtet oder sind schnell vorübergehender Natur gewesen. Sie sprechen auf die üblichen Excitationsmittel Hexeton, Campher, Kardiazol, Coffein schnell und gut an.

Wie vorsichtig man in der Beurteilung der Ursache derartiger leichter Zirkulationsstörungen sein muß, zeigt ein von E. Mühsam mit Recht bekannt gegebener Fall, wo ein für die Avertinnarkose mit 0,015 Morphin vorbereiteter Patient einen Gefäßkollaps bekam, als der Schlauch für den Avertineinlauf eingeführt werden sollte!

Schulze glaubt eine Parallelbeobachtung zu dem Mühsamschen Fall bringen zu können: 19jähriges Mädchen Schädelplastik nach Entfernung eines Schädeltumors mit schwerer vasomotorischer Störung am linken Bein. Alsbald nach Einlauf des Narkosegemisches (nach Martin) bedrohlicher Kollaps. Nach Ablassen des Einlaufes und Injektion von 1 ccm Lobelin und Kardiozol war nach 3 Minuten der Kollaps völlig behoben und nach 20 Minuten erwachte die Patientin.

Wir glauben hier im Gegensatz zum Autor doch eine leichte Frühstörung der Zirkulation infolge des Avertins annehmen zu müssen. Daß Avertin resorbiert worden ist, geht aus dem immerhin 20 Minuten dauernden Schlafzustand hervor. Allerdings hat es sich hier offenbar um ein besonders labiles Individuum gehandelt (vasomotorische Störungen am Bein, Schädeldefekt).

Eine frühe Kreislaufstörung beschreibt Nestmann. 25jähriger Mann, Struma ohne toxische Symptome. Avertindosis 0,1 = 6,8 im ganzen. Nach 7 Minuten, vor voller Reflexlosigkeit, Blutdruck von 140 auf 40 gesunken. Atmung flach. Puls klein, frequent. Keine stärkere Cyanose. Darmspülung. Kardiazol, Adrenalin: Blutdruck 120. In Avertinnarkose operiert. Guter Verlauf. Eine schnell vorübergehende Störung, die wohl auch ohne Ablassen des Einlaufs sich wieder behoben hätte.

Schwerer scheint ein Fall von Reischauer gelegen zu haben. Er gehört allerdings in die Zeit der ersten Avertinnarkoseversuche, wo die Zubereitung der Avertinlösung noch nicht zuverlässig war. Es wurde hoch dosiert. Nach 0,15 Einschlafen binnen 5 Minuten, Analgesie nach 17 Mnuten. Kollaps beim Abdecken des Operationsfeldes. Ablassen des Einlaufes. Patient erholt sich vollständig, hat aber noch tagelang hinterher Herzstörungen.

Viel häufiger ereignen sich die Zirkulationsstörungen während der Operation, wo, wie oben und im vorigen Kapitel angeführt zur Shockbereitschaft durch die Avertinnarkose die Shockerregung des Eingriffs und eventuell noch die Shockbereitschaft der Grundkrankheit zusammentreffen.

Erwähnt sei hier als Beispiel ein typischer Fall von M. Borchardt: Bei einer Wertheimschen Uterusexstirpation wegen Carcinoms entstand 20 Minuten nach Beginn der Operation bei einer fetten Frau mit schlechtem Herzen ein schwerer Kollaps. Dieser Fall muß epikritisch genau so beurteilt werden, wie der andere von M. Borchardt oben S. 537 angeführte, nur blieb im letzterwähnten Falle die Störung auf das Vasomotorenzentrum beschränkt.

Von mehreren Autoren werden selbst bedeutende Blutdrucksenkungen während der Avertinnarkose, solange sich nicht gleichzeitig Atemstörungen zeigen, sehr ruhig, optimistisch beurteilt. M. Borchardt verglich sie mit den unangenehmen, erfahrungsgemäß aber gutartigen Blutdrucksenkungen bei Lumbalanästhesie, die man mit in Kauf zu nehmen sich gewöhnt hat. Nach Ruge sind aber die vasomotorischen Störungen bei dieser gemeiniglich hochgradiger, sie haben ihm bei Avertinnarkose nie zu bedrohlichen Zwischenfällen geführt. Roith sah Blutdrucksenkung häufig, hält sie aber nicht für gefährlich. Auch B. Martin erlebte keine weiteren Schäden danach. Seefisch wurde trotz Absinken des Blutdruckes auf 20 mm Hg nicht beunruhigt durch den Allgemeinzustand des Patienten.

Sievers beobachtete bei einem $^1/_4$ Jahre alten Säugling bei einer Hernienoperation nicht meßbaren Blutdruck — er spricht von einem theoretisch bedrohlichen Zustand, praktisch nennt er es tiefen Schlaf. Er hatte bei diesen Vorkommnissen nie den Eindruck der Lebensgefahr.

Bezüglich der später nach Avertinnarkose auftretenden Kreislaufstörungen weist Nordmann mit Recht nachdrücklich darauf hin, daß sie ebenso leicht wie oft mit den gewöhnlichen postoperativen vasomotorischen Störungen verwechselt werden. Und in der Tat, wenn man nach einer Reihe kritisch beobachteter Avertinnarkosen nun einmal mit geschärftem Blick die vasomotorischen Zustände bei und nach den üblichen Äthertropfnarkosen und großen Lokalanästhesien betrachtet, so sieht man wie häufig auch bei und nach letzteren auffallende Störungen in der Zirkulation auftreten.

Man hat zur Prophylaxe der vasomotorischen Störungen empfohlen, von vornherein Ephetonin oder Ephedrin zu geben (Bender, Borchers, Kirschner). Damit sollen zugleich die Asphyxien seltener werden. Borchers gibt das Ephetonin im Einlauf. Die Einführungsbroschüre rät davon ab wegen der gefäßverengenden, darmkontrahierenden und resorptionshemmenden Eigenschaften dieses Mittels im Darm. Atanasof gibt prinzipiell bei jeder Avertinnarkose Ephetonin und ist damit sehr zufrieden. Ebenso glaubt Friedemann die Shockwirkungen dadurch vermeiden zu können. Helmut Schmidt injiziert Ephetonin oder Ephedrin während der Operation, wenn die Blutdrucksenkung auf 80 mm Shockgefahr ankündigt. Adrenalin (Benthin) hat offenbar weniger Wirkung, die meisten ziehen das länger wirkende Ephetonin oder Ephedrin vor. Schrank dagegen sah gar keinen Einfluß des Ephetonins bei der von ihm häufig beobachteten Kreislaufschwäche bei der Avertinnarkose der Patienten zwischen 45—55 Jahren. Els gibt prophylaktisch nach jeder Avertinnarkose Campher.

Bei schweren Störungen muß auch die CO_2-Zufuhr empfohlen werden. Nach Henderson, Doppler, Killian u. a. wirkt sie nicht nur auf das Atem-, sondern auch auf das Vasomotorenzentrum und zwar direkt anregend auf den Gefäßtonus und auch auf die Blutverteilung regulierend. Traubenzuckerinfusion dürfte bei schweren Störungen auch angebracht sein, aber nur im Sinne der Blutdrucksteigerung. Avertinbindung kann man, wie wir hörten (S. 436), von ihr nicht erwarten.

3. Herzstörungen bei und nach Avertinnarkose.

Wie oben ausgeführt, kann als sicher angenommen werden, daß ein gesundes Herz von der Avertinnarkose nicht geschädigt wird, das beweisen vieltausendfache klinische Beobachtungen, insbesondere aber die elektrokardiographischen Untersuchungen von Unger und Heuß und die neueren von Domrich und von Lewit. Um es vorweg zu nehmen: es sind auch viele Operateure für die Avertinnarkose bei offenbar geschädigtem Herzen eingetreten (Unger, Kohler, M. Borchardt). Mitunter wird von leichten Herzstörungen berichtet, die in den Tagen nach der Avertinnarkose hin und wieder auftreten (Reischauer, Borchardt, Domrich u. a.). Diese sind aber ganz ohne Belang und überhaupt fraglich in ihrer Beziehung zum Avertin und kommen nach allen Eingriffen gelegentlich einmal vor.

4. Vermehrte Blutung, Nachblutungen bei Avertinnarkose.

Einzig Haas berichtet über schwere Vorkommnisse dieser Art. Er fand öfters und vermehrte Bauchdeckenhämatome und erlebte eine Sickerblutung nach Amputatio femoris und zwei tödliche Nachblutungen nach Gastroenterostomie. Diese Zufälle sind aber in der Literatur nicht bestätigt worden, was um so schwerer wiegt, als durch die Publikationen von Haas die allgemeine Aufmerksamkeit auf diesen Punkt gerichtet worden ist. In geringerem Grade bestätigen die vermehrte venöse Blutung besonders im Anfang der Operation (Hillebrand, Hirsch, Rodecurt).

Schulze berichtet von störenden venösen und capillaren Blutungen bei Gesichtsplastiken, seit die fraktionierte Dosierung durch das Martinsche Avertingemisch ersetzt wurde, haben diese Störungen aufgehört, sofern mechanische Behinderung der Atmung verhütet wird.

5. Die Lungenkomplikationen nach Avertinnarkose.

Bezüglich der Lungenkomplikationen hatte man große Hoffnung auf die Avertinnarkose gesetzt, man versprach sich von ihr großen Gewinn gegenüber der Äthernarkose, zu deren Nachteilen — ob mit Recht oder Unrecht bleibe hier dahingestellt — die Neigung zu Lungenkomplikationen gezählt wird. Die Literaturberichte sind bezüglich der Lungenstörungen nach Avertinnarkose aber nicht einheitlich optimistisch gestimmt.

Eine deutliche Abnahme derselben sahen Goßmann, Grewing, Flessa, Kohler, Knopp, Roedelius und viele andere. Hahn findet, daß sich die Avertinnarkose auch in dieser Beziehung glänzend bewährt habe. Ebenso Schulze-Treplin, Rodecurt, Lichtenauer. Jäger-Els sahen unter 1000 Avertinnarkosen keine Pneumonie.

Flörcken, der einen Pneumoniefall auf das verminderte Aushusten bei zu langem Nachschlaf beziehen zu müssen glaubte, wendet seitdem konsequent CO_2 nach der Avertinnarkose an und ist nunmehr zur Überzeugung gekommen, daß die Lungenkomplikationen durch Avertinnarkose vermindert, ja vermieden werden können.

Küttner und Reischauer geben ihrer Enttäuschung Ausdruck darüber, daß der der Äthernarkose anhaftende Nachteil durch Avertinnarkose nicht sicher vermieden wird. Seefisch, Borchardt, Heufelder, Vorschütz konnten keine wesentliche Abnahme der Lungenkomplikationen feststellen. Kreuter schätzte ihre Häufigkeit auf die der nach Lokalanästhesie auftretenden. Auch Ruge ist der Ansicht, daß die Lungenstörungen nach Operationen weniger von der Narkose als von den Operationsfolgen abhängig sind. Ähnlich äußert sich Nordmann, aber Bronchitis sei seltener. Unsere Erfahrungen stimmen mehr mit diesen letzteren Anschauungen überein. Wir glauben noch hinzufügen zu müssen, daß wir die Lungenkomplikationen ähnlich wie bei der Äthernarkose in gewissen Perioden mehr, in anderen sehr wenig oder gar nicht erlebten. Eine ähnliche Bemerkung findet sich auch bei Butzengeiger.

Kritisch ist zu den Literaturberichten zu sagen, daß man zu einem sicheren Urteil deshalb nicht kommen kann, weil sie meist summarisch sind und weil man auch für die Einzelfälle nicht hinreichend weiß, ob und wieviel Ätherzusatznarkose gegeben worden ist. Eine Vermehrung der Lungenkomplikationen ist von keiner Seite bekanntgegeben, auch nicht bei langem und sehr langem Nachschlaf. Im ganzen sollte man meinen, daß eine sichere Besserung der postoperativen Bronchitiden und auch eine gewisse der Pneumonie von der Avertinnarkose zu erwarten ist. Denn die Reizung der normalen Schleimhäute mit ihrer vermehrten Schleimsekretion und was noch wichtiger — der katarrhalisch affizierten fällt doch vollkommen weg. Man hat auch bei schwerer Bronchitis und bei Pneumonie die Avertinnarkose mit bestem Erfolg angewendet (Unger). Aber die verminderte Expektoration und die verminderte Lungenlüftung infolge der Schmerzen bleibt auch nach Operationen in Avertinnarkose (namentlich nach Laparotomie, und damit bleibt auch eine der wichtigen Ursachen der Lungenkomplikation p. op. bestehen, ebenso die postoperativen Infarktbildungen.

6. Thrombosen und Embolien nach Avertinnarkose

kommen leider auch nach Avertinnarkose vor, wir selbst haben einen Fall am 10. Tag nach einer glatt verlaufenen Entfernung einer stielgedrehten Ovarialcyste erlebt und leider auch mehrfach Thrombosen erlebt. Auch Flörcken, Benthin berichten über derartige Fälle. Leider hat die Avertinnarkose in dieser Beziehung keine Wendung zum Besseren gebracht — sie war von ihr ja auch nicht zu erwarten, da die Ursachen für diese Komplikationen sicherlich gar nicht oder nur zum kleinsten Teil in der Narkose liegen.

7. Erregungszustände beim Einschlafen oder Erwachen.

Mitunter werden Erregungszustände zu Beginn der Avertinnarkose beobachtet, aber unvergleichlich viel seltener und viel geringer als die berüchtigten Exzitationen bei den Inhalationsnarkosen mit Äther oder Chloroform. Die Berichte über derartige Störungen werden auch immer seltener, sie gehören in dem Maße dem Anfangsstadium der Avertinnarkose an, daß man vermuten möchte, sie seien zum Teil vielleicht durch die anfänglichen Fehler in der Vorbereitung der Avertinlösung bedingt gewesen. Bei Alkoholikern sah Grewing

Exzitation nach 0,1, bei einer Alkoholikerin Haas nach 0,125 Avertin. Beide beschuldigen die niedrige Dosis. An sich ist die letztere nicht als eine solche zu bezeichnen. Aber wie wiederholt erwähnt, ist der Alkoholiker das Gegenteil von narkosegeeignet und kann wohl auch vom Avertin nur in besonders hohen Dosen bezwungen werden. Die Vorbereitung mit Pantopon soll zur Vermeidung dieser Zustände besonders günstig sein (Killian). Roith empfiehlt gegebenenfalls einige Tropfen Solästhin oder Chloräthyl. Wir haben im letzten Jahr niemals mehr außergewöhnliche Exzitationen gesehen. Im allgemeinen gilt die Ansicht, daß man Exzitationen beim Einschlafen am ehesten bei Unterdosierungen erlebt. Das entspricht ja eigentlich auch vollkommen dem, was man zu erwarten hat! Die Patienten haben dann mitunter noch ein Unterbewußtsein, sie reagieren auf alle Reflexe, zeigen auch noch Schmerzreflex mit Schreien. Man darf diesen Zustand unserer Ansicht nach aber nicht mit Avertinnarkose bezeichnen, sondern darf ihn höchstens unvollkommenen Avertinrausch nennen! Denn Avertinwirkung ist vorhanden, das beweist die retrograde Amnesie bei diesen Fällen. Hirsch hat solche schwersten Erregungszustände mit Schreien mehrfach erlebt, bei denen man den Eindruck grausamster Quälerei hatte — später volle Amnesie! Eine bessere Dosierung vorher oder schnelle Inhalationszusatznarkose würde derartige aufregende, widerwärtige Szenen verhütet oder verkürzt haben. Sie kommen bei einigem Verständnis für die Avertindosierung äußerst selten vor und sind, wie gesagt, sicher so oder so vermeidbar.

Ähnlich zu beurteilen sind die in der Geburtshilfe häufig und sehr unangenehm erlebten Unruhen, Schreie und schwere Exzitationen (Hornung, Benthin, Hellmuth, Mey, Hammerschlag). Man dosierte niedrig, um keinen zu tiefen und zu lange dauernden Schlaf zu bekommen — erzielte dann aber natürlich auch häufig keine Toleranz, sondern manchmal jenes oben geschilderte Stadium des unvollkommenen Rausches mit Erregung und Verwirrtheit. Dieses kann wegen des Wegfalles jeder psychischen Hemmung und Beeinflußbarkeit besonders bei längeren Geburten unerträgliche, ja geradezu unmögliche Situationen schaffen, die auch durch die spätere Amnesie ärztlich-menschlich nicht ausgeglichen werden. Es kann zu höchst unangenehmen Störungen der Asepsis und zu anderen nahezu unglaublichen Gefährdungen der Kranken durch die rohe Kraft ihrer Exzitationen kommen.

Hierher gehört der berüchtigte, geradezu groteske Fall von Sennewald. Eine Kreißende, die schon vor dem Avertin (0,06) sehr aufgeregt war, machte, nachdem sie kurze Zeit ruhig geworden, während der Kopf durchschnitt, in ihrer Benommenheit derartige Verrenkungen, daß sie ihr rechtes Hüftgelenk luxierte. Die Luxation konnte übrigens nach der Geburt ohne Zusatznarkoticum reponiert werden. Es bestand volle Amnesie.

Die Exzitationen während der Wehen und der Geburt selbst sind nicht weiter zu verwundern, wenn man bedenkt, daß bei niedriger Avertindosis der Schmerzreflex wohl abgeschwächt, aber noch erhalten ist.

Rumpf sah Erregungszustände nur dann, wenn der Einlauf zu spät kam. Wir vermeiden es, ein Urteil über die Avertinnarkose bei der Geburtshilfe zu geben. Wir verweisen auf Hornung.

Auch Kirschner berichtet über heftige Abwehrbewegungen und Schreien bei Operationen im intravenösen Avertinrausch bei voller retrograder Amnesie.

Hier tut sich die interessante Frage auf: Haben die Patienten bei derartigen Vorgängen Schmerzen oder handelt es sich nur um Reflexe ? Die retrograde Amnesie verdeckt ja nachträglich alles — aber ist es nicht doch brutal, die Kranken derartige Zustände erleiden zu lassen ? Wir möchten annehmen, daß in diesen Vorstadien der Avertinnarkose die Schmerzempfindung tatsächlich fehlt oder stark herabgesetzt ist. Wie könnte sonst z. B. eine so perverse Muskelaktion ausgeführt werden, wie sie zu der äußerst schmerzhaften Luxatio femoris nötig ist ? Vom Alkoholrausch ist es ja auch hinlänglich bekannt, daß die Schmerzempfindung herabgesetzt ist oder fehlt trotz Toben und Schreien. Aber im Interesse menschlicher und ärztlicher Würde sollten derartige vermeidbaren Vorkommnisse durchaus vermieden werden.

Erregungszustände beim Erwachen sind häufiger berichtet, sie ähneln denen nach Inhalationsnarkose und haben nichts Spezifisches. Butzengeiger hat sie einige Male, aber stets in geringem Maße gesehen. Die Zahl von Haas $10^0/_0$ erscheint gegenüber sonstigen Literaturangaben und unseren eigenen Erfahrungen hoch, jedenfalls für das Stadium, in dem die Avertinnarkose sich jetzt befindet. Ebenso die von Killian und v. Brandis angegebene von $15^0/_0$ für Erregung vor dem Einschlafen und beim Erwachen; stets seien es Neurastheniker-typen gewesen.

Die meisten derartigen Berichte stammen aus den ersten Zeiten der Avertinnarkose und auch hier liegt der Verdacht nahe, daß Fehler in der Narkose mitspielen mögen. Nicht unberechtigt erscheint uns auch der Hinweis von Drügg und von Kohler, daß Erregungen beim Aufwachen besonders häufig nach Avertinnarkose mit Ätherzusatz auftraten. In der Literatur kann man die summarischen Angaben in dieser Beziehung nicht überprüfen. Die Bemerkung von Melzner, daß kleine Kinder zu Unruhe beim Erwachen neigen, findet man an dem großen Material von Sievers oder Goßmann nicht bestätigt.

Enderlen sah in der tobenden Erregung beim Erwachen, welche das Personal übermäßig beanspruchte und die Mitpatienten beunruhigte, einen unangenehmen Nachteil der Avertinnarkose. Ähnliches begegnete wohl Coenen. Ein Patient von Ebhard tobte 6 Stunden lang beim Erwachen.

Nicht unberechtigt sind die Bedenken von Haas und von Melzner, daß durch derartig starke Unruhe im Erwachen nach manchen Operationen die Wunden und der Erfolg gefährdet werden können, man muß in solchen Fällen eben energisch mit Beruhigungsmitteln vorgehen. Bei Drüggs Kranken half Morphium nichts. Erst Scopolamin brachte Ruhe. Wolff empfiehlt Eukodal, die meisten Autoren gaben Pantopon oder Omnopon. Wir haben ein einziges Mal schwere Unruhe beim Erwachen erlebt.

Leichte psychische Beeinträchtigungen sahen wir bei älteren Leuten hin und wieder in den ersten Tagen nach der Avertinnarkose. Das kommt aber auch bei den anderen Narkosen und auch nach Lokalanästhesie vor, wenn die Eingriffe größer waren. Ein Patient bekam eine vorübergehende Psychose.

Nach einer Prostatektomie (65 Jahre) 0,11 Avertin. Erwachen 2 Stunden p. op. ohne besondere Erregung. Während der ersten 3 Tage p. op. Unruhe mit Wahnvorstellungen euphorischer Art verbunden mit zeitweiliger Desorientiertheit. Am 4. Tag war Patient wieder völlig normal.

8. Die überlange Dauer des Schlafzustandes nach Avertinnarkose.

Sehr bald nach der Einführung stellte es sich als ein Nachteil der Avertinnarkose heraus, daß manche Patienten nach der Narkose in einem überlangen 5—6—8—12 Stunden und länger anhaltenden nicht erweckbaren Schlafe blieben. „Todesähnlich" nannte ihn Kirschner; „mit cyanotischem pastösem Aussehen, wie Urämiker", sagte Sauerbruch. Einige Male ging er unter schweren Atem- oder anderen Störungen in den Tod über (Fall Heck S. 566). Wie auch immer man den Zustand bezeichnen will, jedenfalls gibt er, auch wenn er gut ausgeht, Anlaß zur Sorge, und wenn er sich häufiger einstellt, führt er auch zu einer wesentlichen Mehrbelastung des Betriebes. Denn eine dauernde Überwachung durch eine erfahrene Pflegeperson ist in diesem tiefen Schlafzustand nach Avertinnarkose unerläßlich und auch ärztliche Kontrolle wird in dieser Lage nötig sein, weil Atmung und Puls ständig beobachtet werden müssen. Im besonderen muß das Zurücksinken des Kiefers verhindert und gegebenenfalls schnell manche Hilfsmaßnahme ergriffen werden. So angenehm für den Kranken solch langer Narkosenschlaf, wenn er ohne Nachteil überstanden ist, sein mag — wenn dieser Zustand unvermeidbar oder auch nur häufiger mit der Avertinnarkose ver- bunden wäre, so würde er mit Recht der allgemeinen Verwendung derselben erheblichen Abbruch tun.

Die Dauer des Nachschlafes hängt im großen und ganzen mit der Höhe der Dosierung des Avertins und wohl auch mit dem Pränarkoticum zusammen. Aber daneben spielt natürlich auch der Individualfaktor seine mehr oder weniger bedeutende Rolle, die wir bei der Dosierungsfrage ausführlich besprochen haben. Ob der Zeitpunkt des Erwachens aus der Narkose durch allgemeine nervöse Vorgänge, wie bessere oder schlechtere Schlafbereitschaft oder stärkere oder geringere Schmerzempfindlichkeit oder Schmerzerregung nach einer Operation u. a. m. beeinflußt wird, läßt sich nicht beantworten, ist aber wahrscheinlich. Wie das Einschlafen durch innere und äußere Reize verzögert werden kann bei manchen Patienten, so kann auch das Aufwachen durch ähnliche oder andere Vorgänge wohl beschleunigt werden.

Die Schnelligkeit der Bindung und Entgiftung des Avertins wird mit dem Glykogengehalt der Leber in Zusammenhang gebracht. Unserer Ansicht nach mit einer gewissen Einseitigkeit. Man muß dabei mindestens auch noch an die Lungen und die Muskulatur und wohl auch noch weiter an den gesamten Stoffwechsel des Organismus denken (Teil I, S. 434). Sicherlich spielt bei der Schlafdauer aber auch eine Rolle der Kreislauf und die Atmung, welche direkt und indirekt jede Zelltätigkeit und damit auch die Bindung, die Entgiftung und die Ausscheidung des Avertins beeinflussen. B. Martin wirft hier mit Recht die Frage auf, ob man denn das gebundene Avertin für wirksam oder giftig halten solle? Wenn nicht, dann müsse die Ausscheidung des gebundenen Avertins eigentlich von keiner oder geringer Bedeutung sein (S. 551).

Die Sebeningschen Kurven über die Blutkonzentration des Avertins im Verlaufe der Narkose geben einen Parallelismus bezüglich Narkosentiefe und Höhe des Avertingehaltes im Blut und auch bezüglich des Abfalls des Avertin- gehaltes und der Dauer der Narkose.

Abb. 1 (S. 431) zeigt den Verlauf einer normalen Avertinnarkose bei einem 68 Jahre alten aber sonst gesunden Mann mit Struma: Steile hohe Anflutung,

548   W. Anschütz, K. Specht und Fr. Tiemann:

steile, schnelle Abflutung binnen $2^{1}/_{2}$ Stunden zum Erwachen. Abb. 9 zeigt
den Verlauf einer anormalen Avertinnarkose bei einem 61 Jahre alten, schwer
kranken Mann mit Leukämie und Oesophagusstenose: Steile Anflutung, aber
sehr allmähliche, langdauernde Abflutungskurve. Erwachen nach 8 Stunden.

Patienten, welche nach ihrem Körperzustand in den aufgezählten Punkten
(Glykogenspeicherung, Zelltätigkeit, Kreislauf, Atmung) unter der Norm liegen,
neigen zu langem Nachschlaf: Alte Leute, kachektische, blutarme, ausgehungerte,
wasserarme Personen, ferner solche, die sich im Shock befinden. Alles Zustände,
welche eben eine niedere Dosierung erfordern! Werden bei solchen Kranken
die neuerlichen, individualisierenden Dosierungsvorschriften nicht berücksichtigt,
so sind überlanger Nachschlaf nach der Avertinnarkose und üble Zufälle nicht
weiter verwunderlich (Nestmann, Sebening).

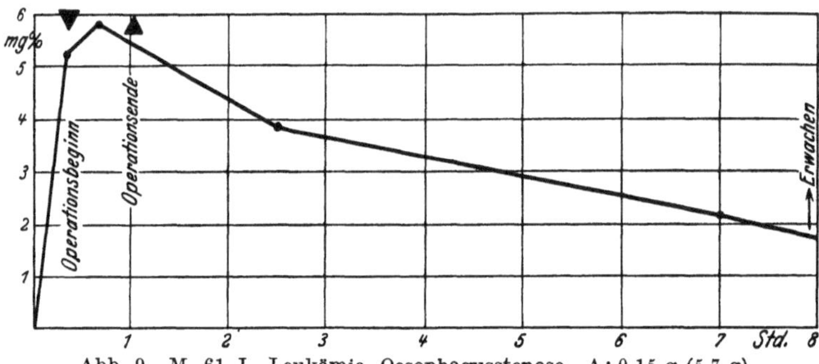

Abb. 9. M. 61 J. Leukämie, Oesophagusstenose. A: 0,15 g (5,7 g).

Es sei an dieser Stelle auch noch einmal daran erinnert, daß Eichholz bei moribunden
und im Atemvolum geschädigten Tieren eine Verzögerung der Entgiftung des Avertin
feststellen konnte.

Möglicherweise spielt die Tätigkeit der Schilddrüse bei der Dauer des
Narkosenschlafs eine Rolle, da der Hyperthyreoidismus die Tiefe der Avertinnarkose ja wesentlich beeinflussen kann (Pribram). Unwillkürlich denkt man
dabei an die Beziehungen zwischen Winterschlaf und Schilddrüsentätigkeit bei
manchen Tierarten.

Wenn man von der Dauer des postoperativen narkotischen Schlafes spricht,
müßte man sich eigentlich darüber klar sein, daß man dabei die Dauer des Einschlafens und der Operation in Berechnung stellen muß! Das ist keineswegs
immer der Fall bei den Angaben in der Literatur. Am stärksten trat der lange
Narkosenschlaf und am unangenehmsten auf in den ersten Zeiten der hohen
und überhohen Dosierungen. Melzner und Kirschner erlebten Schlafdauer von 5—10 Stunden und länger, aber keineswegs nur nach ihren höchsten
Dosen. Kohler, der ja allerdings auch hoch, aber doch sehr vorsichtig fraktioniert dosiert, bekam einmal 12stündigen Narkosenschlaf; Haas bei seiner üblichen Dosierung von 0,1—0,15: 9—13 Stunden. Wolf, übliche Dosierung
0,125—0,15: 10—16 Stunden.

Es gibt aber auch Fälle, die bei sehr vorsichtiger Dosierung sehr lange
in Narkose blieben z. B. bei Nehrkorn, der stets Basisnarkose mit Mindest-
mengen von Avertin macht, einmal 5stündige Dauer. Derartige Fälle bedürften
alle einer eingehenderen Analyse, als die gegebenen Berichte, sie gestatten.

Man erfährt vom Einzelfall zu wenig über Pränarkoticum, Avertindosis, Krankheit, Operationsdauer usw. Und — was das Urteil ganz unsicher, ja unmöglich macht — man weiß bei den Mitteilungen in der Literatur oft nicht, ob es sich bei den Beobachtungen um einen unheimlich langen Narkoseschlaf oder um einen gesunden willkommenen Nachschlaf gehandelt hat. Diejenigen Autoren, die Nurbasisnarkosen mit Avertin erstreben, haben im allgemeinen kurze Narkosedauer bei ihren Patienten. Der überlange narkotische Schlaf war ja das primum movens zur Avertinbasisnarkose! Bei ihr sah Butzengeiger keine längere Nachwirkung des Narkoticums als nach Inhalationsnarkose. Aber auch Nordmann, der doch ein gut Teil Avertinvollnarkose erzielt, berichtet über keine übermäßige Schlafdauer mehr. Und B. Martin, der durchaus Vollnarkose erstrebt, und deshalb hoch dosiert, hat keine verlängerten Narkosen, dieser Umstand spricht, wie oben gesagt, dafür, daß sein Narkosegemisch doch eine für die Avertinwirkung praktisch günstige Zusammenstellung hat.

Man könnte die Fortschritte in der optimalen Avertindosierung am besten an der verbrauchten Ätherzusatzmenge einerseits und der Dauer des postoperativen Narkoseschlafs andererseits feststellen. Beide sollen möglichst klein sein, sonst ist über- oder unterdosiert. An der steten Verkürzung der postoperativen Narkose sieht man, was man in der Technik der Avertinnarkose gelernt hat.

Die überlange Schlafdauer hat sehr wesentlich dazu beigetragen, die Dosierung des Avertin in der Praxis herunterzudrücken und hat die Anhängerschaft der Avertinbasisnarkose erheblich vermehrt. So kommt es, daß man in neuerer Zeit wenig mehr von dem sorgenerregenden langen Narkosenschlaf nach Avertin hört. Aber wenn man auch vorsichtig dosiert und keinen oder nur seltenen langen narkotischen Nachschlaf mehr bekommt. — sicherlich ist es ein Nachteil der Avertinnarkose, daß man sie nicht gegen Ende der Operation abflauen, bei kurzen Operationen nicht schnell abbrechen kann. Der Vorwurf der Steuerlosigkeit — besser der Fahrtunterbrechung trifft in der Tat besonders, was die Dauer der Avertinnarkose betrifft, zu. Man gewöhnt sich an diesen Übelstand, man kann das Pflegepersonal zur richtigen Überwachung desselben erziehen in dem Maße, daß der lange Schlaf für den Kranken eher ein Gewinn ist. Aber man hat doch von Anfang an den Wunsch gehabt und auch den Versuch gemacht, die überlange Schlafdauer nach Avertinnarkose abzukürzen. Und hat ihn gelegentlich auch heute noch sehr stark!

Das einfachste und natürlichste Mittel, um die Avertinnarkose abzukürzen, ist das frühzeitige Ablassen des Einlaufs mit nachfolgender Darmspülung. Wir verweisen auf das im Kapitel Avertinrausch-Avertinkurznarkose S. 421 ausführlich Dargelegte. Eldering und Samuel bekamen nach frühzeitigem Ablassen und Ausspülen der Avertinlösung kurze Schlafzeiten, sie gaben aber vor den beabsichtigten Kurznarkosen kein Pränarkoticum. Baum, der nur Amnesienarkose vom Avertin haben will, sah bei seiner Methodik kurze Nachschlafzeiten, meist nicht anders als bei der reinen Äthernarkose. Für das Kirschnersche Verfahren versteht sich letzteres von selbst.

Das Ablassen des Einlaufs muß, wenn es zu einer wesentlichen Verkürzung der Narkose führen soll, allerdings sehr bald nach dem Einlauf geschehen, denn wir wissen von Straub, daß aus einer $3^0/_0$igen Avertinlösung binnen

25 Minuten etwa 85⁰/₀ des Avertin bereits resorbiert sind und daß die restlichen
15⁰/₀ binnen den nächsten Stunden ganz langsam resorbiert werden. Für die
$2^1/_2$⁰/₀ige Lösung dürfte die Resorptionsgeschwindigkeit etwas langsamer sein.
Das Ablassen und Ausspülen längere Zeit, $1^1/_2$—2 Stunden nach dem Einlauf
wird also den narkotischen Schlaf kaum abkürzen können. Immerhin glauben
mehrere Autoren durch diese Maßnahme Erfolg gehabt zu haben. Auch hier
wieder sind die meist summarischen Angaben nicht zu beurteilen, da nicht
immer bekanntgegeben ist, in welcher Zeit nach dem Einlauf (nicht nach der
Operation!) das Ablassen und die Darmspülung erfolgt ist. Schaden wird
eine solche Maßnahme aber gewiß nicht. Aber nach Verlauf von 1—2 Stunden
den Darm nach Ablassen des Einlaufs noch wiederholt und gründlich auszuspülen, erscheint uns zwecklos. Die geringen Restmengen des Avertin
sind schon an sich, aber sicher nach einmaliger Spülung von so geringer
Konzentration, daß sie nicht mehr wirken.

Das Vorgehen von Schulze erscheint uns übertrieben umständlich zu sein. Er läßt
nach Beendigung der Operation ab, spült 1—2 mal gründlich mit einer 3—4 Kohletabletten
auf 2 l haltenden Flüssigkeit aus. Er glaubt dadurch erstens die nachteilige Wirkung des
Avertin auf den Darm vermeiden und zweitens den Nachschlaf abkürzen zu können.

Dem Coffein wird von Herzberg, dem Lobelin, Ephetonin, Ephedrin
von Roith u. a. schlafkürzende Wirkung nachgerühmt, was bei gesunkenem
Blutdruck wohl verständlich ist. Im gleichen Sinne können auch Trauben-
zucker- oder Kochsalzinfusionen wirken, die von einigen Autoren als erfolgreich
gepriesen werden (Bender, Sebening, Domanig).

Mit dem Traubenzucker hat man auch prophylaktisch versucht, die
Avertinnarkose in ihrer Dauer zu beeinflussen, indem man glaubte, daß seine
vermehrte Zufuhr a. op. den Glykogengehalt der Leber vermehren und so die
Entgiftung des Avertin beschleunigen könne. Sebening und besonders Bender
haben gemeint, auf diese Weise die Avertinnarkose verbessern zu können. Versuche sind nach dieser Richtung gewiß sehr zahlreiche gemacht, aber der Erfolg
ist nicht sicher bestätigt worden.

Bender hat auch durch Glykuronsäurezufuhr die schnellere Entgiftung
des Avertin versucht — aber ohne merkbaren Erfolg. Lendle, Pribram
verabfolgten zugleich Insulin, um das Glykogen in der Leber anzureichern.
Die Tierversuche sollten in dieser Beziehung doch überzeugen: Man konnte
durch noch so große Zuckergaben die Entgiftung des Avertin nicht beschleunigen,
selbst nicht beim hungernden also langsam entgiftenden Organismus (S. 436).

Man darf sich den Entgiftungs- oder Bindungsvorgang des Avertin
im Gewebe doch wohl nicht ganz so einfach vorstellen, wie es vielfach geschehen ist und noch geschieht!

In diesem Zusammenhange sei auch erwähnt, daß Keysser durch reichliche Wasserzufuhr und Diuretica a. op. die schnellere Ausscheidung des
Avertin bewirken zu können glaubte. Er hat danach Schlafabkürzungen von
2—3 Stunden verzeichnet. Bestätigungen dieser Beobachtungen fehlen. Man
sollte meinen, daß die Ausscheidung des gebundenen Avertins von keiner ausschlaggebenden Bedeutung für die Dauer der Avertinnarkose sei. Aber wie
oben erwähnt, ist die Frage noch offen, ob das gebundene Avertin wirklich so
ganz gleichgültig für den Organismus ist. Vielleicht aber kann der vermehrte

Wassergehalt der Gewebe die Resorptionsgeschwindigkeit des Avertin und dadurch die Anflutung desselben vermindern.

Eine sehr beachtenswerte Rolle spielt bezüglich der Abkürzung des Nachschlafes die Kohlensäure. Flörcken gibt sie prophylaktisch wegen Lungenkomplikationen, aber auch um die Schlafzeit abzukürzen prinzipiell in jedem Falle und will damit die allerbesten Erfahrungen gemacht haben. Er berichtet danach über eine durchschnittliche Abkürzung der postoperativen Narkose um 1 Stunde! Wir haben oben (S. 532) angeführt, daß Polano schon ganz im Anfang der Avertinära prophylaktisch regelmäßig sich der CO_2 bediente, ebenfalls mit dem Eindruck besten Erfolges bezüglich der Narkoseverkürzung. Els rechnet aber wohl mit Recht die kürzeren Schlafzeiten nach Avertinnarkose auch zugunsten der überall nunmehr erlernten besseren Dosierung, speziell bei alten und schwerkranken Leuten. Aber auch er mißt der prophylaktischen CO_2-Zufuhr eine wichtige Rolle bei. Daneben macht er noch sorgfältige Darmspülungen und gibt p. op. regelmäßig Campher 5 ccm. Die günstige Wirkung der CO_2 ist wohl dadurch zu erklären, daß sie Atmung- und Vasomotorenzentrum zugleich anregt, so daß der Gewebsstoffwechsel sich hebt, wodurch sicherlich die Bindung und Entgiftung des Avertin beschleunigt werden kann.

Hahn glaubt mit Sauerstoffatmung im Überdruckapparat einige Male das Aufwachen der Kranken nach 20 Minuten erzwungen zu haben. Leider fehlen die näheren Angaben über Dosierung, Narkosedauer im ganzen usw. Wir glauben nicht, daß diese alleinstehende Beobachtung verallgemeinert werden kann. Leider! Denn ein derartig vereinfachtes Verfahren wäre für die Praxis der Avertinnarkose auf das dringendste zu wünschen.

Berechtigtes allgemeines Aufsehen machten die Mitteilungen von Pribram über die Steuerungsmöglichkeit der Avertinnarkose durch Thyroxin. Er ging aus von seinen klinischen Beobachtungen an Avertinnarkose bei hyperthyreotischen bzw. Basedowkranken. Den extremsten seiner Fälle haben wir oben im Kapitel „Die Versager" (S. 504) ausführlich wiedergegeben, um zu zeigen, daß bei richtig angepaßter Dosierung wohl in jedem Falle die Narkose mit Avertin herbeigeführt werden kann. Trotz einer Dosierung von 0,38, im ganzen 21 g Avertin war diese Patientin $1^1/_2$ Stunden nach der Operation schon wieder vollkommen wach!

Pribram denkt sich die Wirkung des Thyroxin folgendermaßen: Nach unseren heutigen theoretischen Vorstellungen und den Ergebnissen der experimentellen Forschung ist es durchaus begründet, einen Einfluß des Thyroxins auf den Glykogen-Zuckerstoffwechsel der Leber in physiologischen und besonders unter pathologischen Verhältnissen anzunehmen. Pribram kann sich das Bestehen einer Art von Leberinsuffizienz vorstellen, bei welcher der Abbau des Glykogens und das Bereitstellen der Glykuronsäure für die Entgiftungssynthese des Avertin nicht in genügendem Maße oder genügend schnell vor sich geht. Die Thyroxinzufuhr würde also dahin wirken, daß aus den Glykogendepots der Leber das Material für die Glykogensäurebindung des Avertin in reichem Maße sozusagen in statu nascendi zur Verfügung gestellt wird (vgl. S. 437). Lendle hatte schon früher die Beschleunigung der Avertinentgiftung nach Thyroxininjektion experimentell nachweisen können. Die im Laboratorium der I. G. Farbenindustrie angestellten älteren und neueren Versuche ergaben ähnlich gute Resultate. Die von Pribram angeregten Versuche der Schering-Werke hatten jedoch kein so eindeutiges Resultat. Pribram meint aber wohl mit Recht, daß das Avertin im Tierversuch nicht zu vergleichen ist mit der Avertinwirkung unter pathologischen Verhältnissen beim Menschen und er legte deshalb auf die Beobachtungen aus der Praxis der Avertinnarkose mit und ohne Thyroxin den ausschlaggebenden Wert. Unter anderen Fällen scheint der folgende bemerkenswert.

Frau, Cholelithiasis. 0,2 Avertin pro Kilogramm. 15 g im ganzen. Noch vor Einsetzen der tiefen Narkose schwere Blutdrucksenkung bis 60—70 mm. Herzmittel ohne Wirkung.

Operation abgesetzt. 10^{30} 1 cm Thyroxin intravenös. 2 Stunden nach der Thyroxininjektion (also wohl etwa $2^1/_4$—$2^1/_2$ Stunden nach dem Einlauf) ist die Patientin vollkommen wach. Der Blutdruck war in dieser Zeit auf 96, 2 Stunden später wieder auf 125 gestiegen.

Wenn in diesem Falle die Avertinlösung nicht abgelassen worden ist bei dem sehr bald nach dem Einlauf eintretenden Vasomotorenkollaps, so muß man in der Tat eine Schlafzeit von $2^1/_2$ Stunden nach einer Dosierung mit 0,2 als auffallend kurz bezeichnen. Den Gegenversuchen, bei denen 3 Stunden vor dem Avertineinlauf Thyroxin gegeben wurde, um die abschwächende Wirkung desselben zu bezeigen, steht Pribram selbst etwas skeptisch gegenüber.

Bei der Unsicherheit, die in der Dosierung resp. in der Beurteilung des Narkoseeffektes des Avertins heutzutage noch besteht, ist dementsprechend auch die Beurteilung des Steuerungseffektes des Thyroxins bei der Avertinnarkose sehr schwierig. Auch wir haben wiederholt Thyroxin gegeben bei unerwartet tiefem Narkoseschlaf — nach beendigter Operation und haben einige Male den Eindruck einer abkürzenden Wirkung gehabt[1]. Und wir empfehlen wie Pribram die Anwendung dieses Mittels für den gegebenen Fall (1—3 ccm intravenös). Aber man kann eine Wirkung des Thyroxins kaum vor 2—3 Stunden erwarten. Deshalb raten wir, für bedrohliche Fälle besonders in Verbindung mit Atemstörungen zunächst zu der schnellwirkenden Kohlensäure zu greifen, die wie gesagt, nicht nur eine Atmung und Kreislauf belebende, sondern dadurch zugleich vielleicht auch eine schlafverkürzende Wirkung bei der Avertinnarkose hat.

9. Die Darmstörungen nach Avertinnarkose.

Bezüglich der lokalen Schädigungen des Rectums- und Dickdarms durch die Avertinlösung können wir uns kurz fassen. Sie sind in der ersten Versuchszeit des Avertin öfters und schwer aufgetreten. Man hat ihre Ursache erkannt und sieht sie jetzt in schwererer Form so gut wie niemals mehr. Die Zersetzungen (vgl. das Kapitel über Vorbereitung S. 457) entstehen in der Avertinlösung durch Erhitzen auf Temperaturen über 45° oder durch Wiedererwärmen der erkalteten Lösung oder durch längeres Stehenlassen des Avertin flüssig im Hellen. Es kommt zur Abspaltung von Dibromacetaldehyd, welches die beschriebenen Schädigungen hervorzurufen imstande ist (Eichholtz). Peinliches Einhalten der Lösungsvorschriften, Prüfung der Einlaufflüssigkeit mit Kongorotlösung sollen sicher die schwereren postnarkotischen Darmstörungen verhüten.

In die Gruppe der sicher vermeidbaren Darmverätzungen gehören wohl alle die Fälle der Anfangszeit der Avertinnarkose. Unter diesen haben namentlich die drei tödlich endenden Sauerbruchs mit Recht größtes Aufsehen erregt. Ausführlicheres darüber im folgenden Kapitel „Todesfälle" (S. 573).

Die Fälle von Kuthe und Haas sind in der Beurteilung, die wir an gleicher Stelle besprechen werden, unsicher. Lobenhofer sah zwei stärkere Darmreizungen am 1. Tag p. op., die er auf zu heiße Lösung zurückführt, ebenso beurteilen Kohler und Roith ihre zwei Fälle von blutig-schleimigen Durchfällen. Seefisch sah einmal schwere Darmblutungen.

Auch sonst noch wurden in den ersten beiden Jahren der Avertinnarkose vielfach über Schleimabgänge, blutige Diarrhöen, Kolitiden, Tenesmen usw. berichtet. Aber — und das muß unterstrichen werden — die Mehrzahl der Autoren

---

[1] Nach den neuesten Beobachtungen von Herrn Dr. Stamm bewährt sich das Thyroxin am besten bei den Überdosierungen, wenig bei normalem Verlauf.

und ganz gewiß diejenigen mit den größten Zahlen der Avertinnarkose hatten nicht über Darmstörungen erheblicher Art bei ihren Patienten zu klagen.

Auch die Kirschnersche Klinik sah nur geringe Darmreizungen, obwohl dort, wie Melzner angibt, anfangs und zwar mit Zustimmung der einführenden Firmen die Flüssigkeit bis auf 60° zu schnellerer und vollerer Lösung erhitzt und bekanntlich recht hoch 0,15—0,2 dosiert wurde. Allerdings wurde der Einlauf stets in Körpertemperatur appliziert. Das erscheint eigentlich selbstverständlich. Aber Flessa berichtet in dieser Beziehung über interessante, wenn auch nicht nachahmenswerte Beobachtungen aus der Polanoschen Klinik. Dort wurde anfangs einige Male trotz der Lösungsvorschriften die Flüssigkeit bis zum Kochen erhitzt und trotzdem keine Darmstörung gesehen! Flessa bezieht das darauf, daß man den Einlauf vor der Zuführung stets wieder auf Körpertemperatur abkühlte: Die berüchtigten Darmschädigungen, meint Flessa, seien nicht als direkte oder indirekte Avertinwirkungen, sondern als ganz einfache Verbrennungen der Darmschleimhaut durch die heißen Avertinlösungen aufzufassen. Das mag ja vielleicht für vereinzelte Fälle zutreffen, aber doch sicher nicht für alle! Sollte nicht ein so heißer Einlauf Schmerzen und Tenesmus mit Auspressen der Flüssigkeiten zur Folge haben?

Kreuter, Haas, Vorschütz u. a. haben vielfach ihre Patienten nach der Avertinnarkose rektoskopiert, der erstere hat nie, der letztere hat einige Male entzündliche, mit Schleimbildung einhergehende Veränderungen der Darmschleimhaut gesehen. Auch bei den Autopsien nach Avertinnarkose ist natürlich die Schleimhaut des Rectums und Dickdarms sehr oft und sehr genau untersucht worden, man hat bis auf die angeführten tödlichen Fälle nie frische oder ältere Schleimhautveränderungen gefunden. Besonders Nordmann hat sich diese Feststellungen angelegen sein lassen.

Roedelius konnte in einem Falle, wo bei einer Sektion einige Ulcerationen im Rectum nach Avertinnarkose gefunden wurden, durch das mikroskopische Präparat nachweisen, daß es sich um typische Druckgeschwüre in einem Stauungsdarm gehandelt hat, nicht um Ätzungsgeschwüre. Er empfiehlt Vorsicht in voreiliger Deutung der Entstehungsursache von Darmgeschwüren.

Schwierig zu beurteilen sind auch die Fälle, wo bei Autopsien längere Zeit nach Avertinnarkose Dickdarmulcerationen gefunden wurden, die intra vitam keine oder geringe Erscheinungen gemacht hatten (Geipel, Kuthe). Im Falle von Geipel handelte es sich um ein operiertes Magencarcinom, das am 13. Tag an Pneumonie gestorben war. In dieser Zeit treten gerade bei derartigen Patienten aber auch ulceröse Kolitiden auf, die endogen entstehen[1] (S. 574).

Wenn wir nur die Berichte des Jahres 1929 berücksichtigen, bei denen wir wohl die vorschriftsmäßige Zubereitung und Temperatur der Avertinlösung beim Einlauf voraussetzen dürfen, so sind nur noch hie und da ganz vereinzelte Fälle von bemerkenswerten Darmstörungen vorgenommen. Und diese sind in ihrer Entstehung unserer Ansicht nach auch nicht einwandfrei gesichert.

So berichtet Schildbach nach einer Hernienoperation in Avertinnarkose (Dosis 0,14). Mann, 50 Jahre, von beunruhigenden ileusartigen Erscheinungen und heftigen Schmerzen in der Magengegend, die eine Laparotomie angezeigt machten: Kolon in ganzer Ausdehnung gebläht und gerötet. Befund an der Bruchpforte negativ, Heilung. Einen direkten Zusammenhang mit der Hernienoperation als solcher (Netzthrombose?) anzunehmen, liegt nahe, wird aber vom Autor ausgeschlossen. Es wird eine Reizwirkung des Avertin angenommen.

---

[1] Vgl. Anschütz: Darmstörungen nach Magenoperationen. Mitt. Grenzgeb. Med. u. Chir. **1904,** Löhr, Lehmann.

Schildbach sah auch sonst mehrfach Kolitis, obgleich — wie er ausdrücklich hervorhebt — die Avertinlösung zuverlässig vorbereitet und mit Kongorotlösung genauestens geprüft war. Klemko sah mehrfach Darmstörungen nach hohen Avertindosen. Wilhelm leichte Tenesmen nach seinen geringen Dosen (Avertinbasisnarkose). Belladonnazäpfchen halfen prompt. Leichte, ganz vorübergehende Darmreizungen haben, wie fast alle Autoren, auch wir einige Male gesehen haben, aber nie führten sie zu Belästigungen oder Schädigungen Die meisten Kranken leiden wie nach jeder Narkose im Gegenteil unter Obstipation. Dabei lassen wir nur ausnahmsweise den Avertineinlauf p. op. ab. Ebenso Kreuter.

Killian meint, daß kleine Kinder in einem dyspeptischen Zustand durch rectale Avertinnarkose gefährdet werden. Sievers und Goßmann berichten aus ihrem großen Kindermaterial nichts darüber. Nachträgliche Ernährungsstörungen spielten bei ihnen keine nennenswerte Rolle, sie ließen sich auch nicht immer auf die Avertinnarkose beziehen. Sehr bemerkenswert sind in dieser Beziehung die Beobachtungen von Ebhard. Bei Kindern mit bestehenden Darmstörungen traten nach Avertinnarkose keine Verschlimmerungen derselben ein, im Gegenteil, sie ließen nach! Daß die Avertinlösung auf den gereizten Darm keinen schädigenden Einfluß zu haben braucht, ja gut von ihm vertragen wird, dafür spricht die häufige schadlose Anwendung der Avertinnarkose bei Rectum- und Dickdarmcarcinomen, bei denen der zuführende Darm doch stets entzündlich gereizt ist (Wolf, Nordmann, Kreuter, Specht u. a.). Ferner meint Ebhard, wenn man bezüglich dieser Frage die mit und ohne Avertinnarkose operierten Kranken einmal genauer vergleiche, so sehe man, daß die nicht unter Avertin operierten sogar häufiger leichte Darmstörungen hätten.

Nach alledem kann man, glauben wir, die Darmstörungen im Gefolge einer regelrecht ausgeführten Avertinnarkose als völlig nebensächlich übergehen zu können.

10. Leber- und Nierenstörungen nach Avertinnarkose

sind außerordentlich selten berichtet worden, jedenfalls solche erheblicher oder nicht flüchtiger Art. Diese Tatsache ist bei dem sehr großen publizierten Material um so bemerkenswerter, als ganz im Gegensatz dazu nicht wenige Todesfälle auf schwere anatomische und funktionelle Schädigungen durch das Avertin bezogen werden. Das stimmt mit den sonstigen Erfahrungen über Giftwirkungen nicht überein! Bei der Avertinnarkose stehen, den Literaturangaben nach, leichteste vorübergehende Schädigungen ohne Brücke den allerschwersten Zerstörungen und Funktionsausfällen der Leber und Niere unvermittelt gegenüber! Diese Tatsache muß uns in der Deutung der schweren Avertinschädigungen doppelt kritisch machen!

Was die **Leber** betrifft, so wurde nur von Seiffert über Ikterus und zwar meist nach Appendektomien berichtet. Bei den Todesfällen infolge Überdosierungen, wie sie in der Anfangszeit der Avertinnarkose vorkamen, wurde dieses Symptom bei gesunder Leber nie gesehen. Und der von Seiffert berichtete Ikterus dürfte wohl eine andere Erklärung finden müssen und können, da diese Erscheinung gerade bei und nach Appendicitis nicht besonders selten ist

(Dieulafoy, Anschütz). Was ferner sehr gegen die Störung der Leberfunktion durch Avertinnarkose spricht, ist die Tatsache, daß genaueste Untersuchungen des Bilirubinspiegels, wie sie von Herrn Dr. Puhl und Dr. Specht an unserer Klinik fortlaufend ausgeführt werden, keine nennenswerten Steigerungen desselben ergaben, d. h. wenn er vorher nicht schon durch Leber-Gallenerkrankung erhöht war.

Auch Störungen der Nierenfunktion gehören bei der Avertinnarkose zu den Seltenheiten. Hin und wieder sah man leichte, schnell vorübergehende Albuminurien, hin und wieder Erythrocyten und granulierte Zylinder (Nordmann, Mühsam, Kreuter u. a.). M. Borchardt berichtet aus der Anfangszeit der Avertinnarkose über $14^0/_0$ derartiger Befunde, v. Brandis und Killian haben sie in $20^0/_0$ der Avertinnarkosen 3—8 Tage lang erheben können, sie verschwanden völlig. Bestätigungen derartig gehäufter Beobachtungen finden sich aber sonst in der Literatur nicht. Einige Male wird von „hämorrhagischer Nephritis" gesprochen, ohne daß man sich ein Urteil über dieselbe und ihre weiteren möglichen Ursachen bilden kann. Wir erinnern an das Vorkommen der hämorrhagischen Herdnephritis nach Infektion, nach Appendicitis und Cholecystitis acuta (Anschütz), an das Wiederaufflackern überstandener Nephritiden nach operativen Eingriffen usw. Daß Avertin kein obligates Gift für die gesunde Niere sein kann, beweisen wie bei der gesunden Leber die fortgesetzten hohen Dosen bei Tetanusbehandlung und bei Psychosen, die schadlos ertragen werden.

Anders verhält es sich vielleicht mit der Wirkung des Avertin auf die kranke Niere. Auf diesen Punkt legt Nordmann den größten Wert. Er mahnt zur äußersten Vorsicht. Wir werden darauf im Kapitel der Todesfälle und Kontraindikationen ausführlich zu sprechen kommen.

XIV. Die Todesfälle der Avertinnarkose.

Einleitung.

Mit der Beantwortung zweier Fragen steht oder fällt die Avertinnarkose:

1. Ist das Avertin ein Protoplasmagift, setzt es evtl. Spätschädigungen in den parenchymatösen Organen oder nicht?

2. Von fast ebensolcher Bedeutung ist die Beurteilung der Wirkung des Avertins auf Atmung und Kreislauf, die Frage, ob es stärker und in mehr deletärer Weise als andere Narkosen diese Zentren schädigt.

Während die zentrale Störung sich bei der Avertinnarkose mehr akut auswirkt, trägt eine evtl. Schädigung der parenchymatösen Organe naturgemäß einen mehr chronischen Charakter. Bei der Beantwortung beider Fragen spielt die Beurteilung der in der Literatur mitgeteilten Todesfälle eine wichtige, ausschlaggebende Rolle.

Eine solche Beurteilung ist nicht leicht. Bei aller kritischen Einstellung und bei allen Bemühungen, sie objektiv zu gestalten, bleibt gegenüber vielen Fällen für die eigene subjektive Meinung ein mehr als erwünscht breiter Spielraum. Das ist ohne weiteres verständlich und ist bedingt durch die eigene Einstellung zur Avertinnarkose. Trotzdem soll im folgenden versucht werden, nicht nur eigene subjektive Anschauungen wiederzugeben, sondern kritisch

auch fremde Ansichten aus der Literatur zu Worte kommen zu lassen. Auch
soll in dieser Statistik nicht die Rolle des Anwaltes gespielt werden, der das
Avertin vor dem Forum des Gerichts reinzuwaschen hat; aber ebensowenig
soll die Rolle des Staatsanwaltes gespielt werden, der im Avertin auf jeden
Fall den Angeklagten sieht. Vielmehr soll versucht werden, an dieser Stelle
dem Avertin ein objektiver und sachlicher Richter zu sein. Und ist derselbe
darüber hinaus noch wohlwollend, so ist das eben die Subjektivität, die sich
nicht ausschließen läßt. Dies zur Kritik der eigenen Kritik!

Wenn man von einem Avertintod spricht, so ist zunächst einmal dieser
Begriff selbst kritisch zu umreißen. Da ist zu fordern, daß der Tod in
einem solchen Falle mit einiger Sicherheit nicht an dem Grundleiden, nicht an
der Operation mit ihren Komplikationen und auch nicht an einer anderen vorher nicht bekannten Ursache erfolgt ist, über die nachher eine Sektion Auskunft gibt. Vor allem ist zu fragen, ob speziell die Avertinnarkose oder nicht
die Narkose resp. die Operation an sich eine überschwere Schädigung bedeutet
hat. Jede Narkose, auch die Inhalationsnarkose stellt eine mehr oder minder
starke Belastung eines kranken Organismus dar, desgleichen jede Operation.
Wenn man nach eingehender Würdigung aller dieser Dinge den Eindruck einer
bestehenden schädlichen Wirkung der Avertinnarkose und eine Kontrolle durch
den Pathologen gleichfalls keinen anderen Aufschluß gegeben hat, so ist man
berechtigt, von einem echten Avertintod zu sprechen.

Um einen Todesfall auf die Avertinnarkose zurückführen zu können, verlangt Nordmann die Erfüllung von 5 Bedingungen: 1. Muß eine sorgfältige Sektion aller Organe
gemacht sein. Der pathologisch-anatomische Befund muß so eindeutig sein, daß er mit
an Sicherheit grenzender Wahrscheinlichkeit akuter Natur ist und spezifisch für Avertinschädigung. 2. Dürfen bei der Sektion keine Organveränderungen nachgewiesen werden,
die an sich schon den Todesfall restlos erklären. 3. Art der Krankheit und Größe des Eingriffs müssen nach aller Erfahrung eine so niedrige Mortalität haben, daß ein Todesfall
zu den Seltenheiten gehört. 4. Komplikationen des ursächlichen Leidens müssen ausgeschlossen werden. 5. Die Organveränderungen müssen sich in demselben Rahmen bewegen, wie sie beiden tödlichen Tierexperimenten gesehen werden.

Wir stimmen den Forderungen Nordmanns nicht uneingeschränkt zu. Zu Punkt 1
wäre zu sagen, daß es doch einige Todesfälle gibt, unmittelbar im Anschluß an die Avertinnarkose nach leichter Operation bei einem jüngeren gesunden Menschen, wo man auch ohne
die letzte Aufklärung durch die Sektion die Bejahung der Frage des Avertintodes nicht gut
ablehnen kann. Dieser Punkt verlangt unserer Ansicht nach auch zuviel vom Pathologen und Kliniker beim heutigen Stande der Avertinwissenschaft. Punkt 5 erscheint
uns auch noch nicht hinreichend sicher entschieden.

Eine weitere wichtige Forderung, die gerade in der Anfangszeit oft übersehen wurde, ist die Garantie einer richtigen Technik der Avertinnarkose.
Soll man die Schädigungen infolge falscher Technik, soll man die dadurch her-
vorgerufenen Todesfälle dem Avertin selbst zur Last legen? Welche Fälle soll
man also als Avertintode gelten lassen und welche nicht? Jede neue Methode
hat ihre Anfangsfehler, ihre Erlernung erfordert Opfer. E. Gläsmer hat die
Avertintodesfälle dergestalt zergliedert, daß sie grobe Fehler der Dosierung,
der Technik, der Vorbereitung usw. kurz Fehler der Methode von den echten
Avertintodesfällen abteilt. Killian lehnt dieses Vorgehen ab und ist seiner-
seits sehr weitgehend mit der Bezeichnung Avertintodesfall. Eine mittlere
Einstellung ist wohl die richtige. Wir sind der Meinung, daß man offensichtliche krasse Fehler der Dosierung und Technik, ich erinnere an die Darmschäden

der ersten Zeit — weil sicher vermeidbar — heute nicht mehr in der Todes-statistik der Avertinnarkose mitzählen soll. Wir wollen doch mit unserer statisti-schen Zusammenstellung nicht nur zurückschauen, sondern auch in die weitere Zukunft der Avertinnarkose zu blicken versuchen. Bei größerer Erfahrung werden Fälle, die wir heute noch anrechnen müssen, vielleicht später ebenfalls ge-strichen werden können. Für die Lebensfähigkeit oder -unfähigkeit einer neuen Methode sprechen nicht Mißerfolge derer, die sie nicht beherrschen. Eine ganze Reihe von den in der Literatur mitgeteilten Todesfällen verdienen zweifellos eine derartige Beurteilung. Gleichfalls ist es, wie Nordmann betont, nicht an-gängig, daß Operateure eigene operative Mißerfolge der Avertinnarkose zur Last legen! Einzelne Todesfallerklärungen durch das Avertin lassen sich in der Tat anders gar nicht verstehen.

In vielen Fällen läßt sich kein sicheres Urteil: Avertinschuld oder nicht, fällen. Vielfach fehlen in der Literatur die notwendigsten Mitteilungen über Art des Falles, Operation, Vorbereitung, Dosierung, Technik usw. Die Sektion ist häufig nicht gemacht worden. Wo man auch nur mit einer gewissen Wahr-scheinlichkeit mit einer Schädigung durch Avertin rechnen kann, sind solche Fälle unter „fraglich" einzugliedern. Wir sind überzeugt, daß mit fortschreitender Technik und Ausbau der Methode einerseits und umfassenderer Kenntnis der Avertinwirkung andererseits diese Fälle weiterhin so rasch an Zahl abnehmen werden, wie sie es bisher seit Beginn der Avertinnarkose getan haben.

Diesen Fällen, nämlich den sicheren und den fraglichen, steht das Gros der Todesfälle gegenüber, die mit Avertin nichts zu tun haben, sie scheiden aus. Wo ein Zusammenhang nur möglich erscheint, sollen sie wenigstens kur-sorisch erwähnt, aber nicht gezählt werden. Die Ansicht des Autors, daß er selbst einen Zusammenhang mit dem Avertin ablehne, kann uns nicht immer maßgebend sein, denn diese ist mitunter doch recht subjektiv und richtet sich zu sehr nach der Einstellung des einzelnen dem Avertin gegenüber. Denn genau so, wie man als kritischer Beurteiler Fälle, die von dem Autor als sichere oder wahrscheinliche Avertintodesfälle mitgeteilt sind, aus dem „Avertin-schuldig" streichen muß, so ist es ebenso denkbar (wenn auch in praxi wohl seltener), daß in Fällen, in denen der Autor keine Avertinschuld annimmt, doch eine alleinige oder zum mindesten eine Mitschuld des Avertin an dem Todesfall vorliegt.

Nordmann wie Kotzoglu bedauern, daß in der Avertinliteratur Todesfälle mitgeteilt werden, die der betreffende Chirurg selbst überhaupt nicht als Avertintod betrachtet! Dieser Ansicht sind wir, wie aus dem Gesagten hervorgeht, nicht. Noch sollten alle nur irgendwie fraglichen Todesfälle der öffentlichen Diskussion übergeben werden — unserer Ansicht nach kann die Avertinnarkose solche Diskussion ertragen.

Das einfache „Entweder besteht ein Zusammenhang oder nicht", Kotzoglus weicht dem Problem aus; gerade in der fraglichen „Mitbeteiligung" des Avertins liegen die Schwierigkeiten für die Beurteilung vieler Avertintodesfälle, und diese sollte ein Autor besser nicht allein übernehmen.

Zu erwähnen ist schließlich noch, daß sicher eine größere Anzahl Fälle, an deren ungünstigem Ausgang das Avertin beteiligt ist, in der Literatur nicht veröffentlicht ist. Für die Beurteilung der Avertin-Todesstatistik spielen sie aber wohl keine bedeutungsvolle Rolle, da ihre Zahl im Verhältnis zu der der mitgeteilten Fälle wahrscheinlich nicht groß sein dürfte.

Die Todesfälle sind in dieser Statistik in einzelnen Gruppen, und zwar nach Organen bzw. nach Organsystemen zusammengefaßt, je nach der hervorstechendsten Art der Schädigung. Diese Trennung ist in vielen Fällen eine mehr oder minder zwangsmäßige, das ist der Nachteil einer jeden Statistik. In vielen Fällen sind mehrere Organe befallen. Immerhin ist eine solche Einteilung gerade der Todesfälle unerläßlich, geht doch aus ihnen mit einiger Deutlichkeit am ehesten hervor, wann, wo und unter welchen Bedingungen mit einer Avertinschädigung zu rechnen ist. Die kritische Besprechung der Fälle erfolgt bei der Erwähnung des Einzelfalles und zusammenfassend in den betreffenden Gruppen.

Atmung.

Die schädliche Wirkung des Avertins auf Atem- und Kreislauf ist nicht nur am häufigsten, sie ist auch am deletärsten. Daher sind unter der Rubrik Atmung- und Kreislaufschädigungen die Todesfälle auch zahlenmäßig am häufigsten. Atem- und Kreislaufstörungen, tödliche Ausgänge bei beiden, lassen sich nicht immer streng voneinander trennen, kommen oft gemeinsam vor und sind häufig nur graduell verschieden und abhängig von der Schwere der toxischen Schädigungen durch das Avertin. Über die zeitliche Reihenfolge gehen die Ansichten auseinander (S. 441 u. 444).

Bei den Todesfällen infolge Atemstörung haben wir 4 Gruppen zu unterscheiden:

1. Sofortiger oder baldiger Atmungsstillstand nach Einverleibung des Avertins: akuter Atemstillstand. Er ist bedingt entweder durch absolute oder durch relative Überdosierung (zu hohe Dosis speziell für diesen Fall; besondere Faktoren: Alter, Allgemeinzustand, Grundkrankheit, Kachexie usw. nicht genügend berücksichtigt. Ferner durch falsche Technik: Einlauf in Beckenhochlagerung oder unter hohem Druck, Einlaufenlassen zu großer Flüssigkeitsmengen (s. Kapitel Konzentration der Lösungen). Der Effekt ist in allen Fällen der, daß entweder infolge zu hoher Konzentration die Resorption aus dem Mastdarm zu rasch oder infolge zu schneller Resorption geringerer Lösungen aus mehr oder minder großen Dickdarmabschnitten eine zu rasche Anflutung des Avertins im Blute statthat mit ihren deletären Folgen auf Atmung und Kreislauf usw. Evtl. spielt bei Überhitzen der Lösung die ungünstig Wirkung des Dibrom-Acetaldehyd auf die Atmung und besonders den Kreislauf gleichfalls eine Rolle. Oft sind mehrere Momente bei dem Zustandekommen einer Atemlähmung kombiniert. So vor allem Fehler in der Überwachung (mechanische Atemstörungen infolge Nachhintensinkens des Kiefers und der Zunge, Fehler bei der Ätherzugabe, Aspiration, Fehler der Vorbereitung (Pränarkoticum). Soweit dies aus der Literatur ersichtlich, soll bei Besprechung der einzelnen Fälle darauf zurückgekommen werden.

2. Spätere und späte Atemstörungen. Bei ihnen tritt der Tod nicht relativ rasch ein, sondern erst nach verschieden langer Zeit nach Eintritt der Narkose, meist mehrere Stunden bis Tage nach der Operation, entweder unter langsam sich verschlechternder und schließlich ganz aussetzender Atmung, oder auch, ähnlich wie bei der ersten Gruppe, unter plötzlichem Stillstand der Atmung bei vorher normaler oder meist schon geschädigter in ein- oder mehrmaligen Etappen. Bei beiden Gruppen können gleichzeitige Kreislaufstörungen

entstehen, meist sind dieselben sekundär. Hierhin gehören ferner ebenfalls einige Fälle echter Avertinatemlähmung, die bekanntlich fortschreitend und irreversibel ist. Sie ist vergesellschaftet mit gleichfalls irreversibler Lähmung des Vasomotorenzentrums. Diese Fälle sind ganz in Parallele zu setzen zu den Tierversuchen mit toxischen Dosen. Sie beruhen auf absoluter Überdosierung und sind eigentlich nur in den Anfängen der Avertinnarkose in der Literatur zu finden.

3. In einer dritten Gruppe lassen sich jene Todesfälle zusammenfassen, wo die Atemlähmung in Avertinnarkose ein schon durch die **Grundkrankheit geschädigtes Atemzentrum** betrifft, bzw. wo sie bei einer Schädigung der inneren Atmung angewandt wurde. Hierhin gehören die Fälle von Atem-Lämung bei Hirntumoren mit Hirndruck, Avertinnarkose bei reduzierter Atmungsfläche der Lunge (Thorakoplastik, Phrenicusexairese usw.).

4. In einer **vierten Gruppe** lassen sich diesem Kapitel die Todesfälle an **Lungenkomplikationen** (Pneumonie u. dgl.) am zwanglosesten anschließen.

Gruppe 1. Früher Atmungsstillstand. 1. Fall Reinert: Eine 68jährige Frau wurde mit 0,1 pro Kilogramm dosiert, und zwar in 1,5 %iger Lösung. Der Tod erfolgte unter dem Zeichen einer Atem- und Vasomotorenlähmung, die nicht zu beheben war. Reinert selbst wußte, daß eine 1,5 %ige Lösung infolge ihres großen Volums bis hoch in den Dickdarm gelangt und daß aus ihm eine schnelle und hohe Anflutung des Avertins im Blut stattfand. Nordmannn hält den Fall für ungeklärt, nimmt aber ebenfalls an, daß die Konzentration der Lösung ungünstig sei. Zur Erklärung des Falles verweise ich auf das Kapitel: Konzentration und Lösung. Es ist interessant, daß eine so schwache Lösung infolge ihrer Resorption von großen Flächen des Dickdarms aus zu einem so raschen Konzentrationsanstieg im Blut führen kann und dann derart deletär auf das Atem- und Kreislaufzentrum wirkt. Ganz charakteristisch kam es in diesem Falle zu einem plötzlichen Atemstillstand, und zwar unter dem Zeichen einer Asphyxie. Das Aussehen der Patientin war cyanotisch. In vielen Fällen gehen diese Asphyxien spontan oder auf unterstützende Maßnahmen vorüber. CO_2 wurde hier nicht angewandt, ebenfalls nicht Thyroxin.

Der Fall ist **sicherer Avertintod**, aber nicht schwer belastend wegen der fehlerhaften Technik und Dosierung der Avertinnarkose.

2. Fall Dreessen: 68jährige Schwester, Hypertonie, Blutdruck 220:170 mg Hg. Chronische Nephritis, Schädigung des Herzens und der Gefäße. Operation: Amputatio mammae, Radikaloperation wegen Carcinom. Dosierung: 0,1 pro Kilogramm = 9 g = 360 ccm $2^1/_2$ %ige Lösung. Einlauf 9 Uhr. 9^{05} Uhr plötzlich Atemstillstand und Aussetzen des Pulses. Besserung der Asphyxie nach Lobelin und künstlicher Atmung. 9^{25} Uhr Beginn der Operation. Danach sofort erneut Aussetzen des Pulses und schwere Asphyxie. Sofortiges Ablassen der Avertinlösung, Coffein, Cardiazol intrakardial, Hexeton, künstliche Atmung, O_2 und CO_2. Keine Besserung. 9^{35} Uhr Exitus in tabula. Keine Sektion. Dreessen hält den Fall für Avertintod, das ist auch unsere Ansicht.

Bei kritischer Betrachtung fällt aber auf, daß bereits 5 Minuten nach dem Einlauf, also sehr rasch, die erste Atemlähmung auftrat. Das legt die Vermutung nahe, daß evtl. infolge zu schnellen Einlaufs der Lösung und ihrer relativ großen Menge größere Mengen Avertin rasch in den Dickdarm gelaufen sind und so zur auffällig frühen Atemlähmung geführt haben. Erschwerend kommt in diesem Falle die Kreislaufschwäche bei einer so **ausgeprägten Hypertonie** hinzu, die ja häufiger auch bei anderen Narkosen deletär wirkt. Der Fall gilt als **Avertintod**.

3. Fall Mac William und Wilson. Gesunder Mann, 25 Jahre, Inguinalhernie. 0,1 Avertin, vorher $^1/_4$ g Morphium. Keine volle Anästhesie. Zusatz von Stickoxydul-Sauerstoffnarkose. Bei Beginn der Operation Cyanose, nach $^1/_2$ Stunde bei Beendigung derselben normales Aussehen. $2^1/_2$ Stunden später auf Station wiederum Cyanose bei gutem Allgemeinzustand. Nach weiteren 2 Stunden plötzlich Verschlechterung. Künstliche Atmung. Herzmittel erfolglos. Tod 7 Stunden nach Operation ohne Erwachen. Die Autoren meinen, daß die Atemstörung allein nicht die Ursache gewesen sein könnte, sonst hätte die künstliche Atmung helfen müssen bei dem gesunden Herzen des Patienten. Die Ursache liege in der mangelnden Ausscheidung des Avertins, deren Grund unbekannt sei. Wohl sicherer Avertintod.

4. Fall Seiffert: 56jährige Frau, 72,5 kg, Cholecystektomie. Normale Mengen Morphin als Pränarkoticum. Dosierung 0,125 pro Kilogramm = 9 g = 360 ccm $2^1/_2 \%$iger Lösung. Wenige Minuten nach Einlauf Exitus an Atemlähmung. Keine Sektion.

Auch wir halten diesen Fall für echten Avertintodesfall. Aber ebenso wie beim Fall 2 ist hier wieder auffällig der rasche Eintritt der Atemlähmung (wenige Minuten nach Einlauf). Erklärung wie im obigen Falle wäre möglich. Hinzu kommt noch eine relative Überdosierung mit 0,125 pro Kilogramm, die gleichsinnig wirkt, nämlich zu einem raschen Anstieg des Avertinspiegels im Blut führt.

5. Fall Melzner: G. E. bei Carcinoma ventriculi. 68jähriger Mann, 53 kg. Dosierung: 0,175 pro Kilogramm. Exitus noch während der Operation an Atem- und Kreislauflähmung. Kollaps (vgl. die Kurve S. 537).

Tod infolge absoluter und starker relativer Überdosierung. Folge offenbarer technischer Fehler. Fall scheidet in der Statistik aus.

6. Fall B. Martin: Basedowpatientin mit schwerem Allgemeinzustand. Vorbereitung mit Scopolamin. Dosierung 0,15 pro Kilogramm. 25 Minuten nach Einlauf Exitus vor der Operation an plötzlicher Atmung-Kreislauflähmung. Epikrise: Derartige plötzliche Todesfälle bei Basedowpatienten sind bekannt, sie kommen bei jeder Narkose, sogar auch bei Lokalanästhesie vor. Der Zusammenhang mit Avertin ist daher unwahrscheinlich, zumindest aber fraglich.

2. Gruppe. Späterer und später Atmungsstillstand. 1. Fall Melzner: Strumaresektion bei Basedow. Dosierung 0,175 pro Kilogramm. Exitus an Atem- und Kreislaufstörungen 6 Stunden p. op. (dieser Fall ist nach der Statistik von Mühsam mit 0,1 pro Kilogramm dosiert). Hohe Überdosierung, Anfangszeit. Technischer Fehler.

2. Fall Melzner: Unkomplizierte gewöhnliche Struma, Dosierung 0,175 pro Kilogramm. Exitus 24 Stunden p. op. ebenfalls an Atem- und Kreislauflähmung. Technischer Fehler.

Beide Fälle sind, nach unseren heutigen Erfahrungen und den heutigen von der I. G. Farben mitgeteilten Höchstdosen stark überdosiert. Sie scheiden für uns aus.

3. Fall Boit ist auch von Kirschner mitgeteilt (Münch. med. Wschr. **1927**, 122). 59jähriger Mann, sonst gesund. Operation: Leistenbruchoperation. Dosierung: 0,125 pro Kilogramm. Exitus an Atemlähmung und Gefäßkollaps 30 Minuten nach Verabfolgung des Einlaufs. Sektion: hämorrhagische Entzündungen im Coecum und Ileum. Hyperämie der Leber und Nieren.

Die Dosierung von 0,125 pro Kilogramm bei einem 59jährigen Mann ist relativ überdosiert, technische Fehler sind evtl. auch vorhanden. Die Befunde am Darm (Entzündungen im Coecum und Ileum) sprechen für Überhitzung der Avertinlösung. Alles dies ist wohl bei dem unglücklichen Ausgang mit in Erwägung zu ziehen. Avertintod.

4. Fall Pfitzner: 69jähriger Mann, 50 kg, ausgedehnte Tuberkulose des linken Kniegelenks, sonst gesund. Suprakondyläre Amputation des linken Beines, Dosierung 0,1 pro Kilogramm, 3%ige Lösung. Sehr rasch tritt tiefe Narkose ein, tiefer als sonst bei 0,1 pro Kilogramm. Während der Operation Aussehen, Atmung und Puls gut. Nach der Operation bleibt die tiefe Narkose bestehen. 2 Stunden p. op. plötzlich Aussetzen der Atmung, Puls ebenfalls schwächer, aber zunächst noch fühlbar. Nach anfänglicher Cyanose Blässe des Gesichts. Die Atmung kommt nicht wieder in Gang, auch der Puls setzt aus. Trotz Excitantien Exitus nach einigen Minuten. Sektion: o. B., ergibt keine Ursache für den plötzlichen Tod.

Pfitzner hält den Fall für Avertintod, Nordmann gleichfalls, doch glaubt er, daß der Exitus evtl. hätte vermieden werden können, wenn man den Einlauf nach Eintritt der tiefen Narkose wieder abgelassen hätte, es handelte sich um einen elenden Mann mit fistulöser Tuberkulose. Der Stoffwechsel sei wahrscheinlich nach der acidotischen Seite verschoben gewesen. Dieser Epikrise ist beistimmend hinzuzufügen, daß bei dem elenden Patienten eine besondere Vorsicht in der Avertindosierung am Platze gewesen wäre. Die Dosis 0,1 pro Kilogramm ist also evtl. schon relativ überdosiert gewesen. Der Fall ist selbstverständlich echter Avertintod.

5. Fall Roedelius: 64 jähriger fettleibiger Mann. Sehr schwere Gallenblasenexstirpation. Dosierung 0,15 pro Kilogramm + 100 g Äther. $^1/_4$ Stunde p. op. plötzlich Kollaps, Cyanose, Atemstillstand. Auf künstliche Atmung Besserung. Nach über 8 Stunden kurzes Wachwerden, dann wieder tiefe Somnolenz. Exitus 13 Stunden p. op. **Autopsie:** Schlaffes Herz, Coronarsklerose, Fettleber, beginnende Lebercirrhose, Pankreasabscesse mit Fettgewebsnekrosen. Roedelius nimmt selber an, daß die Operation in diesem Falle kontraindiziert war und daß der Patient auch bei anderer Narkose gestorben sei, aber nicht so rasch.

Unseres Erachtens ist dem Avertin keine Schuld zu geben. Für Operation und Narkose, gleich welcher Art, war dieser Kranke nicht belastungsfähig. Dazu kommt noch ein Dosierungsfehler, 0,15 ist stark überdosiert mit Rücksicht auf das Alter und den schlechten Allgemeinzustand, ferner die Fettleibigkeit. Der Fall scheidet aus.

6. Fall Schmidt: Sehr spärliche Angaben. Operation wegen Magencarcinom. Dosierung 0,1 pro Kilogramm. Beängstigender Atemstillstand. Besserung auf CO_2 und Lobelin. Exitus 3 Tage später, ohne daß Patient das Bewußtsein wieder erhalten hätte. Keine Angaben über Sektion. **Epikrise:** Fall statistisch schlecht zu bewerten, der Tod nach 3 Tagen kann ebensogut Operationsfolge sein. **Avertintod fraglich.**

7. Fall Steden: 24 jähriger Mann, 60 kg. Operation: Magenresektion nach Billroth II wegen vor der Perforation stehendem Ulcus duodeni. Wegen fortgeleiteter Cholecystitis Cholecystektomie. **Dosierung:** 0,125 pro Kilogramm = 7,5 g + 140 g Äther. Bald nach Beginn der Operation hochgradige Cyanose und Trachealrasseln. Sehr reichliche Absonderung wässriger Flüssigkeit aus den Luftwegen. Nachmittags immer mehr Cyanose und Trachealrasseln. Besserung auf 0,2, Lobelin, Adrenalin (CO_2 war nicht da). 7 Stunden nach dem Einlauf wacht Patient auf, Atmung immer noch oberflächlich. Am nächsten Vormittag wesentliche Verschlechterung des bis dahin guten Pulses. Nachmittags Herzinsuffizienz und Exitus. **Sektion:** Lungenödem, ferner feintropfige Verfettung in den zentralen Läppchenpartien der Leber. **Epikrise:** Wahrscheinlich handelt es sich um einen Fehler bei der Anwendung der Zusatznarkose, wohl Aspiration. Trachealrasseln und Absonderung wässriger Flüssigkeit aus den Luftwegen sind bei Avertinnarkose ungewöhnlich und sprechen für Ätherschädigung, ebenso der Sektionsbefund: Lungenödem. Die feintropfige Verfettung der Leber hängt, wie auch Nordmann annimmt, nicht mit dem Avertin zusammen. Unserer Ansicht nach war der Tod infolge sekundärem Operationsshock (Herzinsuffizienz) eingetreten. Kein Avertintodesfall, höchstens fraglich.

8. Fall Pribram: Rezidivierendes Melanom im Gesicht. 77,4 kg. Dosierung 12 g; danach nochmals, da Patient nicht schlief, 3 g, also im ganzen 15 g Avertin. Während der Operation Erbrechen und Aspiration, nach der Operation starkes Röcheln. 7 Stunden p. op. plötzlich Schlechtwerden des Pulses, Atemstillstand. Künstliche Atmung und CO_2 erfolglos. Exitus. **Sektion:** Als einziger pathologischer Befund große Thymus persistens. Pribram hält den Fall für Avertintodesfall, Nordmann lehnt ihn ab, da überdosiert, unserer Ansicht mit Recht. Zunächst war die Dosis extrem hoch: bei einem Körpergewicht von 77,4 und einer Dosis von 15 g beträgt die Dosis pro Kilogramm fast 0,2!, dazu kommt noch die Aspiration bei der Operation. Wie weit die Thymus persistens bei dem Exitus begünstigend gewirkt hat, läßt sich nicht sagen. Auch ohne sie wäre bei dieser Überdosierung der Todesfall nichts Ungewöhnliches. Fall scheidet aus.

9. und **10.** 2 Fälle Trendtel: Diese beiden Fälle sind bisher (siehe Killian) immer als echte Avertintodesfälle betrachtet worden. Sie stammen aus der Anfangszeit, als man noch keine große Erfahrung mit der Avertinnarkose hatte. Heute ist nach persönlicher liebenswürdiger Mitteilung von Herrn Prof. Rominger die Beurteilung etwas anders. Der erste Fall scheidet als Avertintodesfall zunächst einmal völlig aus. (Die Dosierung betrug in beiden Fällen 0,15.) 5 Monate alter Säugling mit schwerem Keuchhusten, mit Pleuraexsudat, das punktiert werden mußte. Das Kind ist nicht an der Avertinnarkose zugrunde gegangen, sondern am folgenden Tage bei einem asphyktischen Keuchhustenanfall.

Bei dem 2. Fall handelt es sich um ein tuberkulöses Kind, das mit dem Verdacht einer Bauchtuberkulose eingeliefert wurde. Zur Klarstellung der Diagnose wurde ein Pneumoperitoneum angelegt zur Röntgenuntersuchung. Die Narkose selbst war schon 15 Minuten im Gange, die Untersuchung nahezu beendet, als plötzlich bei dem Kind eine Atemlähmung auftrat. Trotz aller erdenklichen Maßnahmen, diesen Lähmungszustand zu beseitigen, starb das Kind 10 Minuten später. Nach dem Sektionsprotokoll schien ein Narkosetod bei dem Kind nicht wahrscheinlich (Luftembolie oder Shockwirkung?)

Der Fall ist also mindestens fraglich. (Der Zusammengehörigkeit wegen sind beide Fälle hier abgehandelt. Der zweite gehört eigentlich in die vorige Rubrik.)

11. Fall M. Borchardt: 46jähriger Mann. Seit 4 Tagen inkomplette Darmstenose, dann akuter Verschluß. 12 Stunden nach Beginn desselben Operation. Dosierung 0,125 pro Kilogramm, $3^0/_0$ige Lösung + 40 g Äther. Operation nicht kompliziert. Strangdurchtrennung. Darmpunktion. Schon während der Operation Atemstillstand, auf Lobelin, Hexeton, CO_2 Besserung. Patient spannt. Deswegen 40 g Äther. Eine halbe Stunde nach Operation Erwachen, volles Bewußtsein, Atmung jedoch nur auf Anruf. Trotz CO_2, künstliche Atmung, Lobelin usw. Exitus p. op. Sektion: Organe o. B. Herzschwäche nach Laparotomie. Borchardt selbst nimmt an, daß eine gewisse Herzschädigung bei viertägigem inkomplettem und zwölfstündigem komplettem Ileus vorhanden war, gibt aber dem Avertin die Schuld am Tode infolge elektiver Schädigung des Atemzentrums. Nach Nordmann ist dieser Fall wieder ein Beweis, daß der Ileus eine Kontraindikation für die Avertinnarkose sei. Epikrise: Über die Frage Ileus und Avertin siehe Kapitel Kontraindikation S. 603. Die Dosierung ist für diesen Fall vielleicht etwas hoch (relative Überdosierung). Der rasche Eintritt der ersten Atemlähmung schon während der Operation spricht dafür, besonders, da eine $3^0/_0$ige Lösung gebraucht wurde. Trotz dieser gewissen Einschränkung muß dieser Fall wohl als Avertintodesfall gelten.

12. Fall Hammerschlag: Sehr spärliche Mitteilungen. Alle notwendigen Angaben über Alter, Operation, Sektion usw. fehlen. Dosierung 0,125 pro Kilogramm. Der Tod erfolgte einige Stunden p. op., nachdem zunächst schon eine dreiviertelstündige Atemlähmung bestanden hatte. Die Ansicht von Hammerschlag, daß der Tod evtl. an Leberinsuffizienz eingetreten sei, wegen einer vor Jahren vorgenommenen Cholecystektomie, läßt sich nicht aufrecht erhalten. Für die statistische Beurteilung scheidet der Fall aus.

13. Fall Killian: 23jähriger Mann. Gesichtslupus. Lappenplastik. Vorbereitung zwei Ampullen Pantopon, Magnesiumsulfat. Patient schlief danach 3 Stunden. Die Operation wurde aus äußeren Gründen verschoben. Am anderen Tage dieselbe Vorbereitung. Patient schlief zwar nicht, war aber stark müde und schläfrig. Dosierung 0,12 pro Kilogramm = 7,6 g. Einschlafen 3 Minuten nach Beendigung des Einlaufs. Nach 20 Minuten Rücksinken des Kiefers. Blutdrucksenkung während der ersten halben Stunde von 125/90 auf 105/70. Atmung etwas abgeflacht. Intra operationem geringe Aspiration von Blut, das angeblich ausgehustet wird. Infolge des $2^1/_2$stündigen tiefen und reflexlosen Nachschlafs lief die Lunge, wie das bei Lupuskranken oft vorkommt, voll zähen Schleim. Es kam zu einer plötzlichen Cyanose und zum Aussetzen der Atmung bei zunächst noch gutem Kreislauf. Exitus trotz CO_2 usw. Sektion: Lungenödem. (Kehlkopf, Bronchien usw. voll Schleim und Blut.) Killian gibt dem Avertin die Schuld: Ersticken durch Vollaufen der Lunge mit Schleim infolge des tiefen reflexlosen Avertinnachschlafs. Bei allen anderen Narkosen (Äther) sei bei der gleichen Vorbereitung niemals ein derartiger Zustand der Reflexlosigkeit während des Nachschlafs vorhanden gewesen.

Epikrise: Natürlich kann es bei einem solchen tiefen reflexlosen Avertinschlaf bei derartigen Operationen und einer Vorbereitung, die allein schon fast zum Schlafen führt, zur Erstickung kommen. Jede tiefe Narkose ist hier ein Fehler. Es liegt in der Hand des Operateurs, entweder auf jede Narkose zu verzichten (Lokalanästhesie), oder sie nur oberflächlich zu gestalten. Das ist bei der Inhalationsnarkose leichter als bei der Avertinnarkose, aber auch hier möglich: sofortiges Ablassen des Einlaufs und Ausspülung nach Eintritt des Schlafs, wie schon Nordmann zur Kritik dieses Falles sagte. Vor allem aber prinzipielle Basis- und keine Vollnarkose. Ferner Verzicht auf eine Vorbereitung, die alleine schon zum Schlafen führt und die Wirkung des Avertins summiert. Der Fall scheidet aus.

14. Fall Bender: Auch hier fehlen Angaben über Art der Operation, Alter usw. Dosierung 0,15 pro Kilogramm, schon bei der Operation bedrohliches Absinken des Blutdrucks und vorübergehender Atemstillstand. 9 Stunden nach der Operation nochmals Asphyxie, nachdem Patient in der Zwischenzeit schon erwacht war. Auf CO_2 Besserung. Am 3. Tage Exitus an Bronchopneumonie. Fall deswegen als Avertintod abzulehnen.

15. Fall Naujoks[1]: Frau, 43 Jahre. Muskulös, mit kolossalem Fettpolster. Myomoperation. Die Begutachtung von spezialinternistischer Seite ergab keinen wesentlichen

---

[1] Persönliche Mitteilung.

Organbefund, nur eine mäßige, essentielle Hypertonie (185—195 mm Hg), am Herzen ein systolisches Geräusch und eine gewisse Querstellung, aber keine deutliche Dilatation. Die Nieren gesund. Das Gewicht 108 kg!!, die Größe 169 cm. — Nach üblicher Vorbereitung und Pantoponinjektion 9,0 g Avertin in exakt zubereiteter 3%iger Lösung, d. h. 0,083 g pro Kilogramm. Patientin schläft wohl ein, aber flach, reagiert nach 20 Minuten noch auf Anruf und Berührung. Darauf wird 1,0 Avertin zugegeben, so daß sie jetzt insgesamt 10 g hat, d. h. noch nicht 0,1 pro Kilogramm. Auch danach kein tiefer Schlaf, so daß bei Beginn der Operation, 50 Minuten nach der ersten Avertingabe, etwas Äther zugegeben werden ·muß, insgesamt 30 g. Patientin von vornherein etwas cyanotisch, aber nicht stärker als die Mehrzahl der Avertinnarkotisierten. Bald nach Beginn der Operation, etwa 65 Minuten nach der ersten Avertingabe, schwere Störungen, tiefe schnarchende Atmung, Aussetzen der Atmung, sehr starke Cyanose. Auf Lobelin bessert sich die Atmung vorübergehend etwas. — Die Operation, supravaginale Amputation eines myomatösen Uterus, ist wohl durch die enorme Adipositas etwas erschwert, läßt sich ·aber vollkommen glatt und typisch ohne wesentlichen Blutverlust (etwa 100 g) durchführen (Geh. Rat Kehrer). Bei der peritonealen Decknaht wird die Cyanose wieder sehr stark, die Atmung setzt längere Zeit aus, ist sehr unregelmäßig, der Puls regulär, dauernd gut gefüllt. Lobelin, Ephetonin, künstliche Atmung bleiben ohne wesentlichen Effekt. Einige Minuten später wird plötzlich der Puls klein, setzt aus, ist nicht mehr zu fühlen. Auch die intrakardiale Injektion von Adrenalin und die lange fortgesetzte künstliche Atmung und Herzmassage sind erfolglos. — Die Sektion (Pathol. Institut Marburg — Prof. Versé), die in Anbetracht der praktischen Bedeutung des Falles makroskopisch und mikroskopisch besonders sorgfältig ausgewertet wurde, brachte wesentliche Aufschlüsse. Es fand sich neben der exorbitanten universellen Adipositas, Hyperämie und Ödem der Lungen mit beginnender Bronchopneumonie, eine Hypertrophie des rechten Herzens, Dilatation beider Ventrikel, besonders des rechten, mäßige Vergrößerung des lymphatischen Tonsillenapparates und der Lymphknoten des Dickdarmes, verkalkte Hilusdrüsen. Thymusgewebe war nicht nachzuweisen. In der Leber sah man eine mäßige Verfettung der Zellen. Die Schilddrüse „verhältnismäßig klein"; eine Aplasie, die Pribram für wesentlich hält, konnte nicht festgestellt werden. — Epikrise: Zweifellos ist die Patientin in einer Avertinnarkose an einer unbehebbaren Atemstörung zugrunde gegangen; mit dem operativen Eingriff hat der Todesfall kausal nichts zu tun.

Dieser Beurteilung müssen wir uns anschließen. Der Fall zählt zu den echten Avertintodesfällen.

16. Fall Kallmann: 19jähriges Mädchen, gesund, insbesondere Nieren o. B. Operation: Alexander-Adam einseitig wegen Retroflexio uteri. Vorbereitung am Abend vor der Operation 0,5 Veronal. Am Operationsmorgen nochmals 0,5 Veronal. Auffällig starke Wirkung des Veronals. Patientin konnte kaum auf den Beinen stehen, taumelte. Deswegen statt sonst 0,04 Pantopon nur 0,02. Dosierung 0,1 pro Kilogramm, dann nachgegeben nochmals 0,025 kg, insgesamt 5,5 g in 2½%ige Lösung. Beim Hautschnitt einige Tropfen Chloräthyl. Stundenlanger Nachschlaf nach der Operation, Atmung und Kreislauf zunächst gut. Gegen Abend Atmung oberflächlicher. Auf CO_2 nur vorübergehende Besserung. Während der Nacht Verschlechterung des Pulses. Herzmittel erfolglos. Um Mitternacht Cyanose, auf CO_2 nicht gebessert. 2 Uhr nachts plötzlich Kollaps, Excitantien ohne Erfolg. 2 30 Uhr Exitus an Atem- und Kreislauflähmung (17½ Stunden p. op.). Patientin war nicht aufgewacht während dieser ganzen Zeit. Sektion: Leber an der Oberfläche blaßgraue Herde, mikroskopisch diffuse Verfettung der Leberzellen. Rectalschleimhaut gerötet. Im Sigmoid diphtherische Nekrosen nach oben bis ins Querkolon. Magen: Schleimhaut gequollen, präpylorisch ausgedehnte, punktförmige Schleimhauterosionen. In der Blase nur einige Tropfen Urin, nach der Operation kein Wasser gelassen. Nieren: makroskopisch o. B., mikroskopisch: Glomeruli gut erhalten. Tubuli contorti nebst Übergangsabschnitte und dickem Schleifenschenkel ganz fein basal verfettet. Kallmann nimmt akute Nephrose der Niere an als Folge einer Avertingiftwirkung, hält die Darmveränderungen für sekundäre Nekrosen (Ausscheidungsnekrosen, wie sie beim Versagen der Nieren vorkommen). Er selbst glaubt aber, daß die akute sog. Nephrose, die als Folge einer Giftwirkung aufgefaßt werden kann, nicht die Ursache einer mangelnden Nierenfunktion ist. Kallmann sagt epikritisch: „Wir müssen annehmen, daß das Avertin trotz richtig zubereiteter und dosierter Lösung in unserem Falle verhängnisvoll gewirkt hat, ob durch Versagen der Leber bei der

Entgiftung oder der Nieren bei der Ausscheidung, das ließ sich auch durch Autopsie und mikroskopische Untersuchung der Organe nicht belegen. Die Annahme, daß die Nieren aus einem noch unbekannten Grunde versagt haben, erhält eine Stütze durch die $17^1/_2$ Stunden nach dem Eingriff leere Harnblase und die Ausscheidungsherde im Magen und Dickdarm. Das Geheimnisvolle dieses Falles macht ihn unheimlich."

Zu diesem Fall ist zu bemerken, daß er zu den Fällen mit fehlerhafter Vorbereitung gehört (Veronal bis zum Taumeln), worauf von uns an verschiedenen Stellen und auch von Gläsmer hingewiesen wurde. Das Versagen der Nieren ist ungewöhnlich und, wie auch Kallmann sagt, nicht recht zu erklären. Eine Anurie von $17^1/_2$ Stunden kommt auch nach anderen Narkosearten öfters vor; von einer Urämie kann in dieser kurzen Zeit noch nicht gesprochen werden. Die Nekrosen im Darm können wir uns auf diese Weise nicht erklären (technische Fehler?). Der Tod trat an Atemlähmung wohl infolge Summation von Veronal-Pantopon-Avertinschädigung ein, bei schwächlicher Patientin (18 J., 44 kg, Größe 1,53 m). Wir wollen den Fall aber doch zu den Avertintodesfällen zählen trotz der völlig falschen Vorbereitung.

17. Fall Erkes: 69 jähriger Mann, 75 kg. Operation: quere Wangenspaltung wegen Tumor. Da inoperabel, Operation abgebrochen, Dauer 10 Minuten. Dosierung 0,106 = 8 g. Nach 10 Minuten tiefer Schlaf. Atmung tief, zeitweise röchelnd, etwas Cyanose. Kein Erwachen. $7^1/_2$ Stunden nach der Operation Atemstillstand, bei zunächst gutem Puls, dann Exitus. Sektion: Trachea, Bronchien frei, Lungen emphysematös. Herz stark vergrößert, hypertrophisch. Fall ist wohl auch Avertintodesfall, richtige Technik vorausgesetzt.

Gruppe 3. a) Todesfälle bei geschädigtem Atemzentrum oder Verminderung der Atmungsfläche. Die Ansichten über die Avertinnarkose bei den diesem Abschnitt zugrunde liegenden Fällen sind zur Zeit noch sehr verschieden. Im allgemeinen wird die Avertinnarkose bei Hirntumoren abgelehnt, vor allem bei solchen mit schon vorhandener Schädigung des Atemzentrums. (Näheres s. Kapitel Kontraindikationen.) Richtig ist wohl, daß solche Fälle überhaupt nicht in Narkose, sondern in Lokalanästhesie operiert werden sollten. Aus eigener Erfahrung können wir das bestätigen. Einmal verloren wir einen Fall an Hirntumor, der schon bewußtlos und mit schweren Atemstörungen eingeliefert wurde bei Avertin noch vor der Operation. Andererseits wurde bei einem ähnlichen Fall, der aber nicht so schwer lag, die angesetzte Avertinnarkose vom Narkotiseur abgelehnt, um die Avertinstatistik nicht leichtsinnig zu verschlechtern. Der Pat. wurde in Lokalanästhesie operiert und kam am Abend der Operation gleichfalls ad exitum. Kommentar überflüssig!

Schwierigkeiten bestehen auch bezüglich der Frage der Kontraindikation bei den Fällen von operativer Verkleinerung der Lungenoberfläche (Thorakoplastiken, Lungentumoren, besonders aber Phrenicusexairese). Bei der Beurteilung dieser Todesfälle ist es schwer, sich objektiv festzulegen, ob das Avertin am Exitus schuldig oder wenigstens als mitschuldiger Faktor anzusehen ist, oder ob nicht vielmehr jede Narkose kontraindiziert ist, wie es Sauerbruch für gewisse Eingriffe (Bronchiektasien usw.) angibt. Wenn man überhaupt Allgemeinnarkose anzuwenden gezwungen ist, so soll, solange noch keine größeren Erfahrungen vorliegen, besonders vorsichtig dosiert werden (prinzipielle Basisnarkose), die wahrscheinlich nicht schädlicher ist als jede andere Narkose. Wie sehr sich die Ansichten widersprechen, möge das Beispiel der Phrenicusexairesen erhellen. Während Schrödl Avertinnarkosen hierbei für kontraindiziert hält, hat Mühsam bei ihr wie auch bei anderen Operationen, die die Lungenoberfläche operativ verkleinern, gute Erfahrungen gemacht und hält sie für indizierter als die Inhalationsnarkose. Nun zu den Todesfällen selbst. Wir haben sie in 4 Gruppen eingeteilt.

A. Hirntumoren. 1. Fall Melzner: Dosierung 0,2 pro Kilogramm. Exitus während der Operation an Atem- und Kreislauflähmung. Melzner hält den Zusammenhang selbst für fraglich. Extreme Überdosierung. Fall scheidet aus.

2. Fall Specht[1] (Kieler Klinik): 27 jähriger Mann, Hirntumor mit Hirndruck. Schwere Somnolenz. Von der Nervenklink zur Trepanation überwiesen. Dosierung 0,1 pro Kilogramm. Einige Minuten nach dem Einlauf Cyanose, Atemstillstand, Exitus trotz Excitantien, CO_2 usw. Epikrise: Schwergeschädigtes Atemzentrum. Jede Allgemeinnarkose kontraindiziert. Ob besondere Avertinschädigung vorliegt, die darüber hinausgeht, fraglich.

B. Phrenicusexairesen. 1. Fall Schrödl: 37 jähriger Mann. Über der linken Lunge tuberkulöse Prozesse, keine Kavernen. Im rechten Unterlappen Kavernen. Phrenicusexairese rechts. Dosierung 0,15 pro Kilogramm 3 Min. nach Einlauf abnorme Verlangsamung der Atmung. 20 Min. nach Beendigung der Operation (1 Std. nach Beginn der Narkose) plötzlich erneut schwere Cyanose, Atmung 2—3 Züge pro Minute, schleimige Flüssigkeit aus dem Munde bei künstlicher Atmung. $2^1/_2$ Std. nach Beginn der Narkose Exitus trotz aller Herz- und Gefäßmittel und künstlicher Atmung. CO_2 wurde nicht angewandt. Sektion: Lungenödem. Schrödl erklärt sich den Exitus folgendermaßen: Einschränkung der inneren Atmung im kleinen Kreislauf 1. durch Bindung des Blutes an Avertin. 2. Durch weitere Einschränkung der Atmung durch die operative Zwerchfelllähmung bei schon vorhandener eingeschränkter Atmungsfläche durch die Krankheit. Dazu ist zu sagen, daß wohl jede tiefe Narkose (und um eine solche handelt es sich bei einer Dosierung von 0,15 pro Kilogramm) in solchen Fällen kontraindiziert ist, daß nach Operationen in Äthernarkose ebenfalls Lungenödeme in solchen Fällen vorkommen. „Nicht das Mittel an sich führt also in diesem Falle den Tod herbei, sondern ausschließlich die Indikationsstellung ist schuld an dem Ausgang."

Wir möchten bemerken: vor allem ist die Dosierung schlecht. Basisnarkose ist wohl kaum gefährlicher hierbei als die Inhalationsnarkose, wenn man nicht überhaupt zweckmäßiger in Lokalanästhesie operiert; fraglicher Avertintodesfall. Wette, Köller und Mühsam berichten über gute Erfolge der Avertinnarkose bei Phrenicusexairesen. Wette hatte 7 Fälle ohne Exitus, darunter einen, wo eine Lunge ganz (Seite der Operation), und bei der von der anderen die Spitze erkrankt war. Die Operation in Avertinnarkose verlief ohne jeden Zwischenfall.

C. Thorakoplastiken. 1. Fall Roedelius: Thorakoplastik wegen Lungentuberkulose. Gegen Ende der Operation Pulsverschlechterung, Cyanose. Nach vorübergehender Besserung $^1/_2$ Std. nach der Operation plötzlich Exitus. Die Pleura war bei der Operation zweimal verletzt worden. Nordmann hält Avertinnarkose in diesem Falle für kontraindiziert. Unsere Stellungnahme habe ich oben bereits dargetan. In diesem Falle war die Pleura zweimal verletzt worden und der Tod dadurch auch bei jeder anderen Narkose erklärlich, selbst bei Lokalanästhesie. 10 weitere Thorakoplastiken von Rodelius verliefen glatt. Fall scheidet aus.

D. Andere Lungenoperationen. 1. Fall Els. 25 jähriger Pat. wegen Bronchektasie im linken Unterlappen schon zweimal operiert, jetzt Operation wegen bronchektatischen Abscesses. Da Lokalanästhesie unmöglich, Avertinnarkose. Dosierung 0,08 pro Kilogramm = 5,6 g. Wenige Min. nach Eintritt der Narkose Aspiration großer Eitermengen und nach $1^1/_2$ Std. Exitus. Jede Narkose war für diesen Fall ungeeignet, als Avertintodesfall scheidet er aus. E. sagt selbst, daß der Fall kein Avertintod sei, sondern daß er selbst die Schuld habe. Der Fall ist deswegen hier aufgeführt, weil andere, weniger kritische Operateure ihn den Avertintodesfällen zurechnen würden.

2. Fall Lobenhoffer. Tuberkulöses Empyem, aufs äußerste heruntergekommener Pat. Rippenresektion. Dosierung 0,15 pro Kilogramm. Exitus an Atemlähmung und Gefäßkollaps 1 Std. nach der Operation. Abgesehen von der hohen Dosierung war auch hier wohl jede Allgemeinnarkose kontraindiziert, der Tod wohl bei dem sehr schlechten Allgemeinzustand als Operationsfolge (Shock oder dgl.) zu erklären. Scheidet aus.

3. Fall Pribram. Thorakoplastik wegen Pleuraempyem und Lungenabsceß. Dosierung 0,15 pro Kilogramm. Exitus 4 Std. post op., nähere Angaben fehlen. Für diesen Fall gelten dieselben kritischen Angaben wie für den vorigen.

---

[1] Nicht veröffentlicht.

4. Fall Drügg. Brustwandresektion wegen Ca. Dosierung 0,15 pro Kilogramm. Exitus nach 17 Std. Nähere Angaben fehlen, Sektion ebenfalls. Daher Tod als Avertintodesfall wohl abzulehnen, Dosierung zudem sehr hoch.

Gruppe 4. Postoperative Pneumonie. Im allgemeinen kann man heute sagen, daß die postoperativen Pneumonien seit Einführungen der Avertinnarkose seltener geworden, wenn sie naturgemäß auch nicht ganz geschwunden sind. Fehlen auch die Schädigungen des Äthers (Schleimsekretion, Aspirationsgefahr usw.), so trägt ein allzu langer postoperativer Nachschlaf, wie er besonders im Anfang bei hoher Dosierung häufig gesehen wurde, vielleicht zur Entstehung von postoperativen Pneumonien bei. Derartige Fehler lassen sich aber vermeiden. An unserem Material hat jedenfalls die Zahl der Pneumonien abgenommen, sie scheint uns weitgehend abhängig von der Menge des Zusatznarkoticums (Äther) und von der Güte der Ausführung dieser Ätherzusatznarkose zu sein. Todesfälle an postoperativer Pneumonie sind daher als Avertintodesfälle abzulehnen, es sind auch nur wenige Fälle in der Literatur mitgeteilt, die nur kurz erwähnt werden sollen.

1. Fall Heck, 70jähriger Mann. Tonsillektomie wegen Tonsillencarcinom. Die Ausräumung der Halsdrüsen wurde in Avertinnarkose angeschlossen. Dosierung 0,1 pro Kilogramm = 5,1 g. Tiefer Narkoseschlaf, 30 Std. dauernd. Dann Exitus unter Trachealrasseln und Lungenödem (hypostatische Pneumonie). Avertintod.

2. Fall Flörcken, 53jähriger Mann. Resektion eines callösen, penetrierenden Duodenalulcus. Dosierung 0,13 pro Kilogramm = 7,6 g. Operationsdauer 1 Std. Spätes Erwachen nach 6 Std. Am Tage nach dem Eintritt bereits Infiltration beider Unterlappen. Exitus an Pneumonie am 4. Tage. Flörcken selbst hält diesen Fall nicht für Avertintod.

3. Fall Anschütz, 50jähriger Mann. Resektion des Magens wegen Ulcus. Dosierung 0,12 pro Kilogramm = 8,06 g + 400 g Äther. Die Äthernarkose wurde sehr schlecht ausgeführt (Aspiration von Schleim während der Operation). Exitus am 10. Tage p. op. an Lungengangrän. Der Fall stammt aus unserer Anfangszeit, schon damals lehnte Anschütz ihn als Avertintodesfall ab und nahm als Todesursache die schlecht ausgeführte Äthernarkose an. Scheidet aus.

4. Fall Martin, 21jährige Frau. 6 Wochen nach durchgemachtem Scharlach an Appendicitis im Intervall operiert (14 Tage nach Anfall, der 3 Tage dauerte). Dosierung 0,15 pro Kilogramm = 9 g. Exitus am 5. Tage post op. Bronchopneumonie beiderseits. Die Pat. blieb somnolent. Nordmann denkt an evtl. ungenügende Ausscheidung des Avertins durch die Nieren. Fall als Avertintod fraglich.

5. und **6.** Fälle Reischauer. Zweimal Exitus an Bronchopneumonie bei zum Teil sehr elenden geschwächten Pat. und großen Eingriffen, dazu noch hohe Dosierung von 0,15.

7. Fall Vorschütz. Pylorusstenose. Exitus am 4. Tage an Bronchopneumonie, die Vorschütz nicht häufiger als gewöhnlich sah. Scheidet aus.

8. Fall Hillebrand. Operation wegen fortgeschrittenem Kehlkopfcarcinom, Hypertonie von 220 mm Hg. Exitus am Tage nach der Operation an Aspirationspneumonie. Im Urin wurden nach der Operation (vorher nicht untersucht) Eiter und Zylinder gefunden. Hillebrand führt diesen Befund auf Nierenschädigung durch Avertin zurück (Kritik dieser Befunde s. Kap. Kontraindikation, Abschnitt Niere). Der Exitus hat wohl nichts mit dem Avertin zu tun. Scheidet aus.

Kreislauf.

Wie an anderer Stelle erwähnt, lassen sich Atem- und Kreislaufstörungen, tödliche Ausgänge bei beiden nicht immer streng voneinander trennen (s. Kapitel Atmung). Bei den schweren Kreislaufstörungen mit tödlichem Ausgang unterscheiden wir am besten drei Gruppen:

1. Kreislaufstörungen vor der Operation, bzw. sofort nach Beginn, wo der Operationsshock noch auszuschließen ist.

2. Kreislaufstörungen während oder sofort nach der Operation.

3. Kreislaufstörungen längere Zeit nach der Operation.

Die erste Gruppe ist am wichtigsten, läßt sich doch bei ihr der Operationsshock ausschalten, der oft einen größeren Anteil an der Kreislaufschwäche hat, als das Avertin. Alle Formen der Kreislaufstörungen treten klinisch unter dem bekannten Bilde des Shocks auf, sei es als Frühshock (Kollaps), bei der Operation oder als Spätshock kürzere oder längere Zeit nach derselben. Wieweit die Avertinnarkose zum Vorkommen des Operationsshocks mehr als eine andere Narkose beiträgt, ob das Avertin tatsächlich infolge seiner Blutdrucksenkung und Vermehrung der Acidose, wie Killian annimmt, die Shockbereitschaft erhöht, ist im Einzelfalle oft nicht zu entscheiden. Bei der ersten Gruppe spielen neben Dosierung des Avertins und Technik noch die Art des Pränarkoticums eine wichtige Rolle. Wie vorsichtig man in der Beurteilung Kollaps in Avertinnarkose sein muß, zeigt der S. 541 erwähnte Fall von Mühsam: aufgeregter psychisch labiler Pat. 0,015 M. Bei Einführung des Avertinschlauchs (kein Avertin) plötzlich hochgradiger Kollaps, Blässe, Pulslosigkeit. Erholung auf die üblichen Herzmittel. Wäre der Avertineinlauf schon verabfolgt gewesen, so wäre die Beurteilung dieses Zustandes wohl eine erheblich andere!

Gruppe 1. Hierher gehören die zwei Fälle Melzner, die im vorigen Kapitel unter Abs. 2 angeführt sind. Sie stammen aus der Anfangszeit, sind stark überdosiert und der Tod trat unter irreversibler Atem- und Kreislaufstörung ein, wie er typisch für schwere Avertinvergiftungen ist.

Gruppe 2. 1. Fall Anschütz, 58jähriger Mann. Nephrektomie wegen Tumor. Blutdruck 155 mg Hg. Trostloser Fall, Kachexie, sehr schwierige Operation. Ablösung des zweimannsgroßen Tumors von Leber, Pankreas, Duodenum und Coecum unter schwerem Blutverlust. Dosierung 0,125 pro Kilogramm = 9,75 g + 250 Äther. Exitus 3 Std. post op. im Shock. Der Fall stammt aus der Anfangszeit, daher auch die relative Überdosierung. Aber auch so ist der Fall, wie Anschütz damals schon betonte, kein Avertintodesfall. Der Exitus erfolgte im primären Operationsshock (Kollaps, hervorgerufen durch Operation und Blutverlust). Die Sektion ergab ebenfalls keinen Anhalt für Avertinschädigung.

Gruppe 3. 1. Fall Burk. 40jähriger Mann, seit 2 Jahren magenleidend, mehrfach Blutung, 7 Tage vor der Operation erneut schwere Blutung. Sehr fettreicher Pat. Gewicht 98 kg. Organbefund o. B. Urin: E. + Zucker +. Vorbereitung: Am Abend vor der Operation 1 Veronal, 1 Std. vor der Operation 0,0002 Skopolamin + 0,02 Laudanon. Dosierung 0,1 pro Kilogramm = 9,8 g 3% Lösung + 200 g Äther. Große Magenresektion nach Billroth II; schwierig, Eingriff dauert $2^1/_2$ Std. Puls bleibt dauernd klein, auch nach der Operation 50 Std. post op. Exitus unter dem Bilde der Kreislaufschwäche.

2. Fall Burk. 49jährige Frau, seit 2 Jahren krank. Gewicht 51 kg Cholecystektomie. Dosierung 0,1 pro Kilogramm = 5,1 g, 3% Lösung + 60 Äther. Operationsdauer 1 Std. Blutdruck nach der Operation (vorher nicht gemessen) 50/70. 1 Std. post op. Erbrechen. Puls bleibt schlecht, frequent. 47 Std. post op. Exitus an Kreislaufschwäche.

Beide Fälle gehören zusammen, sie hatten Temperatur bis 39°, Pulserhöhung bis 135 bzw. 150, also Zeichen einer Kreislaufschwäche. Peritonitische Erscheinungen fehlten. Auffällig war bei beiden die Euphorie. Burk sagt, die Kranken starben einem unter der Hand und glaubt dieses Krankheitsbild als eine Avertinschädigung auffassen zu müssen. Dieses Krankheitsbild ist jedoch charakteristisch für den Shock, und zwar für den Sekundär- oder Spätshock, wie er mit und ohne Avertinnarkose nach großen und schwierigen Eingriffen bei geschwächten Pat. besonders bei Operationen am Schädel und Thorax, ferner bei Laparotomien auftritt. Während der erste Fall wegen der Schwere des Krankheitsbildes und des operativen Eingriffs und wegen des Verdachtes auf eine beginnende Peritonitis nicht als Avertintodesfall in Frage kommt, ist der zweite Fall, solange die Frage Avertin und Vermehrung der Shockbereitschaft noch nicht geklärt ist, unter die fraglichen Avertintodesfälle zu rechnen; eigentlich sollte er ausscheiden.

3. Fall Hahn, 71jähriger Mann. 52,5 kg. Arteriosklerotische Beingangrän. Amputation des Beines. 5 g Avertin, also knapp 0,1 pro Kilogramm. Vollnarkose ohne Zwischenfall, zwei Stunden Nachschlaf, 2 Tage post op. beginnende Herzschwäche, Exitus am 4. Tage. Sektion. Schwere allgemeine Arteriosklerose, frische Nebennierenblutungen beiderseits. Hahn glaubt, daß dieselben evtl. Folgen einer Blutdrucksenkung durch Avertin sind. Bei jeder Narkose sind Hypertoniker wegen Kreislaufinsuffizienz gefährdet. Die Rolle des Avertins ist sehr fraglich.

4. Fall Benthin. Prolapsoperation bei 52jährigem Pat., korpulent, Dosierung 0,125 pro Kilogramm. Während und nach der Operation zunächst keinerlei Störung. Blutdrucksenkung während der Operation von 135 auf 95 mm Hg. Am 4. Tage Exitus an Herzinsuffizienz. Benthin selbst nimmt keinen Avertintod an. Zwei hinzugezogene Internisten lehnten ebenfalls den Tod als Narkosetod ab.

5. Fall Sievers. Dieser Fall ist in der Todesfallstatistik von Killian als Avertintodesfall angegeben, später aber wieder gestrichen worden. Er hat nach der Mitteilung von Sievers bestimmt nichts mit Avertin zu tun. Es handelt sich um eine allgemeine Peritonitis bei Appendicitis bei einem Kind. Schon vorher war schwerer Kollapszustand vorhanden, der erst durch Analeptica gebessert wurde. Der Tod erfolgte an Kreislaufschwäche nach der Operation und ist auf die Krankheit und Operation zurückzuführen.

6. Fall Petermann. 69jähriger Mann, Peritonitis nach Netztorsion. Dosierung 8,4 g. Pat. blieb nach der Operation schläfrig. Exitus 26 Std. post op. an Kreislaufschwäche. Sektion: Starke Verkalkung der Coronararterien, Herzmuskelschwäche und Lungenblähung. Bei diesem Befund ist der Avertintod fraglich:

Lebertodesfälle.

In diesem Zusammenhang interessieren nur die Todesfälle, die in der Literatur bei Avertinnarkose infolge der angeblichen Leberschädigung durch das Avertin erfolgt sind. Ähnlich wie die Trennung der Avertinzwischenfälle, bei der Atem- und Kreislaufschädigung eine mehr oder minder gewaltsame ist, so lassen sich auch, wenn auch nicht in demselben Maße, die Leberschädigungen oft nicht von den Nierenschädigungen trennen, beide kommen vielfach gemeinsam vor. Vor Schilderung der einzelnen Todesfälle sei an dieser Stelle nochmals daran erinnert, daß es im Tierexperiment nicht gelungen ist, Leberschädigungen durch Avertin hervorzurufen, daß ferner die Rolle der Leber als alleiniges Entgiftungsorgan durchaus nicht allgemein anerkannt ist, und daß auch bei Erkrankungen der Leber, mit und ohne Ikterus, ihr durchaus nicht die Fähigkeit der Glucuronsäurebildung verloren geht. Die normale Avertinentgiftung, d. h. also die Bindung des Avertins an Glucuronsäure ist auch durch zahlreiche gutverlaufene Avertinnarkosen bei Ikterus bewiesen. Überhaupt ist die Beurteilung einer evtl. Schädigung der Leber an Hand der in der Literatur mitgeteilten Todesfälle recht schwierig; finden wir doch hierbei häufig Organe, die schon vorher geschädigt waren und die einer Belastung durch irgendeine Narkose und durch die Operation nicht mehr gewachsen waren. Gerade bei den Erkrankungen der Leber- und der Gallenwege werden oft genaue Angaben in der Literatur über Art und Dauer des Leidens, ob bei Gallensteinoperationen z. B. Operation im Anfall oder im Intervall usw. vermißt. Angaben, die, wie Anschütz in seiner Statistik zeigte (S. 593), für die Prognose dieser Erkrankungen von allergrößter Wichtigkeit sind. Schließlich ist nicht allgemein bekannt, daß auch nach Äthernarkosen (nach Crile bei jeder tiefen) Leberschädigungen vorkommen. Bei vorher bestehender Leberschädigung, besonders bei Choledochusverschluß, kann es auch im Anschluß an eine Äthernarkose zu einer akuten Leberinsuffizienz mit Exitus meist zwischen 3. und 5. Tage kommen. Auf das Krankheitsbild, das sich aus Kombination von Leber- und Niereninsuffizienz nach Operationen an Leber- und Gallenwegen nach jeder Narkose entwickeln kann, wird im Kapitel Kontraindikationen, Abschnitt Niere, eingegangen (S. 595).

Was die pathologisch-anatomischen Befunde bei den Lebertodesfällen betrifft, so ist man nur bei den allerwenigsten in der Lage, sie im einzelnen zu überprüfen und sie zu diskutieren. Wir können uns nur ganz allgemein, und zwar durchaus skeptisch zu ihrer Erklärung als Folge einer Avertineinwirkung äußern. Jeder pathologische Anatom wird auf Anfrage sofort erklären, daß die für charakteristisch gehaltenen Befunde Fettinfiltration, Fettdegeneration erstens sehr oft und bei den verschiedensten Krankheiten gefunden werden und zweitens, daß die Trennung dieser beiden Befunde nicht selten sehr schwierig, manchmal unmöglich ist. Im gleichen Sinne äußert sich auch Nordmann. Die Verfettung der Leber sei zweifellos ein Zeichen dafür, daß sie schon vor der Avertinnarkose krank war, sie findet sich bei allen Kachexien, Inanitionen, Anämien usw. Die Degenerationen werden verursacht durch infektiös toxische oder degenerative Prozesse. Nordmann meint, daß weder die eine noch die andere Leberveränderung mit dem Avertin etwas zu tun haben könnte, denn sonst würde das Tierexperiment in seinen vielhundertfachen Wiederholungen derartiges gezeigt haben. Ebensowenig haben die bei uns gestorbenen, mit hohen Avertindosen behandelten Tetanusfälle irgendwelche Leberveränderungen oder solche der Niere gezeigt. Lehrreich ist in diesem Zusammenhange der Fall von Heinecke-König, bei dem die während der Operation ausgeführte Probeexcision aus der Leber einen degenerativen Prozeß ergab, der einige Tage nach dem Eingriff zum Tode führte unter dem klinischen und pathologischen Bild einer akuten Leberatrophie. Hätte man die Probeexcision nicht gehabt, wäre zweifellos auch in diesem Falle die Avertinnarkose als Ursache der Veränderung angesehen worden.

Es würde interessant sein, bei Todesfällen nach Äthernarkose oder Lokalanästhesie, mit gleicher Schärfe nach Leber-Nierenveränderungen zu fahnden — man würde gewiß die gleichen Veränderungen in gleicher Häufigkeit finden.

Nach diesen Vorbemerkungen nun zur Besprechung der einzelnen Todesfälle:

1. Fall Holle. 64jähriger Mann, Cholecystitis, schwerer cholämischer Zustand. Dosierung 0,125 pro Kilogramm = 9,2 g + 180 g Äther. Exitus am anderen Tage. Keine Sektion. Dem Avertin ist wohl keine besondere Schuld an diesem Todesfall zu geben, trotz der relativ hohen Dosierung. Scheidet aus.

2. Fall Ebhardt. 69jähriger Mann, Cholelithiasis mit Ikterus und Fieber, schlechtes Allgemeinbefinden. Dosierung 0,13 pro Kilogramm. 3%ige Lösung. Operation 8 Tage nach einem Anfall, nachdem erneut wieder Schüttelfrost aufgetreten war. Operation: Schwer chronisch und akut veränderte Gallenblase ohne Stein. Cholecystektomie. Choledochusdrainage. Zunächst Eingriff gut überstanden. Ab 5. Tag Gallenfluß aus dem T-Rohr spärlicher, Pulsverschlechterung. Statt des bisher frischen Eindrucks, den Pat. gemacht hatte, trat ein eigenartiger, ganz langsamer Wechsel im Befinden mit leichter Benommenheit und zunehmender Schwäche ein. Keine peritonitischen Erscheinungen, keine eigentliche Herzschwäche, kein Fieber. Der Pat. machte einen toxischen Eindruck. Unter Zunahme der geschilderten Symptome Exitus am 11. Tage. Die Sektion ergab als einzigen Befund eine nur mikroskopisch nachweisbare Pericholangitis mit zum Teil leukocytären Infiltraten im periportalen Gewebe und einen mäßigen Ikterus in einem kleinen Teil der Leberzellen. Obwohl Cholangitis und Pericholangitis das Krankheitsbild allein schon erklären konnten, gab man dem Avertin eine gewisse Mitschuld im Sinne einer Leberschädigung, bis ein zweiter bis in die kleinsten Einzelheiten parallel verlaufender und zum gleichen Ende führender Fall nach Äthernarkose eintrat.

Diese beiden Todesfälle sind ein Paradigma dafür, wie vorsichtig man in der Beurteilung eines Avertintodesfalles sein muß.

3. Fall Heinicke (auch von F. König mitgeteilt). 42jährige Frau. Seit 14 Jahren Gallenkoliken mit zeitweisem Ikterus. Bei der Operation nicht gelb. Dosierung: 0,15 pro Kilogramm = 7,6 g Avertin + 30 ccm 10%ige Magnesiumsulfatlösung und 0,03 Narkophin, dazu 120 g Äther. Gallenblase chronisch entzündet, wird ektomiert. Ductus choledochus sehr stark erweitert, Solitärstein nahe der Papille, wird durch Choledochotomie entfernt, die Wunde im Choledochus durch Naht geschlossen. Am 3. Tage post op. Temperatursteigerung, ikterische Verfärbung der Scleren. Urinentleerung o. B. Am 4. Tage weitere Temperatursteigerung bis 39,6°, Erregungszustände, deswegen Verlegung in die psychiatrische Klinik, dort Exitus im Tobsuchtsanfall am 5. Tage. Sektion: Ikterus, cholangitischer Herd in der Leber. Heinicke gibt folgende Epikrise an: post op. Psychose durch Autointoxikation infolge Leberschädigung. Die Probeexcision während der Operation ergab beginnenden Degenerationsprozeß der Leberzellen. Das Krankheitsbild ähnelt dem zweiten Stadium der akuten gelben Leberatrophie. Als Ursache dieser Leberschädigung nimmt Heinicke an, 1. Operation: vermehrter Eiweißzerfall, 2. Äther, 3. Avertin, dessen Wirkung dem Chloroform ähnlich sei. Aus den eingangs gemachten Bemerkungen kann man wohl nicht von einem besonderen Avertinschaden sprechen. Akute post op. Leberinsuffizienz meist mit Ikterus ist nach Äthernarkose u. a. auch von Laqua beschrieben. Scheidet aus.

4. Fall Dreesmann. Cholecystektomie, Choledochusdrainage, Dosierung 0,15 pro Kilogramm. Exitus am anderen Tage. Sektion: Diffuse eitrige Cholangitis der Leber. Kein Avertintod.

5. Fall Reinert. 50jähriger Mann. Magenresektion. Dosierung 0,1 = 2,5 pro Kilogramm. Exitus 24 Std. post op. Sektion: Leberläppchennekrose. Der Zusammenhang mit der Avertinnarkose ist fraglich, derartige Veränderungen bei Avertin sind im allgemeinen nicht bekannt.

6. Reischauer. 45jähriger Mann, Magenresektion. Dosierung 0,14 pro Kilogramm = 8,5 g 4 Std. post op. Erwachen, dann wieder tiefer Schlaf bis abends. Exitus 38 Std. post op. unter dem Zeichen einer Herzschwäche und kardialen Dyspnoe. Sektion: Schwere degenerative Verfettung der Leber, des Herzens und der Nieren. Reischauer führt diese Befunde auf Avertin zurück. Nach den obigen Ausführungen können diese Veränderungen wohl kaum mit dem Avertin in Zusammenhang gebracht werden. Nordmann beurteilt ihn in seiner Statistik ebenso. Die Dosierung ist zudem sehr hoch, und der Exitus bei der Schwere der Erkrankung wohl durch die Operation erklärt: post op. Spätkollaps. Scheidet aus.

7. Fall Drügg. Cholecystektomie. Dosierung 0,15. Exitus am 4. Tage. Keine näheren Angaben. Bei der Sektion: Herdverfettung in der Leber. Schon wegen des Fehlens jeglicher genauerer Angaben Fall nicht statistisch als Avertintod zu verwerten. Scheidet aus.

8. Fall Behrend. 58jähriger Mann, seit 3 Monaten Ikterus, 2 Std. nach Operation Kreislaufschwäche, nach 4 weiteren Stunden Benommenheit, Exitus in komatösem Zustand. Sektion: Carcinom an der Papilla Vateri. Dieser Fall ist wohl gleichfalls als Avertintod abzulehnen. Auch bei jeder anderen Narkose wäre er wohl ad exitum gekommen, wie Nordmann sagt. Scheidet aus.

9. Fall Behrend. Pyloruscarcinom bei Mann in äußerst schlechtem Allgemeinzustand. 2 Std. post op. plötzlich Kollaps und Exitus. Sektion: Cyanose der Bauchorgane, besonders der Leber. Epikrise: Exitus im Operationskollaps. Kein Avertintod.

10. Fall Münnekehoff. Exitus 7 Std. post op. bei alter Leberschädigung (Sektion), die vorher nicht festgestellt wurde. Bei derartigen Leberschädigungen kommt es nach jeder Narkose evtl. zu diesem Ausgang (Nordmann). Angaben zu unvollkommen. Scheidet aus.

11. Fall Pribram. 60jährige Frau, seit 10 Jahren mehrmals schwerer Kolikanfall mit Fieber und Ikterus. Seit 3 Tagen Ikterus und Schüttelfröste. Guter Ernährungszustand. Die Leber vergrößert, Gallenblase prall gefüllt, Bauchdeckenspannung. Bilirubin im Serum: 4,75—5 E. Rectalnarkose mit 8 g Avertin, Körpergewicht 78 kg, also etwas über 0,1. Patient schläft sehr tief. Operation: Exsudat. Punktion der Gallenblase, dicker übelriechender Eiter. Im Choledochus dicker Eiter. Eingeklemmter Papillenstein entfernt. Naht des Choledochus und Abbinden des Ductus cysticus. Spaltung der Blase und Ausräumung von Konkrementen, Mukoklase und Vernähung. Elektrokoagulation mehrerer haselnußgroßer Absceßhöhlen im Leberbett. Vollständiger Wundverschluß. — 3 Stunden p. op. guter Puls, tiefer komatöser Schlaf. Lobelin, 300 ccm 4%iger Traubenzucker-lösung und 20 E. Insulin. Nach 12 Stunden noch tiefer komatöser Schlaf, Puls gut, aber-mals 200 ccm 10%ige Zuckerlösung und 20 E. Insulin. Kohlensäureatmung, Puls 120, regelmäßig, kräftig, 15 Atemzüge in der Minute, geringgradige Cornealreflexe. Auf starken Schmerzreiz reagiert Patient mit Abwehrbewegung. Nach 24 Stunden tiefer komatöser Schlaf, Puls 110, kräftig. Aderlaß von 100 ccm und Infusion von 200 ccm Traubenzucker-lösung und 20 E. Insulin. Blasenkatheterismus ergibt nur wenige Tropfen Urin. Patient schwitzt sehr stark. Insulin-Traubenzuckerinfusion von 200 ccm, später Natron bicar-bonicum. Decholin, Pilocarpin intravenös. Starker Schweißausbruch und Speichelfluß. Patient wird etwas lebhafter, um dann gleich wieder in tiefen Schlaf zu verfallen. Noch immer kein Tropfen Urin in der Blase, etwa 48 Stunden nach Beginn der Narkose Nachlassen des bis dahin kräftigen Pulses und Exitus. — Sektion: Leber: In den Zentralpartien der Leberläppchen beginnende Dissoziation der Leberzellen. Ödem der Capillarwandungen. Fett nur in Spuren. In den Zentralpartien der Acini Leberzellen erheblich atrophisch, nur in Spuren Fett. — Nieren: Glomeruli zum Teil völlig blutleer, die Endothelien sind ver-mehrt, das Epithel der zugehörigen Kanälchen enthält Spuren von Fett. Neben diesen frischen Veränderungen zeigen sich ausgedehnte alte Veränderungen, Bindegewebsverdickung mit Verfettung der kleinen Arterien (Arteriosklerose), die Kanälchen vielfach atrophisch, das Bindegewebe zwischen den Kanälchen vermehrt.

Epikrise: Die Operation erfolgte im Anfall (Ikterus und Schüttelfröste). Die Mortali-tät solcher Operationen ist nach Anschütz sehr hoch (S. 593). Hier war der Eingriff ganz besonders schwer! Das beschriebene typische Krankheitsbild mit Leber- und Nierensuffi-zienz ist nach solchen Operationen bekannt auch nach Äthernarkose. Solange man noch nicht weiß, ob derartige Zufälle nach Avertinnarkose häufiger als sonst vorkommen, ist über eine besondere Avertinschädigung nichts Sicheres zu sagen. Der Fall ist höchstens als fraglicher Avertintodesfall zu registrieren.

Nieren.

Auf die Kombination von gemeinsam vorkommendem Versagen der Leber und der Nierenfunktion ist in den vorigen Abschnitten schon mehrfach hin-gewiesen worden. Auf die Beurteilung der Nieren für die Avertinentgiftung, ihre evtl. Schädigung durch dieses Narkoticum soll hier gleichfalls nicht näher eingegangen werden. In diesem Zusammenhang interessieren nur die Todes-fälle infolge Versagens der Nieren und ihre kritische Beurteilung.

1. Fall Domanig. 52jährige Patientin, mäßig kräftige Konstitution, geschwächter Allgemeinzustand. Magencarcinom. Vorbereitung 0,02 Pantopon, Dosierung 0,075 pro Kilogramm = 5,7 g. Urin vor der Operation normal. Operation: Probelaparotomie, in-operables Carcinom mit Lebermetastasen. Blutdruck während der Operation von 120 auf 70 gefallen, Atmung beängstigend langsam und oberflächlich, auf Lachgas Besserung. Nach der Operation wegen tiefen Schlafs Erwecken durch Dauerinfusion. In den ersten Tagen leidlich gutes Befinden, sehr wenig Harn; reichlich Eiweiß, Zylinder und Erythrocyten. Exitus am 3. Tage. Sektion: Außer Magencarcinom mit Lebermetastasen frische Throm-bose der Vena cava inf., die wohl als unmittelbare Todesursache anzusehen ist. Dazu eine frische akute Nephritis. Trotzdem der Tod mit dem Avertin nichts zu tun hat, gehört der Fall wegen seiner Nierenschädigung hierher. Im Kapitel Kontraindikationen S. 595 ist beschrieben, wie es nach Operationen bei derartigen Fällen in jeder Narkose zur mehr oder minder starken Funktionsschwäche der Nieren kommen kann.

2. Fall Martin. Knabe, 8 J. Operation einer chronischen Appendicitis im Intervall. Vorbereitung 0,0002 Scopolamin. Dosierung 0,166 pro Kilogramm. 3 Tage lang Wohl-befinden unter leichter Temperaturerhöhung. Urin o. B. Am 6. Tage post op. plötzlich

Schmerzen im linken Hoden, wenig Urin (30 ccm). Eiweiß +, keine Erythrocyten. Am Nachmittag urämische Krämpfe. Exitus an Urämie am 7. Tag post op. Sektion: Ödematöse Nierenschwellung, frische Blutungen in der Nierenbeckenschleimhaut, sowie unter der Pleura und dem Epi- und Endokard, ferner im Herzmuskel. Histologisch: Akute Nephritis, entzündliche Infiltrate, besonders um die großen Gefäße. Martin weist zur Erklärung dieses Falles darauf hin, daß nach Appendicitis besonders bei Kindern und Halbwüchsigen in seltenen Fällen Nephritiden, sowie auch akute gelbe Leberatrophie vorkommt. Jedoch ist mit der Möglichkeit einer besonderen Avertinschädigung zu rechnen. Wir schließen uns dieser Kritik an und registrieren den Fall unter fragliche Avertintodesfälle.

3. Fall Hillebrand. 65jährige Frau, gesund. Blutdruck 140/180. Urin o. B. Operation Herniotomie, verlief glatt. Dosierung 0,1 pro Kilogramm = 7,2 g. 11 Std. post op. schwere Asphyxie. Urinentleerung schlecht, mittels Katheter 100 ccm Urin aus der Blase entleert. Eosinophile usw. negativ. Pat. schläft am anderen Tage immer noch. Kein Urin in der Blase. Am 3. Tage Urin 150 ccm, Eosinophile positiv, vereinzelt hyaline und granulierte Zylinder, zeitweise Erwachen, so daß Nahrung aufgenommen werden konnte, aber immer noch Somnolenz. Am 4. Tage 200 ccm Katheterurin, reichlich Zylinder. Bronchopneumonie. Am 5. Tage unter zunehmender Urämie Exitus. Sektion nicht möglich, trotzdem soll der Fall unter fragliche Todesfälle angeführt werden.

4. Fall Haas. Hier sind nur wenige Angaben vorhanden. Operation wegen Blasencarcinom mit Ureterverschluß, doppelseitige Pyelonephritis. Exitus am 6. Tage post op. an Niereninsuffizienz. Bei der Schwere dieses Krankheitsbildes und besonders der Nierenschädigung kann man von einem Avertintodesfall nicht sprechen. Zu derselben Ansicht kommt Nordmann.

5. Fall Dreessen. 45jähriger Mann, anscheinend gesund. Seit 6 Wochen abgemagert und heiser, blaß, reduzierter Ernährungszustand. Urin leicht trüb, Eiweiß schwach positiv. Im Sediment vereinzelt Leukocyten. Wegen Tumorverdacht wurde eine Ösophagoskopie vorgenommen, und zwar in Avertinnarkose (kein Tumor im Oesophagus). Dosierung 0,13 pro Kilogramm = 7,5 g, $2^1/_2\%$ Lösung. Einlauf 9 Uhr vormittags, Erwachen 8 Uhr abends nur für kurze Zeit. Atmung mühsam und erschwert. Am 3. Tage noch dauernd Kußmaulsche Atmung, Benommenheit und wenig Urin, Exitus. Sektion: Schwere doppelseitige Cystenniere mit ausgedehntem Schwund des Nierengewebes, Hypertrophie und Dilatation des linken Ventrikels, geringe fibrinöse Perikarditis, urämischer Herzmuskelinfarkt. Zur Epikrise dieses Falles läßt sich sagen, daß schon vorher eine schwere Nierenschädigung mit wahrscheinlich präkomatösem Zustand bestanden hat, die Abmagerung, Blässe und Heiserkeit deuten darauf hin, jede Narkose hätte wohl zu demselben Effekt geführt, zudem war die Dosierung ziemlich hoch. Der Fall ist als Avertintodesfall abzulehnen.

6. Fall Specht[1] (Kieler Klinik). 7jähriger Junge, ungewöhnlich große angeborene Hydronephrose rechts, aus der durch Ureterkatheter ein Liter bräunliche, leukocytenhaltige Flüssigkeit abfließt. Vergrößerung des linken Nierenbeckens. Operation in Avertinnarkose (Dosierung 0,15 pro Kilogramm = 3,15 g, $2^1/_2\%$ Lösung). Freilegung des Tumors durch Flankenschnitt. Entleerung von $2^1/_2$ Liter der gleichen Flüssigkeit. Der Tumor reicht bis weit unter die Leber und ins kleine Becken. Bei Unterbindung des Nierenstiels wird das Lumen eröffnet, der Tumor kann nur sehr schwer entfernt werden. Narkose o. B. Erwachen nach einer Stunde. Am ersten Tage erheblicher Shockzustand, der auch am zweiten Tage noch nicht ganz vorüber ist. Auf intravenöse Traubenzuckerzufuhr Besserung. Am 3. Tage urämischer Zustand, Rest-N. $0,154\%$, Gefrierpunkt 0,62. Die Diurese ist nicht in Gang zu bringen trotz Infusionen usw. Am 4. Tage Zunahme der Urämie, Bewußtlosigkeit, leichte Krämpfe, am 5. Tage Exitus. Sektion: Keine Organveränderung, außer Pyelitis links. Epikrise: Nach derartigen schweren Eingriffen, besonders nach Operationen am Urogenitaltractus, kann es nach jeder Narkose zu Nierenschädigungen bis zur Urämie kommen (s. im Kapitel Kontraindikationen S. 595 die Untersuchungen von Grauhan und Bürger). Die eigentliche Todesursache war hier die Sekundärinfektion der restierenden Niere, wohl eine Folge des wiederholten Ureterenkatheterismus. Dazu kam Eiweißzerfallstoxikose, auch ohne Avertin wäre der Exitus eingetreten. Der Fall ist also kein Avertintod.

7. Fall Specht[2] (Kieler Klinik). 71jähriger Mann. Operation wegen Cholecystitis acuta phlegmonosa. Starke Fettleibigkeit. Operation sehr erschwert, Ektomie der Gallen-

---

[1] Noch nicht veröffentlicht.
[2] Noch nicht veröffentlicht.

blase nicht möglich, daher Cholecystostomie und Drainage. Urin: vor der Operation
Eiweiß +, Zucker negativ, Gallenfarbstoff negativ, Aceton und Acetessigsäure negativ.
Rest-N.-Bestimmung nicht gemacht. Gewicht 84 kg. Vorbereitung 0,01 M. Dosierung 0,1
pro Kilogramm = 8,4 g $2^1/_2\,^0/_0$ Lösung. Narkose o. B. Baldiges Erwachen ($^1/_2$ Std. nach der
Operation). Wohlbefinden während der ersten 3 Tage. Urinbefund am 3. Tage, Eiweiß +,
Zucker negativ. Gallenfarbstoff negativ, Sediment: einige granulierte Zylinder. Ab
4. Tag zunehmende Somnolenz. Die Urinausscheidung geht zurück (nur noch 300 ccm
am Tage), trotz aller klinischer Maßnahmen keine Besserung der Diurese. Urinbefund am
5. Tag: Eiweiß +, Zucker usw. negativ, insbesondere kein Gallenfarbstoff; Sediment;
mäßig viele granulierte Zylinder, mäßig viele Leukocyten. Rest-N. $0,175\,^0/_0$. Gefrierpunkt 0,64. Bronchopneumonie beider Unterlappen. Am 6. Tage nach kurz vorher eintretender Bewußtlosigkeit Exitus im Coma uraemicum. Zeichen einer Leberschädigung
(Ikterus) waren nicht vorhanden. Die Sektion ergab außer Bronchopneumonie, ausgedehnter Arteriosklerose der Kranzarterien und der Aorta nichts Besonderes. Epikrise:
Es handelt sich hier um das typische Bild einer Niereninsuffizienz bei schon vorher
geschädigten Nieren, wie es bei besonderer Belastung derselben durch Operationen und
besonders Operation am Gallengangsystem (mangelnder Eiweißabbau) mit und ohne
gleichzeitige Insuffizienz der Leber auftreten kann, auch bei Äthernarkose. Eine besondere
Schädigung durch das Avertin ist unwahrscheinlich, aber solange die Frage Avertin
und Nierenschädigungen noch nicht geklärt ist, möglich; deswegen soll dieser Todesfall
unter den fraglichen Avertintodesfällen ausgeführt werden.

8. Fall Anschütz. 69jähriger Mann, sekundäre Prostatektomie, Blutdruck 190 mm Hg.
Rest-N.: 0,55. Myokardschädigung. Dosierung 0,105 pro Kilogramm = 9 g + 20 g
Äther. Sehr schwierige Ektomie unter erheblicher Blutung, der Eingriff dauerte für einen
solchen Fall ungewöhnlich lange ($^3/_4$ Std.). Beim Erwachen nach 3 Std. schwach, spricht
klar. Exitus 15 Std. post op. trotz aller Gegenmaßnahmen. Der Exitus ist wahrscheinlich
durch den Operationsshock bei der schwierigen Operation und der schweren Blutung bei
einem Prostatiker mit Hypertonie und sehr geschädigtem Allgemeinzustand zu erklären.
Avertinschuld ist zum mindesten unwahrscheinlich, kein Avertintod (S. 599).

9. Fall Martin. 63jähriger Prostatiker mit sehr stark erhöhtem Rest-N. und Cysto-
pyelitis. Exitus im Koma nach 24 Std. Bei Eingriffen bei derartig geschädigten Patienten,
die schon vor der Operation präkomatös sind, kann wohl von Avertinschädigung nicht
gesprochen werden. Der Todesfall ist daher für unsere Statistik abzulehnen.

10. Fall Schlößmann (zitiert nach Nordmann). Post op. entstand bei Pat. mit
Ulcus duodeni ein 24stündiger Zustand schwerster toxischer Symptome mit Anurie, an der
der Kranke starb. Sektion keinerlei Anhalt dafür. Dosierung 0,1 pro Kilogramm. Un-
geklärter Fall, wohl Avertintod.

Darm.

Schädigungen des Darmes durch Avertin gehören der Geschichte an. Sie
sind auf technische Fehler der Anfangszeit zurückzuführen und die wenigen
Todesfälle kann man deswegen nicht zu den Avertintodesfällen rechnen. Im
übrigen sei daran erinnert, daß nach den Untersuchungen von Anschütz,
Lehmann, Löhr usw. hämorrhagische und nekrotisierende Kolitiden manchmal nach Operationen am Magen und Darm vorkommen. Solche sind auch bei
Avertinnarkosen beschrieben und haben selbstverständlich nichts mit ihnen zu tun.

1.—3. 3 Fälle Sauerbruch (1927). Die Fälle heute näher zu erörtern, erübrigt sich.
Sie stammen aus der Anfangszeit und beruhen auf Zersetzung des Avertins infolge zu starker
Erhitzung der Lösung und Schädigung der Darmschleimhaut durch das dabei freiwerdende
Dibromacetaldehyd.

4. Fall Boith (1927). 16jähriges Mädchen, Exitus an Durchwanderungsperitonitis
nach Appendektomie wegen chronischer Appendicitis. Bei der Sektion fand man hämorrhagische Entzündungen im Dünndarm und Follikelschwellung im Dickdarm, die man auf
das Avertin zurückführte. Kein Avertintod.

5. Fall M. Borchardt. Exitus 10 Tage nach Gastroenterostomie. Sektion: Schwere Darmnekrosen. Wenn technische Fehler auszuschließen, sekundäre Kolitis.

6. Ein weiterer Fall, Geipel (1929), der auch direkt nichts mit Avertintod zu tun hat, sei hier noch erwähnt. Es handelt sich um einen 52jährigen Mann, wo nach Entfernung eines Magencarcinoms der Tod 13 Tage nach der Operation an Pneumonie erfolgte. Darmbeschwerden bestanden angeblich nicht. Im gesamten Dickdarm ausgedehnte fleckige und landkartenähnliche Verschorfungen der Schleimhaut von gelblicher Farbe, scharf gegen die düsterrote Schleimhaut abgesetzt. Die Veränderungen sind ungleich, neben erhabenen Nekrosen sind bereits narbige Einsenkungen vorhanden. Am unteren Ileum ebenfalls starke Reizungen mit Durchblutung der Schleimhaut. Epikrise: Siehe voriger Fall.

7. Fall Seiffert. 10 Tage nach Gastroenterostomie Exitus. Sektion: Schwere Darmnekrosen. Nach Angaben des Autors handelt es sich möglicherweise um technische Fehler bei der Zubereitung (Überhitzung), Fall auszuschließen.

Herz.

Wohl alle Beurteiler des Avertins, mögen sie sonst zu ihm stehen wie sie wollen, sind sich heute darüber einig, daß eine primäre Schädigung desselben durch das Avertin nicht erfolgt. Im Gegenteil, in vielen Fällen ist ein erkranktes Herz eher eine Indikation zur Avertinnarkose als eine Kontraindikation. Über Herzschädigungen durch Avertin sind also die Mitteilungen in der Literatur recht spärlich, noch spärlicher Schädigungen mit tödlichem Ausgang. Die Beschreiber solcher Fälle selbst geben dem Avertin zumeist keine Schuld, nur der Vollständigkeit halber seien diese Fälle erwähnt, die als Avertintodesfälle selbstverständlich ausscheiden.

1. Fall Grosse. 37jähriger rachitischer Zwerg, 8 Std. nach Operation einer mittelschweren Appendicitis Exitus unter dem Zeichen einer schweren Herzinsuffizienz. Sektion: Starke Einengung der Lunge durch hochgradige Skoliose, starke Verdrängung des Herzens, alte Myokarditis. — Degeneration. Epikrise: Stark geschädigter Organismus, der wohl auch einer Äthernarkose nicht mehr gewachsen war.

2. Fall Blomfield and Shipway. 26jährige Frau mit schwerem, nicht kompensierten, Herzfehler. Amputation des graviden Uterus (7. Monat). Exitus an Herzinsuffizienz, kein Avertintod. Bei jeder anderen Narkose wohl gleicher Ausgang.

3. Fall Blomfield and Shipway. 54jähriger Mann, 81,2 kg. 0,125 pro Kilogramm = 10 g, dazu 0,04 Omnoform. Operation wegen großen Schilddrüsenadenoms, das zur Kompression der Luftröhre geführt hatte. Operation schwierig, starke Blutung, Wunde nochmals geöffnet. Exitus an Herzinsuffizienz. Nach Nordmann Verbindung von Avertin mit Omnoform bedenklich. Als Avertintod abzulehnen.

4, Winkler. 48jähriger Mann. Dosierung 0,125 pro Kilogramm + 160 g Äther. 2 Tage post op. Exitus an Herzschwäche. Sektion: Hochgradige Nierenverfettung, die Winkler auf das Avertin zurückführt. Pat. hatte schweren Ileus durchgemacht, war vorher schon einmal operiert worden. Es bestand eine Kotfistel. Die Verfettung der parenchymatösen Organe bei derartigen Fällen mit Inanition ist nichts Besonderes und steht in keinem Zusammenhang mit dem Avertin, gleichfalls nicht der Exitus.

Blut.

Eine Schädigung des Blutes durch Avertin ist gleichfalls auszuschließen. Ein einziger Todesfall ist in der Literatur mitgeteilt, der nach Ansicht des Verfassers auf eine Hämolyse durch Avertin zurückgeführt werden könnte.

Es handelt sich um den Fall Keysser. Steinverschluß des Choledochus mit Ikterus. Exitus 20 Std. post op. Wenig Angaben, Dosierung wahrscheinlich 0,15 pro Kilogramm. Die Ansicht Keyssers ist in der Literatur niemals bestätigt worden, die Vermehrung der Hämolyse ist ohne weiteres durch den Ikterus gegeben. Sollte man den Fall statistisch einreihen, so würde er eher unter die Lebertodesfälle gehören, aber auch hierzu fehlen jegliche nähere Angaben, so daß der Fall für eine Todesfallstatistik nicht in Frage kommt.

Blutung.

Vermehrte Blutung ist u. a. von Haas beschrieben. Ein Fall kam daran ad exitum: Gastroenterostomie wegen Ulcus duodeni. 1. Blutbrechen 2 Std. post op. Blutstillung trotz aller Mittel (Bluttransfusion usw.) nicht möglich. Exitus 30 Std. post op. Ein Zusammenhang mit der Avertinnarkose ist wohl abzulehnen.

Embolie.

Die Avertinnarkose hat naturgemäß keinen Einfluß auf die postoperativen Lungenembolien. Andererseits hat man aber auch diese Todesfälle in der Literatur schon ursächlich mit der Avertinnarkose in Zusammenhang gebracht.

Köhler hatte unter 370 Avertinnarkosen bei gynäkologischen Operationen 11mal Lungenembolien, darunter 6 tödlich verlaufene Fälle. Bei dieser hohen Zahl glaubt er an einen evtl. Zusammenhang mit Avertin. Diese Befunde haben keinerlei Bestätigung erfahren. Ein ursächlicher Zusammenhang von Avertinnarkose und Lungenembolie ist abzulehnen.

Sepsis.

Ein Todesfall ist hierbei beschrieben (näheres siehe Kapitel Kontraindikationen).

Es handelt sich um den Fall Vorschütz: Wirbelsäulenosteomyelitis mit schwerem septischen Erscheinungen. Dosierung 0,1 pro Kilogramm = 7 g. Exitus 7 Std. post op. Sektion: Organe o. B. Epikrise: Die kritische Beurteilung dieses Falles ist schwer. Nordmann hält es für wahrscheinlich, daß in Anbetracht der Schwere des Falles der Pat. an und für sich verloren war. Jedoch mahnt der Fall zur Vorsicht in der Dosierung bei schweren Sepsisfällen, sei doch bekannt, daß vielleicht infolge Leberschädigung die Avertinentgiftung bei septischen und kachektischen in Abhängigkeit von dem Gesamtzellstoffwechsel extrem verlängert ist. Daher ist der Fall wohl zu den fraglichen Avertintodesfällen zu zählen.

Magen- und Darmatonie.

1. Fall Schrank. 47jähriger Mann. Operation wegen Verwachsung einer Dünndarmschlinge mit alter Appendektomienarbe. Dosierung 0,15 pro Kilogramm = 9,4 g. 3%ige Lösung. Exitus 60 Std. post op. unter den Erscheinungen einer Magenatonie und Kreislaufschwäche. Sektion o. B. Schrank nimmt funktionelle Darmschädigung durch Avertin an. Epikrise: Magendarmatonien nach Laparotomien kommen vor und haben mit der Avertinnarkose wohl nichts zu tun.

2. Fall Wagner. 59jährige Frau. Amputatio uteri myomatosi per Lap. Dosierung 6,1 g + 100 Äther. Wohlbefinden während der ersten Tage, dann Durchfälle, Darmatonie. Eröffnen der Bauchwunde wegen Absceß in den Bauchdecken, darunter adhärente Dünndarmschlinge. Anlegung von 2 Dünndarmfisteln in der Mittellinie und links. Temperatur dauernd bis 39,0°. Exitus am 17. Tage post op., keine Sektion. Trotzdem will Wagner Peritonitis ausschließen und nimmt spezifische Darmschädigung durch das Avertin an, die zur Atonie geführt habe. Dieser Fall hält wissenschaftlicher Kritik nicht stand, wie Nordmann sagt. Auch Anschütz lehnt den Fall ab und gibt als Ursache circumscripte Peritonitis mit Darmatonie an.

3. Fall Ruge. Totalexstirpation des Uterus wegen Cervixcarcinom per Lap. Extreme Fettsucht. Exitus an Herzinsuffizienz und post op. Darmatonie, keine näheren Angaben. Fall ist als Avertintod gleichfalls abzulehnen.

4.—6. 3 Fälle Friedemann. Exitus an Magen-Darmlähmung, keine Peritonitis usw. Nordmann lehnt Zusammenhang mit Avertin ab und betont, daß die Todesfälle an postoperativem paralytischem Ileus erfolgt sind. Wir schließen uns diesem Urteil an.

Schon bei den einzelnen Gruppen sind verschiedentlich Todesfälle, die bestimmt — auch nach Ansicht des Autors — als Avertintodesfälle abzulehnen sind, mitgeteilt worden. Einerseits, weil sie als Charakteristica gelten sollten, was alles dem Avertin zugeschrieben wird (z. B. Zunahme der Lungenembolie, Darmatonie!), und andererseits, weil sie zum Teil in älteren Statistiken als

Avertintodesfälle bezeichnet werden, die wir nach neueren Angaben streichen müssen (siehe Fall 1 von Trendtel S. 561, Sievers S. 568). Es erübrigt sich hier selbstverständlich, auf alle die Fälle einzugehen, die sicher nicht Avertintodesfälle sind. Nur einige der oben erwähnten sollen noch angeführt werden.

Hierhin gehören die beiden Fälle von Polano, wo die Avertinnarkose mit Lumbalanästhesie kombiniert wurde. Beide Fälle kamen ad exitum und wurden zunächst zu den fraglichen Avertintodesfällen gezählt. Inzwischen hat sich herausgestellt, daß beide Fälle typische Lumbalanästhesie-Todesfälle sind.

Zu erwähnen sind hier einige Fälle, die Anschütz selbst nicht zu den Avertintodesfällen zählte, die aber von Nordmann noch in seiner Statistik erwähnt sind.

1. 42jähriger Mann, Magenresektion und partielle Pankreasresektion (Pankreasnekrose). Tod nach 20 Tagen. Am 15. Tag blutige Durchfälle. Kein Avertintod.

2. Operation bei einem 5 Monate alten Kind wegen Invaginationsileus. Invagination bestand bereits 3 Tage, ebenfalls kein Avertintod.

3. Exitus bei Pat. mit innerer Einklemmung und Darmgangrän. Alte Lungentuberkulose, Verlagerung des Herzens.

4. Fall Behrendt. 60jährige Frau. Operation wegen Portiocarcinom mit starker Infiltration der Adnexe. Starke Blutungen aus den Beckenvenen. Exitus am Schluß der zweistündigen Operation, wobei die Pat. zuletzt pulslos war. Sektion: Ausgedehnte schwerste Lebercirrhose. Kein Avertintod.

5. 3 Fälle von v. Haberer, die derselbe für Avertintod hält. Alle näheren Daten fehlen, sie können daher nicht bewertet werden.

Zum Schluß sei noch an einem Fall gezeigt, wie vorsichtig man in der Beurteilung Avertintodesfall sein muß.

Fall Rosenstein. Gesichtsverletzungen bei jungem Mädchen durch Autounfall. Nach 5 Tagen Versorgung in Avertinnarkose (5 g). Nach 4 Std. plötzlich Exitus. Rosenstein bestand auf Sektion, da ihm der Zusammenhang mit der Narkose ungewöhnlich vorkam. Dieselbe ergab tödliche Blutung aus der Milz, die vorher nicht festzustellen war.

Schlußbemerkungen über die Avertintodesfälle.

In der Todesfallstatistik sind im ganzen 103 Fälle diskutiert. Von diesen scheiden als Avertintodesfälle aus 74. Demnach bleiben als Todesfälle, die wohl mit ziemlicher Sicherheit (12) oder mit einer gewissen Wahrscheinlichkeit (17) auf das Avertin zurückgeführt werden können, 29 übrig. Im einzelnen verteilen sich diese 29 Todesfälle auf die einzelnen Gruppen folgendermaßen:

Todesfälle

	sichere	fragliche	scheiden aus
Atmung	10	6	15
Postoperative Pneumonien .	1	1	6
Kreislauf	0	3	4
Leber	0	2	9
Niere	1	3	6
Darmschädigungen	0	0	7
Herz	0	0	4
Blut	0	0	1
Blutungen	0	0	1
Embolie	0	0	6
Sepsis	0	1	0
Magen-Darmatonie	0	0	6
Verschiedenes	0	1	9
Summa	12	17	74

Die meisten Todesfälle sind also Atmungstodesfälle, diese lassen sich, wie schon eingangs erwähnt, nicht scharf von den Kreislauftodesfällen trennen. Beide gehören mehr oder weniger zusammen. Wir hätten also von 29 Avertintodesfällen in diesen beiden Rubriken 19 Todesfälle, während auf die übrigen Gruppen (Organschädigungen usw.) 10 kämen.

In der Statistik von Kotzoglu sind von 39 diskutierten Fällen (13 werden nur als Avertintode gerechnet) 13 mit etwa 0,1 pro Kilogramm dosiert. Von unseren 28 Avertintodesfällen haben 17, also mehr als die Hälfte, eine Dosierung von um 0,1.

Aus diesen Tatsachen sind keine besonderen Schlüsse zu ziehen; denn die Dosierung ist eine relative und hängt von viel zu viel anderen Faktoren ab, wie wir gesehen haben, als daß man statistisch daraus etwas Besonderes machen könnte. Es sind z. B. 9 Patienten über 60 Jahre unter diesen. Ein Zeichen, daß man im hohen Alter auch mit niedriger Dosis noch individualisieren muß.

Zum Schlusse seien noch die Todesfallzahlen bei den gebräuchlichsten Narkosen angegeben. Nordmann gibt in seiner Statistik die Zahl der bisher ausgeführten Avertinnarkosen mit 250000 an. Inzwischen dürfte dieselbe auf weit über 300000 gewachsen sein.

Es kommen also:

1 Todesfall auf 10 000 Avertinnarkosen (Specht).
1 „ „ 2 075 Chloroformnarkosen (Schmieden und Sebening).
1 „ „ 5 112 Äthernarkosen (Gurlt).
1 „ „ 2 524 Lumbalanästhesien (Strauß).
1 „ „ 1 150 Sakralanästhesien (Peyser).
1 „ „ 343 Splanchnicusanästhesien (Mecker).

Man wird hier einwenden, daß die Äthernarkose bei ihrer heutigen Technik eine viel geringere Mortalitätsziffer hat als die der alten Gurltschen Statistik. Darauf könnte man einerseits mit einigem Recht erwidern, daß auch die heutige Avertinnarkose noch im Anfange ihrer technischen Entwicklung steht und daß in ihrer heutigen Todesstatistik nicht wenige Fälle aus der ersten Anwendungszeit der Avertinnarkose stammen. Mit vollem Recht könnte man aber dem obigen Einwand die Tatsache entgegenstellen, daß bei den Äthertodesfällen gemeiniglich nur die unmittelbaren gezählt werden und nicht wie zur Zeit noch bei der Avertinnarkose die mehr oder weniger fraglichen sog. Spätschädigungen! Andererseits wird immer wieder zugegeben werden müssen, daß die Avertinnarkose sich gegenüber dem Hochstand der heutigen Äthertropfnarkose zu bewähren hat, wenn sie sich durchsetzen soll und das ist nicht leicht. Größere Statistiken über diese fehlen. An der Kieler Klinik schätzen wir die unmittelbare Gefahr der Äthertropfnarkose auf 1: 20—25 000.

XV. Die Indikationen und Kontraindikationen der Avertinnarkose

lassen sich zur Zeit noch nicht scharf herausarbeiten — die Meinungen und Erfahrungen der einzelnen Autoren stehen sich noch nicht geklärt gegenüber. In denselben Städten, in denselben Krankenhäusern wird auf den verschiedenen Abteilungen mitunter der Avertinnarkose gegenüber eine ganz verschiedene Stellung eingenommen (Schwalbe).

Wir werden in diesem Kapitel so vorgehen, daß wir zuerst die Indikationen der Avertinnarkose besprechen, indem wir von ihren am meisten anerkannten Positionen zu den weniger anerkannten übergehen. Ebenso werden wir mit den Kontraindikationen verfahren.

A. Die Indikationen

für eine neue Anästhesierungsmethode müssen offensichtlich und gewichtig sein, wenn sie sich gegenüber den bis dahin bewährten Verfahren — im Falle der Avertinnarkose gegenüber der vorzüglich bewährten Äthertropfnarkose einerseits und der erweiterten Lokalanästhesie andererseits — durchsetzen soll. Die bei uns in Deutschland noch in der Entwicklung stehende Gasnarkose wollen wir auch hier wieder nicht in die Diskussion hineinziehen.

Der größte, unbestreitbare und von keinem Autor verkannte Vorteil der Avertinnarkose ist, wie schon oft ausgesprochen, die **psychische Schonung des Patienten.** Hierin liegt die offensichtliche Indikation der Avertinnarkose. Aber diese Indikation ist nicht absolut gewichtig, d. h. sie ist nicht in gleichem Maße wichtig für alle Patienten und alle Krankheitsfälle. Das psychische Trauma der bisherigen Anästhesierungsverfahren hat nur in einer relativ kleinen Zahl der Fälle psychische oder somatische Nachteile gehabt. Bezüglich der Operationen bei Kindern wird diese Indikation, die namentlich Sievers und Goßmann vertreten, anzuerkennen sein. Das Vorkommen von tödlichen Schreckneurosen, von Schreckreflexen bei Kindern ist bekannt (Henderson, Rominger). Aber das sind doch immerhin ganz ungeheuer seltene Vorkommnisse — deren Eindeutigkeit man auch noch skeptisch gegenüberstehen kann. Nordmann hat auch nicht so ganz Unrecht, wenn er meint, daß Kinder den Shock einer Äthernarkose schnell wieder vergessen. Für erwachsene nervöse, labile Patienten und „Hysterische" wird in dieser Beziehung die Avertinnarkose ihre spezielle Indikation haben. Wieweit sie bei den Thyreotoxikosen im besonderen bei der Basedowschen Krankheit indiziert ist, werden wir weiter unten ausführlich besprechen. Gewiß, die Avertinnarkose gewinnt auf diesem Gebiete an Anhängerschaft, aber sie hat sich noch lange nicht allgemein durchgesetzt. Größtenteils wohl deshalb, weil hier, wie Pribram gezeigt hat, mitunter besondere Dosierungsschwierigkeiten vorliegen. Zur Zeit steht hier die Avertinnarkose — es ist geradezu paradox — in Konkurrenz mit der ihr — was die Psyche betrifft — diametral entgegengesetzten Lokalanästhesie! Die psychische Schonung ist gut — aber die somatische Schonung ist besser! Wie in der Einleitung zum klinischen Teil unseres Referates gesagt, erst wenn sich die Ungefährlichkeit der Avertinnarkose in vielen Hunderttausenden von Fällen herausgestellt haben wird, erst dann kann und wird sich die spezielle Indikation der Avertinnarkose, die psychische, voll entwickeln können und dürfen!

Ziemlich weitgehend anerkannt ist die Indikation der Avertinnarkose bei **älteren und alten Leuten.** Man schätzt die Avertinnarkose hier einesteils wegen der besonders günstigen Empfindlichkeit, die man in höheren Altersklassen findet, anderenteils wohl um der bei Avertinnarkose völlig fehlenden direkten Herz- und Lungenschädigung willen. Wohlüberlegte sehr niedrige Dosierung, längeres Abwarten auf die Toleranz ist selbstverständliche Voraussetzung dabei.

Kreuter sagt: je älter, je besser! Ein bon mot, das man für die anderen Narkosen kaum formulieren dürfte, ohne energischen Widerspruch zu erleben! Aber zu einer klaren Indikation für die Avertinnarkose hat sich diese Anerkennung trotzdem noch nicht durchgerungen. Doch wir glauben, daß es dazu kommen kann, weil bei älteren Leuten im Gegensatz zum kindlichen und jugendlichen Alter die Dosierung sehr einfach ist. So erfreut sich z. B. die Operation des Mammacarcinoms bei allen Avertinnarkotiseuren und auch bei den Patientinnen größter Beliebtheit. Wir stimmen mit Wolff in dem Urteil „geradezu ideal" voll überein.

Was die Avertinnarkose bei **Kindern** betrifft, so ist die Dosierung schwierig. Sievers, Goßmann, neuerdings Ebhard haben überzeugend nachgewiesen, daß der Avertinnarkose eine untere Altersgrenze nicht gesetzt ist.

Zwei Kinder mit Nabelschnurbrüchen von Sievers waren erst wenige Stunden alt (S. 466). In einem Fall von Ebhard wurde bei einem 5 Wochen alten Kinde eine 1 Liter haltige Nierencyste in Avertinnarkose exstirpiert. Geheilt entlassen nach 10 Tagen.

Beim Pylorospasmus der Säuglinge hat Heile mit Avertinnarkose sehr gute Erfolge erzielt. Er hat auf diesem Gebiete von jeher die allergrößten Erfahrungen und ist hier wie kaum ein anderer Chirurg in der Lage, die Vorteile der Avertinnarkose zu beurteilen. Auch Madlener hat einen solchen Fall operiert. Man kann also unter vorsichtiger Dosierung selbst derartig elende Geschöpfe ohne Schaden mit Avertin narkotisieren. Der ausführlich wiedergegebene Fall von Eckstein (S. 530) mit den schweren Atmungsstörungen nach Avertinnarkose kann zum Vergleich nicht herangezogen werden, denn er liegt in den allerersten Zeiten der Avertinerfahrungen. Wir haben bisher immer von der Chloräthyloder Ätherrauschnarkose gebraucht für diese kurzdauernden Operationen, oder auch Hedonal auf Anraten unseres Pädiaters Prof. Rominger, das auch Killian für den Zweck empfiehlt. Leider ist es in der Narkose nicht zuverlässig.

Goßmann hebt die großen Vorteile der Avertinnarkose ganz besonders für die orthopädische Chirurgie im Kindesalter hervor, bei der ja für komplizierte Operationen und Verbände öfters langdauernde und auch wiederholte Narkosen nötig sind. Auch für die schmerzhaften Wechsel der Gipsverbände ist die Avertinnarkose sehr willkommen. Sievers kennt bei Kindern überhaupt keine Kontraindikationen außer rectale Erkrankungen. Aber man hat nach der Literatur nicht den Eindruck, daß die ausgezeichneten Erfolge der angeführten Autoren auf dem Gebiete der Avertinnarkose bei Kindern viel Nachahmung gefunden haben. Im allgemeinen scheint man, wie Nordmann u. a. dem Verfahren im kindlichen Alter wegen der Schwierigkeiten der Dosierung ablehnend oder skeptisch gegenüberzustehen. Auch an unserer Klinik kann sich die Avertinnarkose bei Kindern nicht recht durchsetzen, obgleich wir in unseren zwei großen Kinderstationen reichlich Gelegenheit dazu hätten. Aber auch das wird und muß noch erlernt werden.

Bei **fetten** Menschen verläuft im Gegensatz zu sämtlichen anderen Anästhesierungsverfahren die Avertinnarkose in der Regel günstig, wenn wir nach den zahlreichen eigenen Erfahrungen im milch- und butterreichen Schleswig-Holstein und denen in der Literatur bekannt gegebenen urteilen. Die beiden Fälle von Schildbach mit vorübergehenden Störungen und den von Rumpf glaubten wir durch Fehler in der Dosierung und in der Applikation des Einlaufs erklären zu können (S. 531). Man wird hier in der Dosierung noch allerhand lernen müssen, es herrscht in der Bewertung des Fettgewichtes für die Dosierung noch keine Einigkeit (S. 464). Wir glauben, daß die Avertinnarkose bei den fetten dick- und kurzhalsigen Personen, bei denen die Inhalationsnarkose so unangenehm und unbequem auszuführen sind, einen Fortschritt bedeuten und deshalb zum Indikationsbereich derselben gehören könnte, aber Vorsicht ist anzuraten.

Die lange Dauer der Avertinnarkose ist einer ihrer Nachteile — dieser wandelt sich aber zum Vorteil um bei langdauernden Vorbereitungen zu einer Operation, z. B. schmerzhaften Verbandabnahmen, Röntgenuntersuchungen, Cystoskopien, Ösophagoskopien, an die man dann die Operation anschließt. Dadurch wird im Gegensatz zur Inhalationsnarkose nicht mehr Narkoticum verbraucht, die Dauer der Narkose wird nur besser ausgenutzt. Dazu gehört auch die langdauernde Vorbereitung bei den Patienten mit Hirntumoren oder anderen Schädeloperationen, wo mit Rasieren, Lagern usw. längere Zeit vergeht. Sehr angenehm ist es auch für den Kranken wie für den ärztlichen Lehrer später zu operierende Fälle in Avertinnarkose demonstrieren zu können. Wir machen ebenso wie Polano von dieser humanen Seite der Avertinnarkose reichlich Gebrauch. Die lange Dauer der Avertinnarkose macht sie in den Augen vieler Autoren besonders geeignet für große Operationen, ungeeignet — in ihrer üblichen Form wenigstens — für kurze. Es ist ein beruhigendes Gefühl für den Operateur, die Gefahr einer langdauernden Operation nicht durch Vermehrung des Narkoticums zu steigern. Das ist etwas prinzipiell Wichtiges zugunsten der Avertinnarkose, wodurch sie den Inhalationsnarkosen einen sicheren und wohl auch den großen Lokalanästhesien gegenüber Indikationen zu gewinnen vermag. Schwierigkeiten entstehen auf diesem Gebiete allerdings aus den Überschneidungen mit den Kontraindikationen, die von manchen Autoren für die Laparotomie, für Inanition, Kachexie usw. im allgemeinen, und für einige Organe (Leber, Gallensystem, Gehirn, Lunge usw.) im besonderen aufgestellt werden. Wir kommen darauf im einzelnen zurück.

Sehr einleuchtend, aber wohl noch wenig geübt ist die von Ebhardt jüngst aufgestellte **Indikation für die Avertinnarkose bei schweren Verletzungen.** Die mehrfachen Umlagerungen, das Entkleiden, das Untersuchen mit und ohne Röntgenapparat, das Redressieren von Frakturen, das Anlegen von Verbänden usw. und wo nötig, auch die Operationen können dabei in einem auf das schonendste ausgeführt werden. Vorsicht bei der Dosierung wegen Blutdrucksenkung und Shock ist natürlich geboten. Wir haben schon vor längerer Zeit Verbrennungen vor der Behandlung mit Tannin unter Avertinnarkose gesetzt. Die lange Wirkung derselben ist ein Segen für diese Kranken. Wir wiederholen, daß es zur Avertinnarkose einer Darmvorbereitung nicht bedarf nach unseren und Anderer Erfahrungen (S. 452).

Die Schonung des Herzens ist bei der Avertinnarkose wohl ganz allgemein anerkannt, auch von ihren prinzipiellen Gegnern. Die wenigen im Kapitel der Störungen angeführten abweichenden Urteile vermögen in dieser Beziehung nicht abschwächend zu wirken. Die elektrokardiographischen Untersuchungen von Unger und May, Lewit, Domrich u. a. sind überzeugend. Aber diese nahezu allgemeine Anerkennung ihres Vorzugs bezieht sich nur auf das gesunde Herz. Bezüglich des kranken Herzens liegen leider wenig ausführliche Berichte über die Avertinnarkose vor.

Unger hat bei Myokarditis und anderen Herzkrankheiten gute Erfahrungen mit der Avertinnarkose gemacht. Reinert, Heufelder sprechen sich ebenso aus, ein Fall des letzteren hatte eine schwere Myodegeneratio cordis. Nach E. Mühsam bewährte sich die Avertinnarkose bei Herzstörungen älterer Leute, nach Hahn und Kohler bei Herzfehlern. Benthin, Haas, Grosse dagegen vermeiden die Avertinnarkose bei Herzkranken. B. Martin spricht sich für dieselbe aus bei kompensierten Herzfehlern, will sie aber bei Herzen, die keine rechte Reservekraft mehr haben, vermieden wissen.

Ganz entgegengesetzt sind die Fälle mit peripheren Kreislaufstörungen, labilem Gefäßsystem, gesunkenem Blutdruck, die zum Shock Bereiten oder in ihm Befindlichen bezüglich der Avertinnarkose zu beurteilen. In diesen Zuständen sehen, wie unten gezeigt wird, fast alle Autoren mehr oder weniger strenge Kontraindikationen gegen die Avertinnarkose.

Daß die Avertinnarkose den **Atmungsorganen** weniger schädlich ist als Äthernarkose, ist wohl allgemein zugegeben, wenn wir von der oben erwähnten immerhin auch noch strittigen Möglichkeit absehen, daß im zu langen postnarkotischen Schlaf Nachteile für die Lungen liegen können, die man aber mit CO_2-Inhalation wie Flörcken gezeigt hat, auch noch wirksam bekämpfen kann. Darin liegt ein zweifelloses Plus auf seiten der Avertinnarkose!

Aber ob die Zahl der postoperativen Lungenkomplikationen nach der Avertinnarkose vermindert ist, findet verschiedene Beurteilung, wie wir oben S. 543 ausgeführt haben. Küttner war es eine herbe Enttäuschung, daß sie nicht ganz ausblieben. Und wie er, hatten wir wohl alle mehr oder weniger im stillen darauf gehofft, wenn auch die Älteren unter uns noch die gleiche, noch viel herbere Enttäuschung bezüglich der Operationen in Lokalanästhesie in Erinnerung hatten! Immerhin, die Avertinnarkose gefährdet sicherlich die gesunde und die kranke Lunge weniger als die Äthernarkose.

Daß sie bei Erkrankungen der Lunge und der Bronchien ohne Schaden angewendet werden kann, erfuhren E. Mühsam, Nestmann, Heufelder u. a. Unger gab Avertinnarkose bei Pneumonie ohne Schaden. B. Martin hat sie ohne Nachteil bei chronischen Lungenaffektionen verwendet.

Kohler sah allerdings schwere Atemstörung bei der Operation eines Mammacarcinoms, bei dem eine diffuse Tuberkulose der Lungen bestand, aber üble Folgen für den Lungenprozeß werden nicht angegeben. Hier lag keine Schädigung des Atmungsorgans, sondern eine des Atmungszentrums durch die Avertinnarkose vor, die wohl auf die Einengung der atmenden Fläche zurückzuführen ist. Auf diesen Punkt werden wir bei Besprechung der Avertinnarkose bei Thorax- und Lungenoperationen, und zwar im Abschnitt der Kontraindikation ausführlich zurückkommen (S. 602).

Man findet nur wenige feste Angaben über derartige Erfahrungen, die doch zur Beurteilung der Avertinnarkose recht wichtig wären. Deshalb wollen wir an dieser Stelle einen Fall von uns einfügen, bei dem bei bestehender schwerer Herz- und Lungenaffektion, bei komplizierender Thyreotoxikose ein Nierenstein entfernt werden mußte.

Nach reiflicher Überlegung mit Herrn Kollegen Schittenhelm, aus dessen Klinik die Kranke auf meine Privatstation kam, wurde beschlossen, die gewagte Operation in Avertinnarkose auszuführen. Wir sind der Überzeugung, daß in diesem Falle die Avertinnarkose als solche strikt indiziert war, und daß Chloroform- oder Äthernarkose hier gewiß nachteiliger gewirkt haben würden. Wenn man auch den Beweis für diese Überzeugung schuldig bleiben muß, so zeigt dieser Fall doch mindestens die Gefahrlosigkeit der Avertinnarkose bei so schwerer komplizierter Krankheit.

Frau P., 58 Jahre. Seit Jahren heftige Nierensteinkoliken, Eiweiß, Zylinder. Dezember 1927 schwerer stenokardischer Anfall mit maximaler Cyanose und Lungenödem.

Aufnahme in die Privatabteilung der Medizinischen Klinik (Prof. Schittenhelm) in sehr schwerkrankem Zustande: Myokarditis mit Stauungsödemen, Pleuraexsudat, Lebervergrößerung. Unruhe, zeitweise Verwirrtheit. Da die immer wiederkehrenden heftigen

Nierenkoliken höchst nachteilig auf Herz und Psyche wirken, soll versucht werden, den Zustand durch Entfernung des Nierensteines zu bessern. — Verlegung in die Chirurgische Klinik 26. 5. 27. Schilddrüse vergrößert, Protrusio bulbi. Puls 100—120, geringer Tremor, starke Unruhe. Rechts dicke Pleuraschwarte. Herz stark verbreitert. Leber 2 Finger vergrößert. Nierenbeckenstein von Haselnußgröße. Während der Vorbereitungszeit zur Operation wieder schwere stenokardische Anfälle mit unregelmäßigem Puls. Auf Digipurat Besserung. Neues Pleura-Exsudat. Punktion. Da die Schmerzen immer heftiger wiederkehren und Herz wie Psyche sehr ungünstig beeinflussen, am 26. 6. 28 Operation. Avertin 0,1, im ganzen 6,4 g. Vorher Pantopon 0,01. Entfernung des Steines durch Pyelotomie, Verlauf glatt, Besserung der Herzaktion und der psychischen Erscheinungen.

Die Psychiater haben sehr bald nach der Einführung der neuen Narkose dieselbe bei allen möglichen, zum Teil sehr **schweren Erregungs- und Krampfzuständen** mit Erfolg verwendet (Blume, Enke und Westphal, Sioli und Neustadt, Friedmann). Man hat besonders den der Narkose folgenden Nachschlaf zur Beruhigung der Patienten für geeignet gefunden. Man hat auch, wie oben erwähnt, durch mehrere Tage hindurch die Avertinnarkose durchgeführt und damit das Fehlen der Kumulierung und die volle Unschädlichkeit des Mittels bei gesunden Organen erwiesen. Für chirurgische Zwecke kann die Behandlung schwerer epileptischer Anfälle (Blume, Hillebrand) in Frage kommen und auch zur Behandlung von deliranten Zuständen scheint die Avertinnarkose indiziert zu sein (Hillebrand, Ebhard). Lobenhoffer, Blume u. a. loben die Avertinnarkose zu Operationen an Geisteskranken, die der Inhalationsnarkose oft stärksten Widerstand entgegensetzen.

B. Die Avertinbehandlung des Tetanus.

Eine ganz allgemein anerkannte Indikation für die Avertinnarkose ist der Tetanus; hier wird sie auch von ihren schärfsten Gegnern als sicher gegeben eingeräumt. Kirschner, Momburg u. Rotthaus u. a. meinen, daß die rectale Avertinbehandlung des Tetanus möglicherweise die rectale Avertinnarkose überleben könnte.

Läwen hat als erster in einem schweren Fall von Tetanus die am Tierexperiment vielfach als unschädlich erwiesene, wiederholte und protrahierte Avertinnarkose mit Erfolg und ohne jede Organschädigung durchgeführt. Er hat damit der Behandlung dieser furchtbaren Krankheit einen neuen Weg eröffnet, zugleich aber die Erfahrungen über die Wirkung des Avertins beim Menschen ganz wesentlich erweitert. Denn er hat den sicheren Beweis erbracht, daß die gesunden Organe durch große und wiederholte Avertingaben nicht geschädigt werden. Diese Tatsache ist geeignet und hat es erreicht, daß man mit gestärktem Vertrauen sich der Avertinnarkose zuwendet. Zeigt sich doch in dieser Beziehung das Avertin dem Chloroform weit und auch dem Äther sicher überlegen.

Nach Läwen haben Bender, Göbel, Haas, Henschen, Kaspar, Lehrnbecher, Lindemann, Melzner, Momburg u. Rotthaus, Wolf bisher insgesamt 15 Fälle von Tetanusbehandlung mit Avertin veröffentlicht. Dazu kommen noch 2 unveröffentlichte Fälle aus unserer Klinik. Die Fälle (siehe Tabelle S. 584) waren meist schwer, die Inkubationszeit wechselnd. Die prognostische Bedeutung derselben ist auch durch die Avertinbehandlung nicht verändert: Von 4 Fällen der am 4. bis 7. Tage Erkrankten starben 3, von den 8 später Erkrankten 2! Auch das Alter spielt beim Verlauf des Tetanus bei Avertinbehandlung noch seine Rolle: Von 3 Fällen über 40 Jahre starben 3, von 3 Fällen zwischen 20 und 40 Jahren 1 Fall, von 8 Fällen zwischen 7 und 20 Jahren 2 Fälle!

Es wurden zum Teil ganz erhebliche Mengen von Avertin gegeben, bis zu 154,4 g! (Läwen). Von den 17 Fällen kamen 8 ad exitum. 2 Fälle starben an Pneumonie nach wesentlicher Besserung der tetanischen Symptome. Läwen hält bei seinem Todesfall einen schädlichen Einfluß des Avertins für möglich (Exitus 7 Stunden nach dem Einlauf). Die symptomatische Wirkung des Avertins war eine sehr günstige: Zwerchfellkrämpfe, Trismus, Opisthotonus, Muskelstarre und Anfälle schwanden oft völlig und ließen stets so weit nach, daß Nahrungsaufnahme möglich war, was von nicht zu unterschätzender Bedeutung ist. **Subjektiv wurde das Mittel öfters so wohltuend empfunden, daß die Kranken danach verlangten und andere Mittel verweigerten.**

Kaspar zeigte, daß von mit Tetanustoxin infizierten Ratten 37% am Leben blieben, wenn sie mit Antitoxin und Avertin behandelt wurden, dagegen nur $3-4\%$, wenn nur Antitoxin gegeben wurde. Ohne Antitoxin starben alle Tiere, mit Avertin behandelte lebten aber bedeutend länger als ohne Avertin. Das Avertin wirkte durch Erschlaffung der Atemmuskulatur dem Erstickungstod und durch Sistierung der Anfälle dem Herztod entgegen, so daß das Antitoxin Zeit bekam, im Organismus zu wirken. Auch Melzner sah im Tierexperiment gute Erfolge von Avertin.

Die verhältnismäßig kleine Zahl der bisher veröffentlichten Fälle erlaubt noch keinen sicheren Schluß, ob das Avertin unsere nach der ersten Publikation von Läwen hochgespannten Erwartungen erfüllen wird oder nicht. **Wir fürchten bei der geringen Zahl der publizierten Heilerfolge beinahe das letztere, denn die Zahl der mit Avertin behandelten Tetanusfälle wird sicherlich erheblich größer sein.** In Kiel wurden in diesem Zeitraum 4 Tetanusfälle mit Avertin behandelt, von denen 3 starben, darunter ein mittelschwerer Fall. Er war allerdings 56 Jahre alt und starb am 7. Tage infolge doppelseitiger Pneumonie, nachdem eine wesentliche Besserung des Tetanus eingetreten war.

Die Dosierung muß individuell so gestaltet werden, daß auch wirklich auf längere Zeit Erschlaffung und Schlaf eintritt. In einem unserer Fälle fiel die verschieden starke Wirkung der gleichen Dosis auf, was ja durch verschiedene Ursachen bedingt sein kann. Das Avertin ist sicherlich den Schlafmitteln (Chloralhydrat, Somnifen, Pantopon usw.) und dem $MgSO_4$ durch stärkere narkotische Wirkung überlegen. Dem $MgSO_4$ gegenüber hat es außerdem den Vorzug der schmerzlosen Anwendung, wogegen dieses allerdings den Vorteil hat, im $CaCl_2$ ein Mittel gegen seine Überdosierung zu besitzen. Übereinstimmend wird angegeben, **daß bei wiederholter Anwendung des Avertins keinerlei Gewöhnung eintritt,** was Tierversuche bestätigen und **daß keinerlei Organschädigungen beobachtet worden sind.** Zur genauen Schilderung der Avertinbehandlung des Tetanus seien hier der bekannte, mittelschwere Fall von Läwen und der sehr schwere von Momburg und Rotthaus angeführt.

Fall Läwen: 22jähriger Mann, vor 3 Wochen Verletzung an der Innenseite des rechten Oberschenkels beim Abspringen von einem Wagen. 2 Tage vor der Aufnahme Schmerzen und Steifigkeit im Rücken. Am Vortag Beschwerden beim Mundöffnen. Bei Aufnahme in die chirurgische Klinik zu Marburg: Kieferklemme, Nackenstarre, Opisthotonus, Bauchdeckenspannung. Extremitätentonus gesteigert. In den ersten 7 Tagen täglich 67500 Einheiten Antitoxin intravenös. Einmal 125000 intramuskulär. Täglich Avertin rectal, in 13 Tagen 20 Narkosen, zusammen 154,4 g Avertin! Im Anfang 0,1 pro Kilogramm, da diese

Autor Jahr	Geschlecht Alter	Inkubations- zeit	Schwere des Falles	Avertindosis wie oft täglich?
Bender (1928)	Männl. 14 Jahre	— 	schwer	0,1—0,15 —
Göbel (1928)	Männl. 15 Jahre	—	schwer Opisthotonus, Trismus	3,0 2—3 × tgl.
Haas (1927)	— —	— —	— —	— —
Henschen (1929)	—	—	—	—
Kaspar (1927)	Weibl. —	kurz	sehr schwer —	— —
Läwen (1927)	Männl. 22 Jahre	21 Tage	mittelschwer Trismus, Opistho- tonus	anfangs 0,1 dann 0,14 1—2 × tgl.
Läwen (1928)	Männl. 18 Jahre	14 Tage	mittelschwer Trismus	anfangs 0,1 dann 0,11 1—2 × tgl.
Läwen (1928)	Männl. 12 Jahre	4 Tage	sehr schwer Opisthotonus, Trismus, heftige Zuckungen	0,1 am 1. Tag 2mal am 2. Tag 1mal
Lehrnbecher (1929)	Weibl. 33 Jahre	9 Tage	schwer Opisthotonus, Trismus	—
Lindemann (1928)	Männl. 18 Jahre	9 Tage	mittelschwer Trismus, Nackenstarre	0,1 1—2 × tgl.
Lindemann (1928)	Weibl. 41 Jahre	7 oder 9 Tage	sehr schwer puerperaler Tetanus	—
Kieler Fall (1930)	Männl. 56 Jahre	17 Tage	mittelschwer Zwerchfellkrämpfe	anfangs 0,12 dann 0,13
Kieler Fall (1930)	Weibl.	7 Tage	sehr schwer	—
Momburg (1929)	— 7 Jahre	7 Tage	sehr schwer, Tris- mus, Opisthotonus, klonische Krämpfe, Zwerchfellkrämpfe	3 × 0,1, 3 × 0,15 8 × 0,17, 6 × 0,18 1—3 Narkosen tgl.
Wolf (1929)	Männl. 27 Jahre	5 Tage	sehr schwer	1—2 × tgl.
Wolf (1929)	Männl. 14 Jahre	9 Tage	schwer	1—2 × tgl.

Avertinmenge	Antitoxinmengen umgerechnet in neue A.-E.	Erfolg nach wieviel Tagen?	Bemerkungen
in 5 Tagen in 10 Narkosen 47,4 A.	—	—	nach Besserung Exitus an Schluckpneumonie
—	—	—	Heilung
—	—	—	Heilung
—	—	—	Exitus
—	—	—	Heilung
2mal Narkose —	—	—	Exitus
in 13 Tagen in 20 Narkosen 154,4 g A.	7 Tage je 67 500 intravenös 1mal 125 000 intramuskulär	nach 14 Tagen	Heilung
in 10 Tagen in 18 Narkosen 111,0 A.	in 9 Tagen in 15 Einzelgaben 937 500 intravenös	nach 14 Tagen	Heilung
in 2 Tagen in 3 Narkosen 11,1 A.	in 3 Tagen 4mal 37 500	—	Exitus (7 Stunden nach dem letzten Einlauf).
im ganzen 35,7 A.	3mal 12 500 intralumbal 1mal 2 500 intrazisternal 1mal 12 500 ,, 2mal 25 000 intramuskulär	—	Heilung
in 9 Tagen in 10 Narkosen 65 g A.	2mal 25 000 intramuskul. 12mal 12 000 ,, 1mal 12 500 intralumbal 7mal 12 500 intravenös 1mal 25 000 ,,	nach 14 Tagen	Heilung
30,0 A.	—	—	Exitus
in 7 Tagen 8 Narkosen zu 39,0	2mal 12 500 intramuskulär 1mal 12 500 intralumbal 1mal 12 500 intravenös	nach 5 Tagen Besserung	Exitus an Pneumonie nach Besserung
in 2 Tagen in 3 Narkosen 24,0 A.	1mal 7 500 intravenös 3mal 10 000 intramuskulär 1mal 7 500 ,,	—	Exitus am 3. Tage (Lungenödem)
in 12 Tagen in 20 Narkosen 63,8 A.	am ersten Tage intramuskulär, intravenös und intralumbal 20 000, in den folgenden 6 Tagen noch 30 000	nach 13 Tagen	Heilung
in 30 Stunden in 3 Narkosen 26,0 A.	intralumbal 12 500 subdural 25 000	—	Exitus
in 7 Tagen in 11 Narkosen 50,0 A.	12 500 in die Carotis 12 500 intralumbal	nach 13 Tagen	Heilung

Dosis zur völligen Entspannung und Beseitigung aller Spasmen nicht ausreichte, weiterhin 0,14 g pro Kilogramm. Heilung am 13. bis 14. Tage der Behandlung.

Fall Momburg und Rotthaus: 7jähriges Kind, mit kleiner Wunde vor der linken Kniescheibe. 7 Tage später Krämpfe und Steifheit der Glieder. Am 8. Tage Aufnahme: Befriedigender Kräfte- und Ernährungszustand. 20 kg schwer. Schwerer Trismus. Opisthotonus. Klonische Krämpfe. Sofort Avertinnarkose. Excision der Wunde. Intramuskulär, intravenös und endolumbal 20 000 Antitoxineinheiten und an den folgenden 6 Tagen noch insgesamt 30 000 Antitoxineinheiten. Außerdem nur Avertinnarkose. An den ersten 12 aufeinanderfolgenden Tagen 20 Avertinnarkosen: an 6 Tagen je 1, an 4 Tagen je 2 und an 2 Tagen je 3 Narkosen. Die Dosierung war dreimal 0,1, dreimal 0,15, achtmal 0,17 und sechsmal 0,18 g pro Kilogramm. Insgesamt wurden 63,8 g Avertin gegeben. Die Schwere der Erkrankung nahm an den ersten Tagen noch zu. Avertin vermochte nicht immer die Starre zu lösen, oft nur dann, wenn eine Summation der neuen mit der noch nicht ganz abgeklungenen vorhergegangenen Narkose erfolgte. Gelegentlich wurde sogar der Schlaf durch einen Anfall unterbrochen. Besonders entsetzlich waren die Zwerchfellkrämpfe, deren Beeinflussung durch Chloroform und Sauerstoff vergeblich versucht wurde. Erst am 9. Tage erfolgte der Umschwung und vom 14. Tage ab traten keine Krämpfe mehr auf: der Trismus ließ nach. Zwischen dem 8. und 22. Tage machte das Kind noch obendrein eine Bronchopneumonie durch, von der es sich langsam erholte, so daß es am 49. Krankheitstage als gesund entlassen werden konnte. Spastische Erscheinungen waren bei der Entlassung nicht mehr festzustellen.

Die Tabelle auf S. 584 u. 585 stellt die bisher in der Literatur bekanntgegebenen Fälle zusammen.

Wir wollen hier im Anschluß kurz die Indikation der Avertinnarkose bei der **Eklampsie** streifen, obgleich sie keineswegs einheitlich beurteilt wird und uns jedes persönliches Urteil fehlt. Die Avertinnarkose wurde selbstverständlich höchst mißtrauisch betrachtet bei dieser Erkrankung, denn die zweifellos bestehende Schädigung von Leber und Nieren sollten theoretisch das Avertin eigentlich kontraindizieren (Hornung). Aber einige Erfolge von Conrad, Sennewald, Naujoks und von Ruge, dem es gelang, in Avertinnarkose Mutter und Kind ohne jede Schädigung zu retten, geben doch zu denken.

Ruge erzielte mit 6 g Avertin Ruhe und nach mehrtägiger Anurie Heilung. Sennewald gab 43 g Avertin in 55 Stunden: 0,1 alle 6—12 Stunden. Heilung. Ruge meint, daß er ohne die Avertingaben wohl zu operativen Maßnahmen hätte greifen müssen, die hohe Risiken in sich trugen. Uns interessiert im wesentlichen bei dieser Frage die Nichtschädigung der genannten Organe!

Einer fast einstimmigen Anerkennung erfreut sich die Avertinnarkose auch für **Operationen am Kopf, Hals, Brust**, wenigstens bei denen, die überhaupt dieses Narkoseverfahren anwenden. Der große Vorteil der Avertinnarkose bei diesen Eingriffen ist die ruhige Narkose und der Wegfall der störenden Maske.

Einschränkungen werden von vielen Autoren gemacht bezüglich der Eingriffe am Munde und an den Atmungswegen. Gehirn- und Schilddrüsenoperation besprechen wir besonders.

Schulze berichtet aus der Lexerschen Klinik die großen Vorzüge der Avertinnarkose bei den plastischen Gesichtsoperationen, die so häufig mehrerer Sitzungen und Nachoperationen bedürfen.

Bei Hasenscharten und Gaumenspalten empfehlen die Avertinnarkose Sievers, Goßmann, B. Martin, Schulze (Lexer). Schulze (Treplin) bezeichnet sie geradezu als ideal für diese Zwecke, sie schalte die Abwehrbewegung und den Würgereflex, nicht aber den Hustenreflex aus. Knopp lehnt sie ab. Auch wir haben früher alle Gaumenspalten in Avertinnarkose operiert, aber bei einem Fall eines erwachsenen jungen Mannes, der allerdings in Kombination mit Lokalanästhesie operiert wurde, kam es infolge der nachträglichen Schwellung der Weichteile und des langen narkotischen Schlafes zu beunruhigenden Atemstörungen.

Gegen Operationen an den Tonsillen wie überhaupt an den Atmungswegen in Avertinnarkose spricht sich Toller aus. C. Hirsch, Amersbach, Kraus und Krogner nehmen eine Mittelstellung ein. Avertinbasisnarkose zur Ausschaltung des Würgens und Brechens, wo nötig Solästhinzusatz zur Vertiefung. Speziell für die Tonsillektomie hat C. Hirsch auf diesem Wege gute Erfahrungen gemacht, wenn er auch im ganzen für diese Operation der Lokalanästhesie noch den Vorzug gibt.

In der Rehnschen Klinik wurde nach v. Brandis und Killian infolge eines Todesfalles durch Aspiration im postoperativen Narkoseschlaf nach einer Lippenplastik das Indikationsgebiet der Avertinnarkose wieder eingeschränkt. Es bestand damals so wie so schon zu 70 % nur aus Gesicht-Hals-Extremitäteroperationen.

Für die Kehlkopfexstirpationen in Avertinnarkose sprechen sich Nordmann, B. Martin u. a. aus, auch wir haben sehr gute Erfahrungen gemacht.

Daß die Avertinnarkose bei Operationen mit **Kauterisation** einen Vorzug vor dem Äther hat, sei nur kurz angeführt. Die Lexersche Klinik benutzt sie besonders gern bei der Elektrokoagulation inoperabler Tumoren (Schulze), ebenso Helmuth Schmidt und auch wir.

Ehe wir weitergehen, wollen wir hier die generelle **Stellungnahme einzelner auf dem Gebiete der Avertinnarkose besonders Erfahrener** einschalten.

Kohler schließt nur schwere Lungentuberkulose aus, sonstige Gegenanzeigen konnte er aus seinem Material nicht gewinnen; Schwerkranke erhalten kleinste Dosen.

Butzengeiger operiert alle Krankheitszustände in Avertinnarkose, bis auf parenchymatöse Erkrankungen der Nieren und Rectalerkrankungen, B. Martin dehnt ebenfalls das Indikationsgebiet der Avertinnarkose weit aus. Er warnt vor frischen oder abgelaufenen parenchymatösen Nierenerkrankungen und vor Operationen mit plötzlicher Verkleinerung der Atmungsflächen.

Sievers operiert bei Kindern alle vorkommenden Fälle in Avertinnarkose außer Rectalerkrankungen. Zurückhaltend ist er bei septischen Zuständen und Kreislaufstörungen. Ungefähr die gleiche Stellungnahme hat Goßmann (Kinderklinik Drachter, München).

Ruge, Hahn, Els und Jäger haben allmählich alle Kontraindikationen bis auf die mit Atmungsbeschränkung aufgegeben. Treplin nimmt dazu noch die Rectaloperationen aus. Polano kennt auf gynäkologischem Gebiete nur eine Gegenanzeige: Sphincterinsuffizienz.

Die Kieler Klinik (Anschütz) sieht Kontraindikationen für die Avertinnarkose bei Atmungsstörungen, bei ausgesprochenem Shock, bei Operationen, die zu plötzlichem Lungenkollaps führen, bei doppelseitiger, schwer gestörter Nierenfunktion und bei toxischen Ileusfällen. Sonst wird die Avertinnarkose überall angewendet, wo sie nach Dauer und Lage des Eingriffes lohnt, d. h. wo nicht Chloräthylrausch oder Lokalanästhesie angezeigt ist.

Seefisch wie Keysser erklären ohne jede Auswahl alle Fälle in Avertinnarkose operiert zu haben.

Kreuter sieht Kontraindikationen nur in schwerer organischer Schädigung der Leber oder beider Nieren.

Nordmann macht keine Avertinnarkose bei akuter Leberschädigung, z. B. bei akuter septischer Cholecystitis, beim Ikterus ist er zurückhaltend. Er ist gegen Avertinnarkose bei schwerer Kachexie (Leberverfettung), bei Funktionsstörung beider Nieren, bei länger bestehendem Darmverschluß und bei Operationen, die zu einer plötzlichen Verkleinerung der Atmungsfläche führen.

Nach E. Gläsmer und Amersbach ist Avertinnarkose kontraindiziert bei Leber- und Nierenerkrankungen auf septischer Basis und bei nachseptischen Erkrankungen überhaupt, ferner bei ausgedehnten Parenchymerkrankungen der Lungen und eingeschränkter Atemoberfläche.

Grosse, der über ein sehr großes Material (1100 Fälle) verfügt, ist zurückhaltender. Er vermeidet kachektische und Shockzustände und toxische Störungen (auch Thyreotoxikosen).

Flörcken nimmt ebenfalls alle Basedowfälle, dazu aber auch noch sämtliche Strumen aus. Auch die Rectumcarcinome operierte er nicht in Avertinnarkose.

Seiffert erklärt, daß man in der Greifswalder Klinik von der uneingeschränkten Anwendung zum Eklektizismus in der Avertinnarkose gekommen sei.

Die stark einschränkende Stellungnahme der Rehnschen Klinik (v. Brandis und Killian) haben wir soeben erwähnt. 70% der Operationen in Avertinnarkose betrafen Gesicht, Hals, Extremitäten.

Wilhelm vermeidet die Avertinnarkose, um sie vor ungerechten Anschuldigungen zu bewahren, bei allen Schwerkranken.

Röthig teilt von der Sauerbruchschen Klinik mit, daß für die Avertinnarkose eine strenge Auswahl getroffen werde. Als kontraindiziert gelten alle Fälle, die sekundär durch ihre Krankheit geschädigt sind.

Für die oben (S. 491) genauer beschriebene, abgebrochene rectale Avertinnarkose nimmt Baum keine Fälle prinzipiell aus. Er wendet sie in gleichem Umfange wie die Äthernarkose an.

Für die intravenöse Rauschnarkose als solche oder als Vorbereitung für die Avertinnarkose stellt Kirschner als einzige Kontraindikation die chronische Nephritis fest. Sie scheine sich gerade bei den schwierigsten Fällen gut zu bewähren, bei schwerem Ikterus, Coma diabeticum, Ileus, bei Schwerverletzten oder Ausgebluteten, Kachektischen usw.

C. Die Kontraindikationen der Avertinnarkose.

Wir haben bisher Prinzipielles besprochen, was zugunsten der Avertinnarkose ausgewertet wird oder werden kann, ihren mehr oder weniger sicheren Indikationsbereich erörtert. Wir werden jetzt die ebenso oder ähnlich gesicherten Kontraindikationen diskutieren und dann die für die Avertinnarkose zur Zeit problematischen Krankheitsgruppen übrig behalten, bei denen Erfahrung gegen Erfahrung, Ansicht gegen Ansicht resp. Deutung gegen Deutung steht.

Eine allgemein anerkannte Kontraindikation gegen die Avertinnarkose besteht für diejenigen Fälle, die sich einfach und sicher unter Lokalanästhesie operieren lassen und psychisch dazu geeignet sind. Das sind natürlich relative Begriffe, aber jeder weiß wohl, wie es gemeint ist. Dazu ist zu bemerken, daß bereits sehr viele einfache Hernien in Avertinnarkose operiert werden. Was man übrigens durchaus verstehen kann, denn auch kleinere Hernien — von großen ganz zu schweigen — sind keineswegs bei allen Patienten und Ärzten besonders beliebt in Lokalanästhesie! An unserer Klinik wenden wir nur bei sehr großen Hernien und Hernienrezidiven die Avertinnarkose an.

Kurzdauernde und kleinere Eingriffe, die sich nicht für Lokalanästhesie eignen, werden wohl nirgends in Avertinnarkose gemacht, d. h. in der bisher üblichen rectalen Form. Die rectale Avertinkurznarkose, besonders aber der intravenöse Avertinrausch sind vielleicht berufen, auch hierin einen Wandel zu ungunsten der Inhalations-Rauschnarkose zu bringen.

Sehr ungünstig wird die Avertinnarkose im **Shockzustand** oder sonstiger starker Blutdrucksenkung angesehen (Schulze, Grosse, Kreuter, Lobenhoffer). Wir verweisen auf die Wirkung der Avertinnarkose bei gefäßlabilen, vasomotorisch gestörten Kranken, die durch Killians Untersuchungen sichergestellt ist (S. 540). Wenn in solchen Fällen überhaupt die Avertinnarkose indiziert ist, muß sie unter allergrößter Vorsicht dosiert werden. Ruge trifft

hier wohl das Richtige, wenn er meint, daß in den Fällen, wo die Blutdrucksenkung bekannt ist, die Avertinnarkose nicht gefährlich sei, da
man sich mit der Dosierung anpassen könne. Immerhin werden es wohl
nur Wenige zur Zeit wagen, bei schweren Shockzuständen Avertinnarkose zu
machen. Aber vielleicht ist das nur ein Vorurteil, indem die bisherigen ungünstigen Erfahrungen auf relativer Überdosierung beruht haben. An sich
wäre es, wie gesagt, sehr zu wünschen, gerade bei den schwersten Verletzungen
oder Verbrennungen durch die langanhaltende Avertinnarkose eine möglichst
schonende Behandlung einleiten und durchführen zu können.

Unsere Zurückhaltung gegenüber der absoluten Kontraindikation der Avertinnarkose beim Shockzustand beruht zum Teil auf eigenen vorsichtigen Versuchen
mit dieser Betäubungsart bei frischen Verletzungen und auf den von E b h a r d
(S. 580) mitgeteilten Beobachtungen — dann aber auch auf den mehrfachen
guten Erfahrungen, die man gemacht hat mit der Avertinnarkose **bei akuten
schweren Blutungen**, z. B. bei geplatzter Tubargravidität (P o l a n o u. a.) Auch
N o r d m a n n ist nicht gegen Avertinnarkose bei Blutung, sondern nur für geringere Dosen (5—6 g).

Wenn sich also die Avertinnarkose bei den schweren Shockzuständen und
Kreislaufstörungen derartiger Fälle bewährt hat, so kann sie vielleicht auch
öfter bei anderen akuten Shockzuständen und Kreislaufstörungen versucht
werden, natürlich nur in niedrigster tastender Dosis.

Chronische Anämien, Blutkrankheiten werden als Kontraindikationen
angesehen (Butzengeiger) oder mindestens wird für sie niedrigste Dosierung
verlangt.

Bei einer bereits **bestehenden Acidose** muß man natürlich auch mit der
Avertinnarkose sehr zurückhaltend sein, d. h. wenn sie nicht vorübergehender
Natur, sondern durch ein schweres Grundleiden verursacht ist (S c h u l z e ,
N e h r k o r n). Bei derartigen Fällen stellt die Operation an sich eine schwere
Gefährdung dar, die natürlich durch jede Narkose noch gesteigert wird. Das
wichtigste bei diesen Fällen ist die zweckmäßige konsequente Vor- und Nach-
behandlung mit Traubenzucker und Insulin (vgl. den auf S. 592 angeführten
Fall von K o n j e t z n y). In erster Linie muß man bei der Acidose, wenn kein
offensichtliches Leiden wie Diabetes, chronische Eiterung, Tumor, Kachexie,
Inanition usw. vorliegt, an eine diffuse Leberschädigung denken, und zwar,
wie A c h e l i s aufs neue betonte, an eine sehr schwere Insuffizienz des Organs
infolge einer Summation von Schädigungen.

Einen Todesfall von F r i t z K ö n i g und einen eigenen nach Avertinnarkose erklärt er auf
die Weise, daß schon vor der Operation die Leberkrankheit bestand, aber nicht bekannt
war (bei F. K ö n i g, akute Atrophie[1], bei A c h e l i s hochgradige Pigmentcirrhose und
Verfettung der Leber). Wenn man die Lävuloseprobe vorher ausführen könne, habe man
einige Sicherheit, die Leberinsuffizienz festzustellen, sonst müsse die Alkalireserve a. op.
bestimmt werden. In A c h e l i s Fall betrug sie nur 45,3 Vol.-$^0/_0$ a. op. und hätte ein
Warnungssignal sein sollen. Jede Operation und jede Narkose gefährdet bei einem derartigen Zustand den Kranken.

Im einzelnen verweisen wir bezüglich der Stoffwechselstörungen auf
das im Teil I, S. 448 Gesagte.

---

[1] Es handelt sich um den Fall H e i n i c k e (S. 570).

Beim **Diabetes,** mit und ohne Acidose wurde die Avertinnarkose mehrfach ohne Schaden von Roith vorgenommen. In einem Falle von Hahn hat sie sich gegenüber einer früheren Lumbalanästhesie sogar sehr gut bewährt.

Wir erinnern an die eben angeführten günstigen Erfahrungen Kirschners, die allerdings mit dem intravenösen Avertinrausch gemacht worden sind.

Große Vorsicht soll nach Kreuter, Butzengeiger, Keyßer u. a. auch bei **Wasserverarmung** geboten sein. Man wird ja aber derartige Zustände vor jeder Operation zu beseitigen suchen. Die Experimente von B. Martin (S. 461) und guten Erfahrungen von Heile und Madlener beim Pylorospasmus der Säuglinge (S. 579) sprechen gegen eine solche generelle Fassung der Kontraindikation. Die Dosierung muß hier eben sehr vorsichtig gemacht werden.

Überwiegend ungünstig wird die Avertinnarkose beurteilt für alle Fälle **schwerer Kachexie** infolge Tumor oder infolge akuter oder chronischer Infektion. Man hat mit Recht Bedenken wegen der Verzögerung der Entgiftung des Avertins bei derartigen Körperverfassungen. Ob man nun die bei diesen Zuständen häufig vorkommende Fettleber als einzige oder Hauptursache der langsamen Entgiftung anzusehen hat, wie Sebening, Nestmann, Nordmann u. v. a. es wollen, oder ob man nicht weitergehend die Glykogenverarmung des ganzen Organismus resp. die Herabsetzung des gesamten Zellstoffwechsels dafür anschuldigen soll, ist noch nicht entschieden.

Wir kommen damit auf einen der wichtigsten Streitpunkte in der Praxis der Avertinnarkose zu sprechen, auf die Frage, ob man Patienten mit **Gallen-Leberkrankheiten** dieser Narkose unterwerfen darf oder nicht? Erwünscht wäre die Avertinnarkose für diese Fälle, da einerseits die Äthernarkose bei ihnen, namentlich wenn es Fettleibige sind, öfters unter Störungen verläuft und bei schwerem Ikterus und gar bei drohender Leberinsuffizienz nicht gut vertragen wird und da andererseits die Lokalanästhesie, die gewiß hier ein besonderes Indikationsfeld hat, manche technische Schwierigkeiten bereitet und oft mangelhafte Wirkung zeigt.

Im wesentlichen sind es drei Fragen, die zu beantworten sind:

1. Ob die Leber allein oder ganz überwiegend das Entgiftungsorgan für das im Blute kreisende Avertin ist;

2. ob das Avertin die gesunde oder die kranke Leber derartig schädigt, daß die Entgiftung abnimmt oder aufgehoben wird;

3. ob jede klinisch als krank zu bezeichnende Leber und speziell bei dem Symptom des Ikterus mit und ohne Fieber nicht oder weniger imstande ist, das Avertin zu entgiften.

Die erste Frage ist sehr oft von uns berührt und im ersten Teil von Tiemann dahin beantwortet worden, daß die Leber nicht der einzige Ort sein kann, wo die Entgiftung des Avertins vor sich geht. Beweis sind die Experimente von Eichholtz, bei denen nach Leberzerstörung die Entgiftung des Avertins glatt ablief. Es gibt noch andere Glykuronsäurebildungsstätten im Körper oder vielleicht unbekannte intermediäre Zellstoffwechselvorgänge, die bei der Bindung und Entgiftung des Avertins mitwirken. In Betracht kommen hierfür jedenfalls noch die Lungen, wohl weniger die Muskulatur (S. 435).

Bezüglich der zweiten Frage ist daran zu erinnern, welche großen Mengen von Avertin im Experiment fortlaufend gegeben worden sind, ohne eine

Schädigung der gesunden Leber hervorzurufen [1]. Und nun verfügen wir aus der menschlichen Tetanusbehandlung (S. 582) und in noch höherem Maße aus der psychiatrischen Praxis (S. 483) über gleichlautende Beweise dafür, daß das Avertin sicher auch beim Menschen kein obligates Gift für die gesunde Leber noch für irgendein anderes gesundes Organ ist. Ob die kranke Leber, die kranke Niere des Menschen durch Avertin geschädigt wird, ist allerdings eine andere Frage. Diese wird, wie wir gleich hören werden, von den Praktikern sehr verschieden beantwortet.

Die dritte Frage, ob eine klinisch kranke Leber in der Avertinbindung oder -entgiftung mehr oder weniger versagt, ist schwer zu entscheiden. Eines steht sicher fest, daß die Glykuronsäurebildung der Leber bei den häufigeren Erkrankungen des Leber-Gallensystems, mit denen der Chirurg meist zu tun hat, nicht fehlt.

Einen interessanten Beweis für die Erhaltung der Glykuronsäurebildung bei erkranktem Leber- oder Gallensystem bilden die im pharmakologischen Teil erwähnten Campherversuche von Händel u. a. (S. 435). Sowohl bei parenchymatösen Leberkrankheiten, wie bei Obstruktionsikterus war die Glykuronsäureausscheidung mehr oder weniger gut erhalten. Bestanden bei parenchymatösen Leberschädigungen manchmal Unterschiede in der Glykuronsäureausscheidung, so war gerade beim Obstruktionsikterus eine besonders starke Ausscheidung derselben nachweisbar. Natürlich ist die Parallele zwischen Campher und Avertin nicht zwingend — man kann aber aus diesem Beispiel doch ableiten, daß Leberparenchymschädigungen oder gar Obstruktionsikterus durchaus nicht gleichbedeutend ist mit mangelnder Glykuronsäurebildung.

Wie Tiemann im 1. Teil ausgeführt hat, kann durch die Avertinnarkose infolge Hemmung der Lebensvorgänge in den Leberzellen bei schon bestehender Krankheit eine Verschlechterung der Funktion erfolgen, wie durch jede andere Narkose auch. Vgl. die Parallele der vorhin zitierten Fälle von Fritz König und Achelis (S. 589). Zwei weitere lehrreiche Parallelfälle von Cholangitis nach Avertinnarkose und nach Äthernarkose finden sich bei Ebhard (S. 569). Diese Wirkung ist also nicht avertinspezifisch. Die Operation mit ihrem postoperativen Eiweißzerfall belastet die Leber erheblich. Nach größeren Operationen steigt der Gehalt des Blutes an N.-Körpern gewaltig an (postoperative Azotämie), wie Bürger und Grauhan [2] an Kranken unserer Klinik zeigen konnten, in dem Maße, daß man auch von diesen Produkten eine Funktionsschädigung erkrankter Leberzellen erwarten könnte.

Die nach Avertinnarkose beobachteten Unglücksfälle bei Leber-Gallenerkrankungen sind keiner bestimmten Gesetzmäßigkeit unterworfen. Man kann nicht annehmen, daß das Avertin der ausschlaggebende Faktor bei ihnen gewesen ist, sonst müßte sich das bei der großen Zahl derartiger in Avertinnarkose ausgeführter Operationen herausgestellt haben. Wie soll man sich anders die völlig entgegengesetzten Erfahrungen und Meinungen der Autoren bezüglich der Indikation und Kontraindikation der Avertinnarkose bei Gallen-Leberkrankheiten erklären?

Gegen die Operationen bei Leberschädigung resp. Ikterus resp. sehr zurückhaltend mit der Avertinnarkose bei derartigen Krankheiten sind:

---

[1] In dieser Ansicht können uns die zwei Hundeversuche von Heinicke nicht erschüttern, die unter praktisch nicht in Frage kommenden Bedingungen, wie Heinicke selbst sagt, angestellt wurden.

[2] Bürger und Grauhan: Über postoperativen Eiweißzerfall. Z. exper. Med. **27, 35, 42.**

Schulze, Sebening, Vorschütz, Roth, Dreesmann, Haas.

Reinert weist die Avertinnarkose zurück auf Grund einer erlebten Läppchennekrose und eines langen einem Coma hepaticum gleichenden Nachschlafes bei einem Ikterischen. Auch weist er auf das Absinken der Alkalireserve hin.

Kreuter operiert unter Avertinnarkose nur, wenn es sich um unkomplizierte Gallensteine handelt. Nordmann ist gegen Avertinnarkose bei schwerer Cholecystitis und Cholangitis und zurückhaltend bei jeder Form von Ikterus[1]. Killian will Avertinnarkose nicht bei Leberparenchymschädigung, hat aber nichts gegen sie bei Obstruktionsikterus. B. Martin hat theoretische Bedenken bei Cholangitis und Leberveränderungen unter Avertinnarkose zu operieren, der Ikterus allein ist ihm keine Kontraindikation, er braucht kein Maßstab für die Entgiftungsfähigkeit der Leber zu sein.

Nach Seiffert wurden an der Greifswalder Klinik wegen Störungen und eines Todesfalles die Avertinnarkose bei Gallen-Leberkrankheiten aufgegeben, „obgleich längst erwiesen, daß auch die kranke Leber die ihr angeblich zukommende Rolle der Entgiftung des Avertins gut ausführen kann".

Für die Operation bei Ikterus und Leber-Gallenkrankheiten in Avertinnarkose treten ein:

Butzengeiger, Grewing, Ruge Els, Heufelder, Reischauer, Unger, Knopp, Wolff. Hahn operierte bei multiplen Leberabscessen, bei schwerstem Ikterus infolge Papillentumors. Flörcken desgleichen, dazu in einem Fall von akuter gelber Leberatrophie (ohne Erfolg!) Sehr viele Operationen wurden bei wochenlang bestehendem Steinikterus mit und ohne Fieber in Avertinnarkose ohne Nachteil ausgeführt.

Nachdem Anschütz schon früher einmal auf die guten Resultate der Avertinnarkose bei Gallen-Lebererkrankungen und auf die Notwendigkeit weiterer Mitteilungen über diese Frage hingewiesen hatte, brachte Specht später etwas ausführlichere Angaben über die Erfahrungen der Kieler Klinik auf diesem Gebiete.

20mal wurde bei 18 Fällen von Gallen-Leberkrankheiten mit Ikterus unter Avertinnarkose operiert. Eine Frau mit Carcinom der Papille wurde dreimal operiert, das erste Mal in schwerer hämorrhagischer Diathese. Verlauf stets gleich gut. Ein zweiter derartiger Fall mit 13,2 mg-$^0/_0$ Bilirubin im Serum starb nach 27 Tagen ohne Zusammenhang mit der Avertinnarkose und ein dritter der gleichen Krankheit mit **16,2** mg-$^0/_0$ Bilirubin im Serum verlief ebenfalls ganz glatt. Die übrigen 15 Fälle, die zum Teil in dem höchst bedenklichen Zustand von Ikterus mit hohem Fieber infolge Cholangitis in Avertinnarkose operiert werden mußten, wurden alle geheilt entlassen. Alle diese Patienten bekamen 0,1—0,125 Avertin. Ein besonders schwerer, von Konjetzny operierter und wegen des Erfolges der Traubenzucker-Insulinbehandlung publizierter Fall unserer Klinik sei hier kurz wiedergegeben.

Fr., 65 Jahre. Seit 3 Monaten Gallensteinkoliken. Seit 3 Wochen zeitweise Fieber und Ikterus. Bei der Aufnahme schwerster grünlicher Ikterus. Leber vergrößert. Bilirubin im Serum 18,8 mg-$^0/_0$, Temperatur 39^0. Operation: In Avertinnarkose 0,1 ohne Ätherzusatz. Ektomie der kleinen Gallenblase. Spaltung von zwei walnußgroßen Leberabscessen im linken Lappen. Choledochotomie. Extraktion eines Steines. T.-Drainage. — Nach der Operation noch hohes Fieber und Schüttelfröste. Somnolenz. Magnesiumspülungen durch das T.-Drain. Unter fortgesetzter Traubenzuckerinfusion 50$^0/_0$—5$^0/_0$ (je nach Wasserbedürfnis) und Insulinbehandlung 100—20 Einheiten täglich (nach Umber und Richter). Allmählich Besserung und langsame Heilung.

Schwerer als in dem ersterwähnten Fall von komplizierender hämorrhagischer Diathese und in dem letzten von Cholangitis mit Leberabscessen und ausgesprochener Hepatargie kann ein derartiger Zustand kaum sein, wenn überhaupt noch Heilungsaussichten vorhanden sein sollen. Und doch wurde die Avertin-

---

[1] Nordmann kommt auf die Untersuchungen von Tietze zurück, dessen Probeexcisionen aus der Leber ergaben, daß bei fast allen Cholelithiasisfällen und anderen Gallenblasenkrankheiten das Lebergewebe beteiligt war. Untersuchungen aus dem Aschoffschen Institut zeigten jedoch, daß die Leberveränderungen sich nur oder im wesentlichen auf die Umgebung der Gallenblasen beschränkten, an entfernten Stellen der Leber fehlten sie in der Regel.

narkose unserer Ansicht nach sogar auffallend gut und sogar besser als Äthernarkose sonst vertragen.

Man darf nur nicht vergessen, wie groß auch unter Äthernarkose die Mortalität bei der Gallensteinkrankheit im Anfall (bei Ikterus oder Fieber oder bei Ikterus und Fieber) ist.

An der Kieler Klinik war sie 18,9$^0/_0$ im Anfall, gegen 1,7$^0/_0$ im Intervall. Die Cholangitisfälle (Ikterus + Fieber) hatten bei uns eine Mortalität von 23,7$^0/_0$ bei Frühoperation (in den ersten 2 Tagen) und eine Mortalität von 50$^0/_0$ (!) bei Spätoperation (nach 48 Std.). Die Ikterusfälle ohne Fieber hatten bei Frühoperation (innerhalb der ersten 3—4 Wochen) eine Mortalität von 6,6$^0/_0$, bei Spätoperation (nach der 4. Woche) eine Mortalität von 36$^0/_0$! [1].

Diese Zahlen stammen aus der Statistik, die Anschütz auf der Naturforscherversammlung zu Düsseldorf 1927 aus der Kieler Klinik brachte. Wir glauben, die Literatur der Gallen-Leberchirurgie genügend zu kennen, um sagen zu können, daß in Deutschland diese Zahlen allerorten damals ungefähr die gleichen waren. Heute ist bei uns und wohl überall eine Besserung der Mortalität zu konstatieren, weil wir in der Vor- und Nachbehandlung der schweren Fälle Fortschritte gemacht haben. Aber gefährlich bleiben die Operationen bei hochgradigem Ikterus und besonders bei Ikterus mit Fieber auch heute noch. Man kann sich nicht wundern, daß nach Operationen derartiger Erkrankungen viele Patienten sterben. Sie sterben auch nach Operationen in Lokalanästhesie.

Auf die Ursachen der auffallend hohen Mortalität nach Operationen vorgeschrittener Gallen-Leberkrankheiten wollen wir nicht näher eingehen — das würde uns zu weit abführen von unserem Thema. Sie sind sehr komplex. Nach den oben erwähnten Untersuchungen von Achelis spielt die Acidose eine große Rolle dabei. Ob diese aber allein auf die Narkose oder nicht auch auf den Eingriff als solchen mit seinen direkten und indirekten Folgen (Azotämie, Hungerzustand, Fieber, Blutdrucksenkung usw.) und auf das Darniederliegen der Gesamtfunktion mit zu beziehen ist, erscheint uns zweifelhaft. Daß die Avertinnarkose bei bestehender Acidose stärker schädigt als die Äthernarkose, ist nach den Untersuchungen von Wymer, Wymer und Fuß, Achelis nicht ohne weiteres anzunehmen, wohl aber, daß sie nachhaltiger wirkt. Die Alkalireserve soll nach Avertinnarkose länger herabgesetzt bleiben als nach Äthernarkose. Wir haben aber gelinde Zweifel, ob das vorübergehende Absinken und Niedrigbleiben der Alkalireserve klinisch bei der Avertinnarkose die große Bedeutung hat, die manche Autoren ihr beilegen.

Unsere Praxis mit der Avertinnarkose bei Gallen-Leberkrankheiten schwerster Art und die gleichen Erfahrungen der zahlreichen oben genannten Autoren können uns nicht überzeugen, daß wir derartige Kranke mit der Avertinnarkose mehr gefährden als mit der Äthernarkose. Wir möchten zum Abschluß der Diskussion ein Wort Nordmanns aus jüngster Zeit zitieren, mit dem wir allerdings auf diesem Punkte der Avertinfragen leider nicht oder noch nicht einig sind. „Alle unsere Kenntnisse über die Wirksamkeit des Avertins beruhen bis jetzt noch fast ausschließlich auf Empirie. Alle wissenschaftlichen Deduktionen, die bis jetzt über die Anwendung und die Wirksamkeit des Präparates veröffentlicht sind, sind fast insgesamt widerlegbar."

Das Problem der gefährdeten Fälle von Leber- und Gallenkrankheiten liegt unserer Ansicht nach nicht in der Frage Avertin- oder

---

[1] Anschütz: Dtsch. Z. Chir. **100** (1927). — Michelson: Dtsch. Z. Chir. **214** (1929).

Äthernarkose, sondern in der alten, immer wiederkehrenden
Frage: Operieren im Anfall oder Abwarten! Wir lassen womöglich den
schweren Zustand abklingen unter energischster Traubenzucker-Insulinbehandlung nach Umber und Richter und wo angängig unter MgSO$_4$-Behandlung [1].
Bei Rückgang des Anfalles entschwindet oder vermindert sich die Narkose-
und Operationsgefahr.

Richtig erscheint die Forderung von Fritz König, Achelis, Lewit u. a., vor jeder
Operation eine Funktionsprobe der Leber a. op. auszuführen. Leider geben diese
nach unseren Erfahrungen wenig sicheren Aufschluß. Bei Schwerkranken läßt sich auch
die von Achelis klinisch als praktischste bezeichnete Lävuloseprobe nicht immer durchführen, und die Bestimmung der Alkalireserve kann nur in dafür besonders eingerichteten
Kliniken resp. anderen Instituten geschehen.

In der Frage der **Schädigung der Nieren durch das Avertin** kann ein ab-
schließendes Urteil weder in positivem noch in negativem Sinne gegeben werden.
Schon die theoretische Erklärung einer eventuellen Avertin-Nierenschädi-
gung bereitet Schwierigkeiten. Das Avertin wird im Körper durch Glykuron-
säurepaarung entgiftet und durch die Nieren ausgeschieden. Was schädigt nun
die Nieren: das nicht entgiftete, das vielleicht infolge geschädigter Leber- und
allgemeiner Zellfunktion nicht völlig entgiftete Avertin? Oder ist es das mit
Glykuronsäure gepaarte, das eigentlich nicht mehr toxisch sein soll? Die
gleichen Fragen haben wir bereits bei Besprechung der überlangen Schlafdauer
(S. 547) gestellt. Auch Martin hat sie aufgeworfen. Vielleicht auch, daß das
gepaarte Avertin vielleicht durch die Größe seines Moleküls unter gewissen,
uns unbekannten Voraussetzungen kranke Nieren zu schädigen vermag. Alle
diese Fragen harren noch der Beantwortung.

Aus den zahlreichen tierexperimentellen Untersuchungen und den großen
Erfahrungen an vielen Tausenden von Avertinnarkosen an gesunden und zum
Teil auch an kranken Nieren beim Menschen lassen sich erst einige Punkte be-
züglich der Avertinnierenschädigung eindeutig beantworten. — In anderen
müssen wir uns heute noch darauf beschränken, verschiedene, oft widersprechende
Meinungen einfach referierend nebeneinanderzustellen.

Schon aus dem theoretischen Teil dieser Arbeit (Tiemann) geht hervor,
daß es im Tierexperiment noch nie gelungen ist, eine direkte Schädigung der
Nieren durch Avertin hervorzurufen. In gleicher Weise wie im Experiment
zu verwerten sind die Erfahrungen beim Menschen, wo anläßlich der Bekämpfung tetanischer Krämpfe und ferner bei Aufregungszuständen Geisteskranker
150 bis über 200 g Avertin in 10—12 Tagen ohne nachweisbare Nierenschädigung gegeben wurden. Diese Erfahrung an gesunden Nieren spricht gegen
die Annahme, daß das Avertin ein Parenchymgift ist ähnlich dem Chloroform.
Die Tatsache, daß eine gesunde Leber gleichfalls nicht durch Avertin geschädigt
wird, spricht unserer Ansicht nach ebenfalls dagegen. Im Gegensatz zum Chloroform findet also eine Schädigung der parenchymatösen Organe nicht statt.
In dieser Hinsicht gleicht das Avertin dem Äther. Aber sowohl bei diesem als
auch beim Avertin sind Fälle beschrieben worden, wo es im Anschluß an die
Narkose zu leichten Nierenstörungen gekommen ist. Aber sie sind selten
und charakterisiert durch ihre Flüchtigkeit und ihre völlige Rückbildung.

---

[1] Junker: Magnesiumsulfatbehandlung. Dtsch. Z. Chir. **214** (1929).

Für sie können folgende Symptome angegeben werden: Unregelmäßigkeiten [1] der Urinentleerung, Verminderung der Stickstoffausscheidung, Albuminurie und Cylindrurie. Vorher vorhandene Nierenschädigungen werden durch die Äthernarkose vermehrt. Die Häufigkeit dieser Urinstörungen nach Äthernarkose wird ebenso wie bei der Avertinnarkose sehr verschieden angegeben: die ungünstigsten Beurteilungen ergaben in 47% eine gewisse Schädigung gesunder Nieren durch den Äther! Auch pathologisch-anatomische Veränderungen der parenchymatösen Organe sollen nach Untersuchungen von B. Müller manchmal vorhanden sein, er hält sie nicht einmal für prinzipiell verschieden von denen, die durch Chloroform hervorgerufen werden, sondern nur graduell. Auch durch Äther gelingt es, Fettmetamorphose und Nekrose der Epithelien hervorzurufen, wenn an demselben Tier mehrere Narkosen in Zwischenräumen von 12—24 Stunden ausgeführt werden. Vom Chloroform sind ja schwere Schädigungen der parenchymatösen Organe als Spätschädigungen hinreichend bekannt, so daß auf sie nicht näher eingegangen werden braucht!

In dieser Beziehung steht also nach zahlreichen Tierexperimenten und den Erfahrungen am Menschen bei Tetanus und Psychosen das Avertin weit harmloser da, nicht bloß als das Chloroform, sondern auch als der Äther!

Für alle die genannten flüchtigen und leicht reversiblen Schädigungen der Nieren wird nun gemeinhin die Narkose verantwortlich gemacht. Aber eine weit größere Belastung dieser Organe im gesunden und kranken Zustand stellt die Operation an sich dar. In vielen Fällen, wo Urinuntersuchungen vor der Operation keinen krankhaften Befund aufweisen, lassen sich nach Operationen sowohl in Lokalanästhesie als auch in Äthernarkose durch Prüfungen der Nierenfunktion Verzögerungen in der Ausscheidung der harnfähigen Stoffe entweder infolge Mehrbelastung gesunder oder infolge Nachlassen der Funktion kranker Organe, oft beides gemeinsam, feststellen. Es wäre deshalb verfehlt, aus dem gelegentlichen und vorübergehenden postoperativen Auftreten von Eiweiß, Zylindern oder Erythrocyten, im Anschluß an eine Operation in Narkose oder aus einer flüchtigen Funktionsverzögerung gesunder oder einer Verschlechterung der Funktion kranker Nieren (Erhöhung des postoperativen Rest-N.-Spiegels im Blut z. B.), auf eine besondere Schädigung der Nieren durch das Narkoticum, im Rahmen unserer Abhandlung also durch das Avertin, zu schließen, wie das z. B. von B. Martin geschehen ist. Eine kurze Erörterung dieser funktionellen Schädigung der Nieren allein durch die Operation ist, da sie anscheinend nicht allgemein bekannt, hier wohl am Platze. Ihre Bedeutung für die Beurteilung von Nierenschädigungen, die man in der Literatur vielfach dem Avertin zugeschrieben hat, liegt auf der Hand. An anderer Stelle hat Specht schon ausführlich darauf hingewiesen.

In bedeutungsvollen Untersuchungen haben im Jahre 1922 Bürger und Grauhan aus der Medizinischen und Chirurgischen Klinik zu Kiel, die schon vorher in der Literatur bekannte Tatsache methodisch nachgeprüft und gezeigt, daß es nach Operationen regelmäßig, auch bei klinisch-sterilem Heilverlauf, zu einem erhöhten Eiweißzerfall im Organismus kommt „als eine Folge der bei jedem chirurgischen Eingriff unvermeidlichen Schädigung des Gewebes im Wundbereich, entstanden durch Schnitt, Zerrung und Quetschung, ischämische Nekrose des aus der Ernährung durch Unterbindung ausgeschalteten Gewebes und durch Resorption des autolytisch zerfallenen Wundsekretes". Dieser vermehrte Eiweißzerfall ist erkenntlich 1. in einer Erhöhung des antitryptischen Titers im Blut, 2. in einer postoperativen Azoturie (vermehrte Ausscheidung der Endprodukte des Eiweißstoffwechsels im Urin) und 3. in einer postoperativen Azotämie (Erhöhung des Rest-N.

---

[1] Nach v. Brunn: Neue Deutsche Chirurgie, Bd. 19: Die allgemeine Narkose (Kapitel: Äthernarkose).

im Blut). Diese „proteinogene Intoxikation" ist verschieden stark, sie ist bei Operationen im Bereich des Abdomens und besonders am Harntraktus größer als bei Operationen an der Peripherie. Sie ist naturgemäß bei kleinen Operationen mit wenig Gewebsschädigungen geringer und vorübergehender nachweisbar als bei großen. Sie hält sich bei Nierengesunden in mäßigen Graden, ist beim Nierengesunden mit primär erhöhtem Rest-N.-Spiegel (z. B. Carcinomkranken) größer und erreicht ihren höchsten Wert, abgesehen von entzündlichen Prozessen, bei Operationen an Nierengeschädigten. Der Nachweis in Form der Erhöhung des Rest-N. ist schwer, ist oft, da meist schnell vorübergehend, vom richtigen Zeitpunkt der Untersuchung abhängig, entzieht sich oft sicherer Beurteilung durch Abwanderung der Eiweißendprodukte in seröse Ergüsse (Ascites usw.) oder wird verändert durch vorhandene Fisteln, Drainagen usw.

Auch bei anscheinend gesunden, in Wirklichkeit aber schon geschädigten Nieren kann es im Anschluß an eine Operation zu Schädigungen durch diese „Eiweißzerfallstoxikose" bis zur Urämie kommen. Diese Tatsache scheint uns von allergrößter Wichtigkeit zu sein für die Beurteilung verschiedener Avertin-Todesfälle. Die Erhöhung des Rest-N. braucht also nichts weiter zu sein als eine normale Folge des operativen Eingriffs, auch bei aseptischen Operationen bei völlig Nierengesunden.

In der Arbeit von Bürger und Grauhan sind unter dieser Rubrik Rest-N.-Erhöhungen um über das Doppelte, bis zu 90 mg-$^0/_0$ angegeben. Als Beispiel seien die Rest-N.-Werte nach einer Leistenbruchoperation nach Bassini in Lokalanästhesie und aseptischer Heilung angeführt: Erhöhung von 42 auf 78 mg-$^0/_0$ am Abend der Operation. Am anderen Tage bereits wieder Abfall zur Norm. Bei größeren Operationen ist die Erhöhung nicht nur größer, sondern hält auch länger an, ihr größter Wert wird erst am 2. oder 3. Tage erreicht. Wie stark die Erhöhung des Rest-N.-Wertes bei schon vorher bestehender Steigerung sein kann, zeige folgendes Beispiel: Bei einer G. E. wegen inoperablem Magencarcinom Rest-N. vor der Operation 95 mg-$^0/_0$, nach der Operation 375 mg-$^0/_0$. Die Untersuchungen von Bürger und Grauhan sind in neuerer Zeit durch van den Hoghue bestätigt worden. Auch er fand nach Operationen regelmäßige Erhöhungen des Rest-N.-Spiegels, ebenfalls um so höher, je größer der Eiweißzerfall war und gleichfalls am höchsten bei Operationen im Bereich des Abdomens und besonders am Harntraktus. Ausdrücklich hebt er hervor, daß diese Erhöhung des Rest-N. unabhängig von der Art der Narkose ist. (Äthernarkose, Lokalanästhesie usw. Avertinnarkose hat er nicht gemacht.)

Aus dem bisher Mitgeteilten geht wohl eindeutig hervor, daß einerseits an eine Schädigung gesunder Nieren durch Avertin nicht gedacht werden kann, daß aber andererseits ein Mittel, das nicht toxisch für ein gesundes Organ ist, nur mit großer Vorsicht und Kritik als spezifisch schädigend für das gleiche kranke Organ angesehen werden darf. Besonders zurückhaltend betreffs einer Schädigung erkrankter Nieren durch Avertin muß man sein, wenn man aus obigen Ausführungen ersieht, wie diese Organe in ihrer Funktion auch durch Äthernarkose und noch mehr durch Operationsbelastung geschädigt werden. Fälle, wo es bei Summierung dieser Schädigungen bis zur Urämie kam, sind mehrfach in der Literatur beschrieben. Sehr kritisch sind auch die Mitteilungen über Avertin-Nierenschädigungen, z. B. Nephritis nach Appendicitis (Boit) oder nach Cholecystitis acuta usw. zu beurteilen. Es wird dabei zu leicht vergessen, daß Herdnephritiden bei diesen Erkrankungen mit Albuminurie, Cylindrurie, Hämaturie gar nicht besonders selten sind (Anschütz)[1]. Noch mehr gilt dies bei der Beurteilung einiger Todesfälle unter mehr oder weniger starker Beteiligung der Nieren (s. Kapitel Todesfälle). So lange man nicht nachweisen kann, daß derartige schwere Nierenschädigungen nach Avertin-

---

[1] Anschütz: Bruns' Beitr. **115** (1919); Münch. med. Wschr. **1922,** 1473.

narkosen häufiger als nach anderen Narkosen auftreten, läßt sich kein sicheres Urteil über die Nierenschädlichkeit des Avertins fällen.

Manchmal kamen nach Avertinnarkosen Leber- und Nierenschädigungen gemeinsam vor, dann erlebte man ein ganz charakteristisches Krankheitsbild, wie es auch nach Operationen in Äthernarkose bekannt ist.

Die Summation beider Schädigungen, die einzeln eine gesunde Leber-Nierenfunktion nicht gefährden, kann nach Rehn zur Katastrophe führen: Nach Erwachen aus der Narkose zunächst gute Erholung vom Eingriff und Wohlbefinden für einige Tage, dann langsame und fortschreitende Verschlimmerung, deren erstes Zeichen häufig eine Steigerung der Pulsfrequenz ist, mit der die Temperaturerhöhung gewöhnlich nicht gleichen Schritt hält. Häufig unter erneutem Erbrechen treten Zeichen der gestörten Nieren- und Leberfunktion hinzu. Die Urinabsonderung läßt nach, zuweilen bis zur Anurie, im Urin sind zunehmend Eiweiß und Zylinder nachweisbar. In vielen Fällen dokumentiert sich die Leberschädigung im Auftreten des Ikterus, der aber nicht immer vorhanden zu sein braucht. Der Kreislauf läßt mehr und mehr nach, das Allgemeinbefinden ähnelt dem einer schweren Vergiftung: Apathie, Bewußtlosigkeit, hochgradige Unruhe bis zu Krämpfen und Tobsuchtsanfällen. Exitus zwischen 3. und 6. Tage häufig im Koma.

Derartige Krankheitsbilder sind bekannt nach Operationen in Äthernarkose bei vorher vorhandener Leberschädigung, besonders bei Choledochusverschluß. Sie sind ferner bekannt als tödliche Spätschädigung nach Chloroformnarkose.

Und damit kommen wir auf die spezielle praktische Frage zu sprechen: Ist bei allen Nierenerkrankungen Avertin kontraindiziert und wenn nicht, bei welchen und bei welchen nicht? Die Ansichten darüber sind in der Literatur sehr verschieden angegeben, sie schwanken von einem Extrem: Avertin bei jeder, bis ins andere: Avertin bei keiner Nierenerkrankung kontraindiziert. Die wichtigsten Anschauungen und Erfahrungen seien im folgenden wiedergegeben:

Nach Sebening sind Zustand und Funktion der Nieren, soweit sie nicht den Allgemeinzustand wesentlich beeinträchtigen, ohne erkennbaren Einfluß auf die Entgiftungszeit des Avertins im Blute. Selbst bei doppelseitiger Nierenerkrankung wurde keine Verlängerung der Entgiftungszeit beobachtet, was er besonders in einem Fall von doppelseitiger Nierentuberkulose mit schlechter Ausscheidungsfunktion und in einem Fall von doppelseitiger Cystenniere feststellen konnte [1]. Diese neuerliche Mitteilung Sebenings scheint uns von so hoher prinzipieller Bedeutung, daß wir sie an erste Stelle setzen zu sollen glaubten.

Els operiert bei allen chirurgischen Nierenerkrankungen, allen Blasenleiden, Prostatahypertrophien usw. in Avertinnarkose, ebenso Hahn und Kreuter.

Dreessen schließt nur doppelseitige Nierenerkrankungen von der Avertinnarkose aus.

Specht (Kieler Klinik) hält bei chirurgischen Nierenerkrankungen Nephrektomien wegen Tuberkulose, Stein, Tumor, Hydro- und Pyonephrose, Nephrotomien, Pyelotomien, Ureterotomien usw. Avertinnarkose für schadlos, die Mortalität ist nicht größer als bei Äthernarkosen, auch nicht in Fällen, wo eine Funktionsprüfung z. B. bei einer Nephrektomie sich die andere Niere als nicht ganz vollwertig erwies (S. 598).

Roith hat wiederholt bei schweren Niereninsuffizienzen Avertinnarkosen ohne Nachteil ausgeführt.

Benthin hat bei Eklampsie Avertinnarkosen ohne Schaden gemacht und Ruge, der wiederholt auch bei doppelseitig funktionsgeschädigten Nieren Avertinnarkosen ohne Nachteil sah, wandte sie auch in einem anurischen Fall von Eklampsie ohne jeden Schaden an (S. 586).

Kirschner hält nur chronische Nephritiden für nicht ratsam in Avertinrauschnarkose zu operieren. Bei einem Nephritiker wurde auch versehentlich sie gemacht, ohne daß man dabei einen Schaden gesehen hätte.

---

[1] Der Fall von Dreessen, bei dem die Autopsie eine Cystenniere aufdeckte, war vor der Avertinnarkose bereits urämisch und wäre auch bei jeder anderen Narkose gestorben.

Goßmann: Nimmt nur diffuse Nierenerkrankungen aus.

B. Martin verzichtet bei akuten und chronischen Schädigungen des Nierenparenchyms auf die Avertinnarkose wegen der Gefahr der Urämie, ebenso Vorschütz.

Schulze (Lexer) hält die Avertinnarkose bei allen Nierenerkrankungen für kontraindiziert, ebenso Gläsmer und E. Mühsam.

Nordmann legt genau dar, wann und bei welchen Nierenerkrankungen er nicht in Avertinnarkose operiert: kontraindiziert ist Avertin bei jeder diffusen Nierenschädigung. Er fordert daher vor der Operation möglichst genaue Urinuntersuchung auf Eiweiß, Bestimmung des spezifischen Gewichtes in der 24-Stundenmenge des Urins usw., um eine parenchymatöse Nierenerkrankung oder eine Schrumpfniere zu erkennen. Einseitige Nierenerkrankung bei funktionstüchtiger anderer Niere ist keine Kontraindikation. Aber er lehnt die Avertinnarkose auch in seinen neuesten Veröffentlichungen noch ab bei allen akuten eitrigen Prozessen an der Niere, ebenso beim Steinleiden und bei der Cystenniere. In einer früheren Arbeit hat er sich auch gegen die Avertinnarkose bei nicht aseptischer Prostatahypertrophie ausgesprochen.

Aus diesen Mitteilungen ist zu ersehen, daß im allgemeinen nur bei diffusen Parenchymschädigungen der Nieren (bei akuten und chronischen Nephritiden) die Avertinnarkose für kontraindiziert gehalten wird. Dagegen werden einseitige chronische Nierenleiden, für deren Angehen eine funktionsgenügende andere Niere Voraussetzung ist, fast allgemein in Avertinnarkose ohne Schaden angegangen. Operationen bei geschädigten Nieren im Sinne einer Nephrose oder Pyelonephritis, z. B. bei Prostatahypertrophie, werden vielfach in Avertinnarkosen ausgeführt, ohne daß man einen Nachteil danach gesehen hätte. Genaue Untersuchungen über den Grad der Schädigungen bei solchen Eingriffen in Avertinnarkose liegen in der Literatur von Specht vor.

Gerade die **Prostatahypertrophie** ist für die Beurteilung der Frage der Avertinnarkose bei Nierenschädigungen sehr geeignet, da bei ihr immer eine mehr oder weniger starke Nierenbeteiligung vorliegt, die klinisch mit verschiedenen Untersuchungsmethoden, speziell den Nierenfunktionsprüfungen, erfaßt werden kann. Specht hat aus diesem Grunde das Material der Kieler Klinik eingehend veröffentlicht. Um ein Bild von der Nierenbeteiligung und der Schwere der Fälle zu geben, wurden von den Untersuchungsbefunden die des Blutdrucks, der Reststickstoffbestimmung im Blut und des Wasser- und Konzentrationsversuchs berücksichtigt.

Sämtliche Prostatektomien wurden suprapubisch ausgeführt. Bei den sekundären Ektomien sind die Nierenschädigung vorher viel größer gewesen, diese Patienten waren durch eine 2 Monate bis 1$^{1}/_{2}$ Jahre zurückliegende, suprapubische Blasenfistel vorbehandelt.

Im ganzen handelt es sich um 24 Fälle, davon waren 9 primär, 15 sekundär nach Cystostomie ektomiert. In 18 Fällen betrug die Avertindosis 0,1 pro Kilogramm, in 3 Fällen 0,105, in 1 Fall 0,12, in 1 Fall 0,125 und schließlich in 1 Fall 0,08 pro Kilogramm. Nach der Anschützschen Gruppeneinteilung ergibt sich folgendes Narkoseresultat:

Gruppe I   (reine Avertinnarkose) . . . . 15 = 63%
„   II   (Avertin + 50 g Äther) . . . . 6 = 25%
„   III   (Avertin + mehr als als 50 g Äther) . . . 3 = 12%
„   IV   (Versager, regelrechte Äthernarkose) . . . —   —

Blutdruck nach Riva-Rocci		Todesfälle
bis 120	2 Fälle	1
„ 160	13 „	4
„ 200	8 „	—
über 200	1 Fall	1

Reststickstoff (normal bis 0,46)   Todesfälle
Rest-N. bis   0,46   10 Fälle   3
  „   von 0,46—0,60   10   „   3
  „   über 0,60   4   „   —

Parallel der Erhöhung des Rest-N. ging eine Erniedrigung des Gefrierpunkts.

Wasser- und Konzentrationsversuch.

(1500 ccm Tee nüchtern, Ausscheidung normal 1500 ccm und mehr nach 4 Std., Urinkonzentration dabei normal etwa 1000—1024, also Konzentrationsbreite von 24.) Bei den meisten Prostatikern besteht eine Konzentrationsverzögerung in dem Sinne, daß die Ausscheidung der Flüssigkeitsmenge erst in 24 Std. bewältigt wird, doch sind die 24-Std.-Werte hier nicht besonders angeführt.

	4-Stundenmenge	Todesfälle
1500 ccm und mehr	5 Fälle	2
1300—1500 ccm	6 „	1
1000—1300 „	6 „	—
600—1000 „	7 „	3

Konzentrationsbreite		Todesfälle
20—24:	11 Fälle	1
15—20:	5 „	2
10—15:	6 „	2
5—10:	1 Fall	—
0—5 (Isosthenurie):	1 „	1

Wie schon aus den oben angeführten Tabellen hervorgeht, sind von den 24 Prostatektomierten 6 gestorben, davon 3 primär und 3 sekundär Ektomierte. Diese Fälle seien etwas ausführlicher angeführt. Die hohe Mortalität unserer Prostatektomien erklärt sich aus unserer neuerlichen immer weitergehenden Indikationsstellung zu diesem Eingriff.

A. Primäre Ektomien: Fall 1. 56 Jahre, 0,1 Avertin ohne Äther. Riva-Rocci 130/95. Rest-N. 0,47. Wasser- und Konzentrationsversuch: In 4 Stunden 1530 ccm in 24 Std. 2585 ccm ausgeschieden. Urinkonzentration 1002—1016. Operation leicht und glatt überstanden. Am 25. Tage Exitus an Lungenembolie.

Fall 2. 68 Jahre. 0,12 Avertin + 50 g Äther. Riva-Rocci 160/135. Rest-N. 0,42, Wasser-Konzentrationsversuch: In 4 Std. 675 ccm, in 24 Std. 1615 ccm ausgeschieden. Urinkonzentration 1000—1017. Operation schwer, starke Blutung bei und nach der Operation. Wundinfektion, Urosepsis und eitrige Meningitis. Exitus am 15. Tage.

Fall 3. 73 Jahre. 0,1 Avertin, ohne Äther. Riva-Rocci 160/75, Rest-N. 0,44, Wasser- und Konzentrationsversuch: In 4 Std. 935 ccm, in 24 Std. 2190 ccm ausgeschieden. Urinkonzentration 1010—1012 (Isosthenurie!). Patient wurde durchaus gegen die Prinzipien der Klinik auf dringlichsten eigenen Wunsch, da ausgesprochene, ernste Suizidgefahr bestand, primär ektomiert. Exitus am 3. Tage. Sektion: Phlegmone des Beckenbindegewebes, diffuse eitrige Peritonitis. Pyelitis des einen, Stein im anderen Nierenbecken.

B. Sekundäre Ektomien. Fall 4. 69 Jahre. Avertin 1,05 + 20 g Äther. Riva-Rocci 190/100. Rest-N. 0,55, Wasser- und Konzentrationsversuch: In 4 Std. 835 ccm, in 24 Std. 1460 ccm ausgeschieden. Urinkonzentration 1000—1024. Myokardschädigung, Blutdruck 190, Lungenemphysem. Sehr schwierige Ektomie, starke Blutung bei und nach der Operation. Dauer der Avertinnarkose 3 Std. Exitus 15 Std. post op. (Dieser Fall ist von Anschütz veröffentlicht. Vgl. Todesfälle S. 573.)

Fall 5. 68 Jahre. Avertin 0,1 ohne Äther. Riva-Rocci 120/60. Rest-N. 0,44. Wasser- und Konzentrationsversuch: In 4 Std. 1565, in 24 Std. 2490 ccm ausgeschieden. Urinkonzentration 1000—1020. Operation leicht, zunächst glatter Heilverlauf. In der 3. Woche nach Katheterisieren der Harnröhre fortschreitende Urinphlegmone, dazu später schwere Bronchopneumonie. Exitus 8 Wochen post op.

Fall 6. 77 Jahre. Avertin 0,1 ohne Äther. Riva-Rocci 230/100 (Hypertonie). Rest-N. 0,46. Wasser- und Konzentrationsversuch: In 4 Std. 1340, in 24 Std. 1965 ccm ausgeschieden. Urinkonzentration: 1002—1014. Operation: schwierige Ektomie, mäßige Blutung. Am 4. Tage Fieberanstieg über 40⁰ (retroperitoneale Phlegmone), durch Sektion bestätigt, zunehmende Herzschwäche. Exitus am 8. Tage post op.

Specht beurteilt das angeführte Material folgendermaßen: In fünf Fällen ist ein Zusammenhang des Todes mit der Avertinnarkose glatt abzulehnen. Auch bei Fall 4 ist es keineswegs bewiesen, daß das Avertin den Tod verschuldet hat. Derartige Todesfälle kommen bei hohem Blutdruck und Myokardschädigung auch ohne Avertin nach Prostatektomie vor.

Rödelius hat dieselben guten Erfahrungen bei Prostatikern. Er hält bei Prostatahypertrophie die Avertinnarkose direkt für indiziert, für das Idealverfahren.

Die Frage einer spezifischen Nierenschädigung durch Avertin ist also zur Zeit noch nicht geklärt. Ob, wann und unter welchen Bedingungen es zu einer solchen besonderen Schädigung dieser Organe durch Avertin kommt, läßt sich heute, wo wir noch so wenig über die Wirkungsweise des Avertins in den einzelnen Organen und die Art seiner Entgiftung im Körper wissen, nicht entscheiden. Eine direkte organische Schädigung der Niere, wie wir sie vom Chloroform kennen, ist unwahrscheinlich. Über eine funktionelle fehlt uns heute noch jede sichere Erkenntnis.

Verwirrend ist das Bild des Pro und Contra der Avertinnarkose beim Basedow! Hier widersprechen sich auch die Erfahrungen des einzelnen Chirurgen. Die Ursache scheint durch die Untersuchungen von Pribram aufgeklärt: Die Hyperthyreosen brauchen zum Teil eine mäßige, zum Teil eine erhebliche Steigerung der Avertindosis, wenn man zu einer leidlichen Narkose kommen will. Pribram dosierte bei vier verschiedenen Hyperthyreosen und Basedowfällen mit gutem Erfolg folgendermaßen:

1) 0,16 = 6,4 g A.; 2) 0,26 = 15 g A.; 3) 0,26 = 15 g A.; 4) 0,38 = 21 g A.

Den letzten Fall mit 0,38 haben wir auf S. 504 genauer besprochen, um das schwierige Überwinden eines Avertinversagers an ihm zu demonstrieren. Nach einer persönlichen Mitteilung von Pribram hat sich die Erhöhung der Toleranz bei derartigen Patienten auch weiter bestätigt.

Nach der Literatur erscheint es uns aber sicher, daß manche Basedowfälle auch auf Normaldosen 0,1—0,125 gut reagiert haben, was ja auch mit dem klinisch so verschiedenartigen Bild des Basedow gut übereinstimmt. Dadurch wird die Dosierungsfrage bei dieser Krankheit aber nur noch komplizierter. Aus solchen Gesichtspunkten erklären sich die vielen Klagen über besonders ungünstigen Verlauf der Avertinnarkose bei Basedowscher Krankheit. Bei gewöhnlicher Dosierung wird man nur allzu leicht relativ unterdosieren und bei den an sich schon aufgeregten Patienten leicht abschreckende Erregungszustände bekommen, wie sie bei den Geburten mit Unterdosierung vorgekommen sind (S. 545). Der Patient im unvollkommenen Schlafzustand hat alle Reflexe seines erregten Zustandes, hat aber keine Willenskraft, sie zu unterdrücken. Es ist vollkommen irreführend, in solchen mißglückten Fällen von Versagen der Avertinnarkose zu sprechen. Im ganzen hat sich aber bezüglich des Basedow unter denen, die überhaupt Avertinnarkose anwenden, die

Meinung doch mehr zum Pro geneigt — und zwar hauptsächlich auf Grund der psychischen Schonung, die ja bei diesen Kranken besonders angezeigt ist.

Günstiges Urteil fällen über Avertinnarkose bei Basedow: Nordmann, Seefisch, Kirschner, Lobenhoffer, Reinert, ganz besonders Kreuter. Leider kann man nach den Literaturangaben die Dosierung der einzelnen Fälle nur selten überblicken. Extrem hohe Dosen wurden nicht gegeben, aber wohl auch nicht wie von Pribram Avertinvollnarkose erzwungen. Nordmann spricht sich gegen Dosissteigerung bei Basedow aus. Vorschütz hatte sehr gute Erfolge mit 0,1—0,125 (fraktioniert?).

Baum, Ebhard betonen den Vorzug der unmerklichen Avertinnarkose im Krankenzimmer ohne jedes Wissen des Patienten. Auch wir haben auf diesem Wege die allerbesten Erfahrungen gemacht. Baum dosiert 0,1 und läßt ablaufen bei den ersten Narkosezeichen, Ebhard dosierte nie höher als 8 g bei Frauen.

Wir haben Dosen zwischen 0,1 und 0,125 angewendet, hatten aber ebenso wie die eben genannten nicht immer Vollnarkosen. Wir halten Ätherzusatz aus nervenschonenden Gründen mit Nestmann sogar für besser in diesen Fällen als unvollkommene Narkose.

Helmuth Schmidt will die Avertinnarkose nur für die seelisch übermäßig erregten Fälle anwenden.

B. Martin ist im allgemeinen für Avertinnarkose bei Basedow, aber gegen sie bei Fällen mit Herzstörungen, die auf Ruhe nicht reagieren, Grosse ist gegen Avertin bei allen Thyreotoxikosen. Seiffert hat die Avertinnarkose wegen schlechter Erfahrungen dabei aufgegeben.

v. Brandis und Killian dosierten 0,1 nach Vorbereitung mit zwei Ampullen $MgSO_4$ und Pantopon (S. 456), trotzdem trat eine sehr schwere, störende Erregung ein.

Nestmann hatte 6 Fälle, worunter 2 ausreichende, 2 nicht ausreichende Avertinnarkosen waren, bei 2 mußte die Avertinnarkose abgebrochen werden wegen Atemstillstand resp. Kollaps. Beides waren jugendliche Fälle von 13—15 Jahren, dosiert mit 0,125, vorher 0,005 Morphin. Einen gleichen Mißerfolg bei einem jugendlichen Fall erlebte M. Borchardt bei 0,125, er verlief aber unter starker Erregung. Wenn man vom letzteren eine relative Unterdosierung annehmen darf, so ist das bei den ersteren beiden nicht der Fall — nach dem Avertineffekt eher das Gegenteil —, aber die eine Basedowkonstitution ist nicht ohne weiteres vergleichbar mit der anderen. M. Borchardt erlebte in einem anderen Fall einen so vorzüglichen Verlauf, daß er sich durchaus für Avertinnarkose bei Basedow ausspricht. Auch Nestmann ist dieser Ansicht, warnt aber vor Komplikationen.

Ruge hat auch schlechte Erfahrungen mit Erregungszuständen gemacht. Flörcken bleibt für Basedow bei der Lokalanästhesie.

Daß es bei dieser Krankheit auch zu verschiedenen schweren Atmungs- und Kreislaufzwischenfällen gekommen ist und zu Todesfällen, kann nicht wundernehmen bei der Schwierigkeit des Dosierungsproblems auf der einen, bei der bekannten und gefürchteten Labilität der Basedow-Patienten auf der anderen Seite. Das Problem der Avertin-Vollnarkose dürfte hier nur mit fraktionierter Dosierung zu lösen sein, denn die individuelle Avertindosis ist beim Basedow offenbar den allergrößten Schwankungen unterworfen. Wir halten aber, wie gesagt, die Avertin-Vollnarkose gar nicht für nötig, etwas Ätherzusatz kann nicht schaden. Jedenfalls weniger als eine unvollkommene Avertinnarkose mit ihrer starken Reaktion. Leider scheint sich die Avertinbasisnarkose beim Basedow nicht gut mit Lokalanästhesie vereinigen zu lassen wegen der ungehemmten psychischen Unruhe. Im gleichen Sinne spricht sich Fründ aus. Er empfiehlt dringend die Kombination Avertin-Lachgas (S. 502), von der auch wir uns gerade bei dieser Krankheit viel versprechen.

Höchst nachdenklich ist es, daß beim Abschluß dieser Arbeit gerade eine Arbeit erscheint von Rahm und Haas, welche nachweist, daß die Lokalanästhesie die beste Art der Betäubung für Basedow ist. Die Steigerung der Cyanose bei Äthernarkose sei das gefährliche! Danach hätte die Avertinnarkose noch weniger Berechtigung bei dieser Krankheit?

Als Kontraindikation der Avertinnarkose sind heutzutage wohl allgemein anerkannt die Operationen, die zu einer **schnellen Reduktion der atmenden Lungenfläche** führen. Leider hat sich dies erst durch einige Todesfälle und schwere Zwischenfälle bei der Phrenikotomie herausgestellt (Schrödl, Nestmann). Diese Kontraindikation scheint sich derart streng durchgesetzt zu haben, daß sie alle früheren günstigen Erfahrungen auf diesem wichtigen Operationsgebiete vergessen gemacht hat.

M. Borchardt bezeichnete 1927 die Avertinnarkose bei Thorakoplastiken, Basedow, Ileus, Tumoren der hinteren Schädelgrube als einen größeren Fortschritt gegenüber der Äthernarkose, wie die Lokalanästhesie.

Roedelius berichtet über zehn gute Erfolge bei Thorakoplastiken wegen Lungentuberkulose unter Avertinnarkose. E. Mühsam, Els, Roith u. a. sahen ebenfalls keine Störungen.

Auch Phrenicusexairesen sind ohne Schaden öfters in Avertinnarkose ausgeführt worden (Els, Seiffert).

Der verschiedene Verlauf der Avertinnarkose bei diesen Operationen wird wahrscheinlich mit davon abhängen, ob die Lunge fest verwachsen oder ob sich infolge der Änderung der intrathorakalen Druckverhältnisse die atmende Oberfläche erheblich vermindert.

Daß dies in der Tat bei Phrenikotomie geschieht, ist klinisch sehr wohl bekannt. Nach A. Brunner erreicht die Reduktion der Lunge mit der Zeit ein Drittel bis ein Sechstel ihres Volumens. Lange stellte eine Verminderung der Lungenkapazität um 300—400 ccm fest. Killian hat beim Tierversuch ähnliche Zahlen erhalten. Der Ausfall an Sauerstoffzufuhr ist also bedeutend. Dazu kommt noch, daß auch die Menge des strömenden Blutes bei Avertinnarkose vermindert ist (Franken, Schürmeyer). Also innere und äußere Atmung sind zugleich geschädigt.

Ein Todesfall bei Phrenicusexairese gab Schrödl die Veranlassung, vor der Avertinnarkose bei diesem Eingriffe zu warnen (S. 565). Nach seiner Ansicht sind zwei ältere Fälle von Lobenhoffer zum Teil wohl auch auf den Kollaps der schon vorher erkrankten Lunge zu beziehen. Ein Fall von Nestmann bekam eine vorübergehende, aber sehr schwere Atemstörung. Er spricht sehr gut von einer Summation der Cyanose. Auch Nordmann bekam eine schwere Asphyxie, als er einmal wieder versuchsweise die Avertinnarkose bei dieser Operation anwandte. Und schließlich hat Wette einen Kollaps bei einer ausgedehnten Thorakoplastik wegen Lungentuberkulose erlebt. Kohler hat sich schon früher gegen Avertinnarkose bei ausgedehnter Lungentuberkulose ausgesprochen.

Wette wendet sich gegen Lobenhoffers und Schrödls absolute Verwerfung der Avertinnarkose bei Fällen mit „mit Beschränkung der Atemfläche der Lungen durch Parenchymerkrankungen". Seiner Ansicht nach dürfe man solche Fälle nur nicht so hoch wie bisher (0,15) dosieren. Wir haben auch einige Thorakoplastiken wegen Empyemresthöhlen in Avertinnarkose ausgeführt mit bestem Erfolg. Die Äthernarkose ist bei diesen Fällen höchst unsympathisch und die Lokalanästhesie bei dicken Pleuraschwarten ebenfalls! Und ich zweifle nicht, daß viele andere Chirurgen in gleicher Weise vorgegangen sind (Martin, Goßmann u. a.). Auch bei Thorakoplastiken wegen Lungentuberkulosen wird es Fälle mit rigiden Verwachsungen geben, bei denen unter niedriger Dosierung die Avertinnarkose angewendet werden kann. Und sie ist ja dabei auch mehrfach mit Vorteil gebraucht worden (M. Borchardt, Roedelius, Köller). Eine niedrige Dosierung, die eventuell geringen Ätherzusatz benötigt, wäre wohl auch deshalb anzuraten, damit der Nachschlaf abgekürzt und der Patient wieder zum Aushusten fähig wird. In dieser

Beziehung bedenkliche Fälle müssen nach wie vor in Lokalanästhesie operiert werden (Els). **Was aber die Phrenikotomie oder die — Exairese betrifft, so geben wir Guleke recht, der für diese Operation die strenge Indikation für die Lokalanästhesie aufstellt, und im allgemeinen ist auch wohl von der Avertinnarkose bei Thorakoplastiken wegen Lungentuberkulose abzuraten.**

Bezüglich der Ausführung von **Schädel- und Gehirnoperationen** hat die Avertinnarkose den sehr großen Vorteil des Wegfalls der Maske, der Ruhe des Patienten usw.

Schulze berichtet aus der Lexerschen Klinik über Operationen bei schweren Schädelverletzungen, bei Meningeablutungen, Geschwülsten usw. Auch Kreuter, Vorschütz u. a. sprechen sich für die Avertinnarkose bei Gehirngeschwülsten aus, M. Borchardt lobt sie bei Tumoren der hinteren Schädelgrube. Röthig macht eine Ausnahme mit den Fällen, welche eine Hypoventilation haben. Behrendt hat stärkeren Hirndruck von der Avertinnarkose ausgeschlossen. Auch Nordmann scheint wegen eventueller Atemstörungen gegen die Avertinnarkose bei Hirntumoren zu sein. Wir können für alle Fälle von Schädel- und Hirnchirurgie die Avertinnarkose aufs beste empfehlen. Auch bei mäßig erhöhtem Hirndruck bei intakter Atmung haben wir sie oft ausgeführt.

Wir haben auch einmal im paralytischen Stadium des Hirndrucks bei Hirntumor zur Entlastungstrepanation Avertinnarkose gemacht, mit tödlichem Ausgang. Ein kurz darauf in Lokalanästhesie operierter Fall starb ebenfalls bald post op. (S. 564). Für die Kieler Klinik bedeutet die Avertinnarkose für Schädel- und Hirnoperationen einen großen Fortschritt, sie stört auch nicht die Arbeit mit der Elektrokoagulation, die ja auf diesem Gebiete immer mehr in Aufschwung kommt.

Als Kontraindikation wird von Nordmann der chronische **Ileus** angesehen wegen der abnormen Resorptionsverhältnisse. M. Borchardt, Hahn u. a. heben dagegen die Vorzüge der Avertinnarkose beim Ileus gerade hervor. Die meisten Chirurgen werden bei diesen Zuständen wohl lieber von der Avertinnarkose absehen, erstens, weil es sich oft um dringliche nicht vorbereitete und zweitens oft um schwerkranke Fälle handelt. Auch wir haben eine Zeitlang den Ileus in Avertinnarkose operiert, sind aber wieder davon zurückgekommen, wobei wir neben der Möglichkeit abnormer Resorption bei den oft ausgetrockneten Menschen auch an die bestehende Toxämie denken.

Noch etwas über die **Laparotomie** in Avertinnarkose. Bei Eröffnung der Diskussion über die Avertinnarkose im Zentralblatt für Chirurgie 1928 sagten wir, daß bei uns die Laparotomien der wunde Punkt seien in dem neuen Narkoseverfahren: nur $70^0/_0$ befriedigende Erfolge. Noch weniger waren wir mit denen bei den Magenoperationen zufrieden: nur $58^0/_0$ befriedigende Avertinnarkosen. Auf diesem Gebiete, wo der Prüfstein für alle Anästhesierungsmethoden liege, habe auch die Avertinnarkose am häufigsten bei uns versagt, wenn sie auf diesem Gebiete keine wesentlichen Vorteile bringe, würde sie nicht die volle Palme des Sieges erhalten! Nun, das hat sich bei uns auch wesentlich gebessert (wir sind auf über $80^0/_0$ gekommen), aber wir haben doch auf diesem Gebiete den meisten Ärger mit der Avertinnarkose. Diese Operationen erfordern eben eine tiefe Toleranz, weil das Pressen ausgeschaltet sein muß, das den Operateur auch bei größter Geduld erheblich stören kann.

Els gibt auf diesen Hinweis an, daß er gerade mit den Laparotomien die größten und besten Erfolge habe. In der Tat hatte er Avertinvollnarkose oder Ätherzusatz von nur

50 g in 93% seiner Laparotomien. Kohler kommt ebenfalls auf über 90%, Seiffert auf 87%, Mues aber auch nur auf 80%. Winkler kam in gleicher Zeit wie wir nur auf 57% befriedigende Resultate, aber er fügt mit Recht hinzu, daß hier die lange Dauer der Operation die weniger guten Erfolge erklärt — item die Laparotomie braucht eben mehr Avertin und öfter Äther- oder Chloräthylzusatz als Operationen in anderen Körperregionen. Els fand die Gallenoperation besonders ungünstig, was ja auch von der Äthernarkose bekannt ist. Wir können nun das wieder nicht bestätigen. Wir dosieren bei Frauen besser als bei Männern. Am meisten Mühe machen uns bei der Avertinnarkose die Magenoperationen junger Männer, hier trifft sich die richtige Dosis nicht leicht. Appendektomien machen wir nicht in Avertinnarkose, Seiffert hat dabei öfters unvollkommene Avertinnarkoseerfolge erlebt.

Anbei eine Tabelle über die Erfolge der Avertinnarkose bei Laparotomien, welche zusammengestellt ist aus den Mitteilungen bei Gelegenheit der Avertindiskussion im Zentralblatt für Chirurgie 1928.

(I bedeutet reine Avertinnarkose, II Ätherzusatz bis 50 ccm, III Ätherzusatz über 50, IV Versager = volle Äthernarkosen nötig.)

Laparotomien.

	I	II	III	IV	Summa
Knopp	1	17	22	6	46
Wolf	61	17	2	2	82
Winkler	44	6	24	13	87
Seiffert	289	253	62	15	619
Els	175	106	11	8	300
Mues	182	126	63	13	384
Anschütz	46	14	22	3	85
	798	539	206	60	1603
	49%	33%	12%	5%	
	82%				

Bei einigen Operateuren verdient also die Avertinnarkose auch auf dem Gebiete der Laparotomie die volle Palme des Sieges — die weniger guten Erfolge sind offenbar verbesserungsfähig!

Die Avertinnarkose bei **Erkrankungen des Anus, des Rectums und Dickdarmes** wird noch von manchen Seiten abgelehnt, und zwar aus technischen Gründen einerseits, aus der Sorge vor ungewöhnlicher Resorption bei ulcerativen oder entzündlichen Zuständen in der Schleimhaut andererseits. Beide Bedenken sind widerlegt durch die große Zahl von erfolgreichen Avertinnarkosen bei diesen Krankheiten.

Schon zu Anfang haben Nordmann und Kreuter die Avertinnarkose auch bei der Radikaloperation des Rectumcarcinoms benutzt, ohne Nachteil für die Narkose, wie für die Operation, wie für den Heilverlauf. Auch Heilbronn sprach sich dafür aus. Hahn bemerkt, daß die Operationen gut und glatt ohne Ärger verliefen. Els hatte Anfang 1929 bereits 56 Operationen am Anus, Rectum, Kolon ausgeführt, wobei er die der Hämorrhoiden, der großen periproktischen Abscesse und Fisteln als besonders günstig und geeignet hervorhebt: 93% befriedigende Narkosen! Bei der Dehnung fließe zwar der Einlauf ab, aber das schade der Narkose ja nicht mehr. In der Tat, man könnte diese Fälle gewiß, wie Eldering und Samuel, in einer Avertinkurznarkose operieren.

Die meisten Erfahrungen auf diesem Gebiete scheint Wolf (St. Joseph Krankenhaus, Freiburg im Breisgau, Prof. Oberst) gesammelt zu haben.

15 Fälle von Rectum- resp. Koloncarcinom wurden in 2 Jahren in Avertinnarkose operiert, dabei 93 $^0/_0$ befriedigende Erfolge. Die Avertinresorption leidet also nicht, denn diese Zahl steht über der Durchschnittszahl der befriedigenden Avertinnarkose. Auch ist nie nachträglich eine Darmstörung aufgetreten. In 10 Fällen wurde 0,125, in 5 Fällen 0,15 Avertin gegeben. Bei tiefsitzendem Rectumcarcinom wurde ein gewöhnliches Darmrohr am Tumor vorbei in die Höhe geschoben, bei hochgradigen Stenosen wurde in Beckenhochlagerung die Lösung in das Rectum eingelassen, sie mußte in höheren Darmabschnitten weiterlaufen, wenn sie unterhalb des Tumors keinen Platz hatte. Einmal wurde der Anus praeter zum Einlauf benutzt; bei Koloncarcinom kümmerte man sich nicht weiter um den Einlauf, er machte bei der Operation gar keine Störung. Beim Rectumcarcinom wurde der Einlauf 20—45 Minuten nach Narkosebeginn abgelassen. Bei Opferung des Sphincter ani wurde das anale Ende blind verschlossen ausgelöst bis über den Tumor hinaus. Bei einzeitiger Resektion floß nie Flüssigkeit störend aus, sie war abgelassen oder bei der Beckenhochlagerung nach oben gelaufen. Die Tabelle Wolfs zeigt die Mannigfaltigkeit der Operationen.

Schluß.

Es ist schwer, das Schicksal der Avertinnarkose vorauszusagen — wird sie wieder ganz verschwinden aus der Reihe der allgemein gebräuchlichen Anästhesierungsverfahren, wie es z. B. dem Morphium-Scopolamin-Dämmerschlaf in der Chirurgie ergangen ist? Wird sie nach allgemeiner Ausbreitung auf bestimmt umschriebene Indikationsgebiete beschränkt werden, wie man es heute z. B. von der Lumbalanästhesie feststellen kann? Das letztere glauben wir nicht, eher das erstere! Es wird sich jetzt und in Zukunft immer wieder darum handeln, ob das wirklich humane Einschläferungsprinzip der Avertinnarkose mit seiner köstlichen Amnesie mit einer Steigerung der Lebensgefahr verbunden ist oder nicht gegenüber den zur Zeit bekannten und kommenden Anästhesierungsverfahren. Ob das Avertin dabei durch ein anderes besseres Mittel ersetzt wird, ist nicht vorauszusagen — aber nicht unwahrscheinlich. Die Entscheidung wird immer wieder nach dem Satze ausfallen: Psychische Schonung ist gut, somatische Schonung ist besser!

Aber das glauben wir bestimmt, daß durch die heutige Ausbreitung der Avertinnarkose, selbst wenn diese in Vergessenheit zurücksinken sollte, das Prinzip der Schlafnarkose für lange Zeiten als Ideal aufgerichtet sein wird, um das man sich in der ganzen Welt noch heißer als früher bemühen wird.